EXPÉRIENCES EN ERGOTHÉRAPIE

Dépôt légal : septembre 2006

I.S.B.N. : 2-84023-475-0

RENCONTRES EN MÉDECINE PHYSIQUE ET DE RÉADAPTATION
N° 12

EXPÉRIENCES EN ERGOTHÉRAPIE

DIX-NEUVIÈME SÉRIE

Sous la direction de

Marie-Hélène IZARD
Richard NESPOULOUS

avec la collaboration de

Y. Allieu, B. Amara, S. Billaud, J.C. Biraud, C. Boillat, C. Briand, E. Bürge, J.-M. Caire, C. Caudmont, M. Chammas, E. Campana-Salort, B. Cavin, A. Chalufour, M. Ciuffi, J.-C. Colombel, C. Cossegal, G. Couci, C. Couturier, D. Dechambre, B. Degrange, C. De Lépine, S. Deneque, M. de Sèze, J. Dunand, A. Duvernois, M.-M. Ferreira, M.C. Fesquet-Lococere, C. Fievez, Y. Gannac, T. Gaudin, S. Gillet, G. Grandjean, J.F. Guihard, P. Guillez, H. Hernandez, H. Kalfat, B. Koch, D. Kupper, C. Lafarge, B. Leemann, G. Le Masson, B. Loubière, M.-J. Manidi, T. Marc, I. Margot-Cattin, M. Ménard, G. Meyer, F. Morestin, S. Nicolas, L. Noel, I. Panchaud Mingrone, M. Primaut, E. Prost, E. Ravier, S. Ringger, F. Rouanet, E.-M. Rouiller, J.-L. Roux, J.-C. Rouzaud, A. Schnider, N. Seve Ferrieu, C. Spicher, J. Teissier, S. Tétreault, G. Thébault, L.Van Iterson, V. Verdier, R. Vergnes, É. Witters

Sauramps médical
11, boulevard Henri IV - 34000 Montpellier
E.mail : sauramps.medical@wanadoo.fr

TABLE DES MATIÈRES

- II - LA RECHERCHE

- III - PSYCHIATRIE

- IV - RÉÉDUCATION - READAPTATION

AVANT-PROPOS

Dans la série des « Expériences en Ergothérapie », ce dix-neuvième ouvrage est un nouveau témoignage de l'activité dynamique des ergothérapeutes, qu'ils soient de France ou des divers pays francophones. Ils font ici état de leurs expériences, des résultats qu'ils obtiennent, des découvertes qu'ils réalisent à l'occasion d'un échange riche et dynamique. A l'image de la spécialité, de nombreux thèmes développés témoignent du caractère pluridisciplinaire de l'ergothérapie.

Tous les intervenants ont bien voulu remettre le texte de leur présentation permettant ainsi l'édition de cet ouvrage. C'est le résultat d'une large confrontation entre professionnels. Ils l'ont rédigé, c'est pour l'ensemble des ergothérapeutes qu'il est édité.

Cet ouvrage, comme les précédents, concerne tous les participants de l'équipe de rééducation, de médecine physique et de réadaptation. Ils doivent trouver un intérêt certain à la lecture de ce livre.

Cet ouvrage est d'abord destiné aux ergothérapeutes, qu'il soient professionnels ou en cours d'études. Les masseurs-kinésithérapeutes ont tout intérêt, dans leur pratique professionnelle, à connaître ce que l'ergothérapie peut apporter de complémentaire à leur activité. Les médecins de médecine physique et de réadaptation doivent être familiarisés avec ces techniques d'ergothérapie sans cesse renouvelées. Ainsi seront-ils conscients des vastes possibilités que peut leur offrir l'ergothérapie.

Le personnel soignant, qu'il s'agisse des médecins généralistes, des infirmiers, des praticiens de diverses spécialités médicales de rééducation n'ont pas une connaissance parfaite de l'ergothérapie. Ils ont ici l'occasion de la découvrir très simplement. C'est un message qui leur est destiné. Ils verront ici ce qu'est la pratique quotidienne de l'ergothérapeute.

Les patients, les personnes handicapées, s'ils sont amenés à lire ce livre, verront que l'ergothérapie peut leur apporter, dans diverses circonstances, des solutions qu'ils ignoraient et ce, face aux très nombreuses difficultés qu'ils rencontrent dans leur vie quotidienne.

Cette dix-neuvième série des « Expériences en Ergothérapie » veut, une nouvelle fois, susciter des vocations pour cette profession d'ergothérapeute qui est aujourd'hui très largement ouverte.

Docteur Lucien Simon
Directeur de l'Institut de Formation en Ergothérapie

XIXèmes Expériences en Ergothérapie a été le thème d'une rencontre nationale organisée dans le cadre de l'Enseignement Permanent de l'Ergothérapie avec le concours de l'Institut de Formation en Ergothérapie de Montpellier. Cette réunion a été coordonnée par Marie-Hélène Izard avec la collaboration de Richard Nespoulous. La Grande-Motte, Hérault, 28 et 29 septembre 2006.

- I -
EVOLUTION DES ETUDES EN ERGOTHERAPIE

VERS L'APPLICATION DES ACCORDS DE BOLOGNE POUR LA FORMATION DES ERGOTHÉRAPEUTES

H. HERNANDEZ*

Le ministre de la Santé et des Solidarités, Xavier Bertrand, et le ministre de l'Education nationale, de l'Enseignement supérieur et de la Recherche, Gilles de Robien, ont missionné à l'automne 2005 le Professeur Francis Brunelle, conseiller technique auprès du ministre de la Santé, pour mener la réflexion avec les représentants des professions paramédicales, quant à l'application des Accords de Bologne aux formations de santé. En effet, 2010 est la date butoir pour étendre "l'universitarisation" aux formations supérieures telles que la formation conduisant au diplôme d'Etat d'ergothérapeute. Mais l'essai sera-t-il enfin transformé ?

En effet, voilà vingt ans que des projets fleurissent pour rapprocher les formations paramédicales de l'appareil universitaire mais aucun projet n'a été pour le moment conduit à terme. Rappelons-nous l'entrée par PCEM 1 (premier cycle des études médicales) de la formation des masseurs-kinésithérapeutes en 1988 et essayons de reprendre les diverses étapes qui ont jalonné ces deux dernières décennies : le dossier n'est peut-être pas si simple à traiter [5].

En 1986, Michèle Barzach, ministre chargée de la Santé et de la Famille, confie à Bernard Albert et Jean-Noël Heuleu la mission d'étudier la problématique de la profession de masseur-kinésithérapeute. Il est fait état alors d'un malaise ressenti par la profession et qui relève autant d'une insuffisance de responsabilité du fait de la dépendance à l'égard du médecin prescripteur que d'une inadéquation du niveau d'études à l'intérêt du travail. Un des indicateurs apparaît : beaucoup d'étudiants en échec de médecine (1re ou 2e année) se présentaient en masso-kinésithérapie, et

* Vice-Présidente de l'ANFE - Directrice Technique de l'IFE – Université Paris XII - Val-de-Marne
e-mail : hernandez@univ-paris12.fr

le rapport fait état que *"ce recrutement n'est pas pour rien dans l'accroissement du malaise de la profession de masso-kinésithérapie"* [1]. En effet, les "reçus-collés", de plus en plus nombreux depuis l'instauration du numerus clausus en médecine, en 1973 par Michel Debré, sont surtout déçus et ne se résignent pas facilement à faire le deuil d'un métier prestigieux. Pour rompre avec le malaise des masseurs-kinésithérapeutes, la durée des études aurait pu être allongée et ainsi la profession aurait pu être revalorisée. Les médecins s'opposèrent farouchement à l'allongement des études de masso-kinésithérapie. Le ministère officialisa l'année préparatoire dans le cadre des facultés de médecine pour le recrutement en école de masso-kinésithérapie. Cette décision conforta des choix budgétaires et permit l'orientation des "reçus-collés", sans perte de temps, vers une formation courte après une première année de médecine. Deux ans plus tard, le recrutement de l'école de masso-kinésithérapie de Dijon se fera par une première année de médecine. Bon nombre d'écoles (qui seront peu à peu appelées Instituts) choisiront ensuite cette voie dans la filière de rééducation : masso-kinésithérapie, ergothérapie, psychomotricité.

A ce jour, en ergothérapie, trois instituts sur huit recrutent ainsi : Lyon, Bordeaux et Nancy. Faute d'avoir allongé la durée des études, les médecins et les tutelles sont responsables par leur prise de position de l'instauration de formations paramédicales en quatre ans : les étudiants suivent une année de PCEM 1 voire PCEM aménagé, ou bien une année de préparation aux concours paramédicaux puis trois années de formation professionnelle mais sans que le niveau de bac + 4 ou même + 3 ne leur soit reconnu. Pour les ergothérapeutes, il leur est reconnu, actuellement une homologation à bac + 2 soit le niveau 3. Pour information, les orthophonistes, dont les études se déroulent sur 4 années et dans le cadre des facultés de médecine – au sein de l'université, donc – n'ont même pas cette homologation !

Dix ans plus tard, en 1997, Jean-François Mattei, Jean-Claude Etienne et Jean-Michel Chabot publient un ouvrage dans lequel ils prônent l'idée d'universités de santé ouvertes à diverses formations professionnelles :

"Nous proposons que les deux premières années à la faculté de médecine correspondent à un cursus commun ouvert à de nombreux étudiants et offrent un enseignement large sur la santé.

En plus d'un enseignement classique d'anatomie, de biologie et de physiologie, ce tronc commun offre un enseignement portant sur la santé publique et sa gestion financière, sur l'écologie, sur la psychologie humaine ainsi que des connaissances scientifiques de base. Ces deux années sont ouvertes aux futurs médecins, dentistes, masseurs-kinésithérapeutes, infirmiers, pharmaciens, naturothérapeutes, journalistes médicaux, ingénieurs en environnement, gestionnaires des établissements de soins, conseillers juridiques en matière de santé... Un Diplôme d'Etudes Universitaires Générales (DEUG) conclut ce premier cycle. En fonction des notes obtenues, les étudiants peuvent s'orienter dans les différentes filières du deuxième cycle..." [7].

C'est en 1999 que les accords de Bologne sont signés au niveau européen, instituant le système L-M-D (Licence – Master – Doctorat). Le DEUG et la Maîtrise disparaissent, les DEA et les DESS sont transformés en Masters. Le système vise à permettre une meilleure lisibilité quant aux connaissances acquises durant les études et ce quel que soit le pays où elles ont été suivies : la scolarité est organisée en semestres ; les temps de formation comprennent les cours et les travaux dirigés, en face-à-face pédagogique ainsi que les examens et le travail personnel de l'étudiant ; la réussite au programme de formation permet l'acquisition de crédits de formation appelés ECTS, système de crédits européens transférables (Les ECTS peuvent être validés dans l'université d'origine ou dans une autre université européenne ayant passé un partenariat avec l'université dans laquelle l'étudiant s'est inscrit pour un parcours de formation.) soit 30 ECTS par semestre, 180 pour la licence, 120 de plus pour le master, 180 de plus pour le doctorat. L'offre de formation est réorganisée en parcours permettant une plus grande diversité au regard du système tubulaire qui prévalait jusque-là. En effet, pour passer d'une discipline à une autre, le retour à la case départ était souvent proposé soit la reprise en DEUG 1 même pour un détenteur d'une licence ou d'une maîtrise. L'application de ce nouveau système se fera progressivement en France. L'année 2010 est la date butoir d'application du système L-M-D pour les pays signataires. Cette réorganisation de l'université *"laisse à chaque ministre la possibilité d'appliquer ces grands principes aux secteurs de formation qui relèvent de sa compétence"* [8]. Sur le plan européen, l'intégration des formations supérieures dans le système L-M-D (Licence – Master – Doctorat), telles que les formations post-bac conduisant aux professions de santé suivra le calendrier prévu.

D'autres missions furent conduites intéressant les professions de santé. Par exemple celle confiée, en 2001, à Philippe Lauret, conseiller technique auprès du Ministre de l'Education Nationale et Gérard Lévy, chargé de mission auprès de Madame la Secrétaire d'Etat à la Santé, à qui il fut demandé de faire des propositions pour la réforme des études médicales, notamment de présenter toute initiative tendant à réduire les inconvénients du concours actuel et d'apporter une réflexion sur les débouchés des "reçus-collés". Nous, directeurs des Instituts de formation en ergothérapie, fûmes auditionnés. Ce qui est apparu surprenant, c'est que les professionnels auditionnés, sans concertation préalable entre eux, évoquèrent la nécessité de construire le cursus de formation sur le modèle des IUP (institut universitaire professionnalisé) à savoir une première année de formation générale en santé ouvrant à trois années de formation professionnelle, battant en brèche le système d'année préparatoire de type bachotage se réalisant le plus souvent au sein de structures privées, et validant ainsi l'année préparatoire en PCEM aménagé (avec des cours spécifiques en rééducation et en réadaptation par exemple et une pondération dans les matières sélectionnant pour médecine). Il est vrai que les expériences connues comme à Grenoble pour les masseurs-kinésithérapeutes et pour les étudiants en STAPS (sciences et techniques en activités physiques et sportives) ou à Paris XII Val-de-Marne pour les infirmiers et pour les ergothérapeutes donnaient des modèles d'IUP viables offrant aux étudiants concernés la possibilité d'obtenir un grade et un diplôme universitaire en plus de leur diplôme d'Etat. C'était aussi le souci d'harmoniser entre filières de formation, et au sein même de chaque filière, les règles d'accès et de certification. Cette prise de conscience fut reprise au sein de l'UIPARM, Union Interprofessionnelle des Associations de Rééducateurs et Médicotechniques (L'UIPARM fut créée en 1992 entre des associations ressentant la nécessité de faire avancer leur profession ensemble sur des questions comme l'exercice professionnel ou comme la formation. L'ANFE, Association Nationale Française des Ergothérapeutes, en est un des membres fondateurs), et un groupe de travail fut réactivé donnant lieu notamment à la Journée nationale d'étude et de réflexion de janvier 2002 ayant pour thème "Formations initiales des professions de rééducation et médicotechniques : état des lieux, formations et valorisation professionnelle" [6].

Aussi, en 2002, la mise en place de la Commission pédagogique nationale de la première année des études de santé présidée par Domitien Debouzie fut accueillie avec de grands espoirs dans les milieux professionnels car il semblait alors que les ministres Jack Lang et Bernard Kouchner – puis Luc Ferry et Jean-François Mattei

– montraient leur volonté de faire entrer à terme les formations de santé dans le système universitaire européen. Pourtant la lettre de mission était restrictive puisqu'elle ne concernait que la première année des études de santé et demandait donc de *"faire des propositions aux ministres chargés de l'enseignement supérieur et de la santé afin de mettre en place la première année commune aux professions de santé* [1]". Chacun en souligna l'étroitesse car comment prévoir une première année commune sans revoir l'organisation du dispositif dans sa globalité. Pour autant, cela pouvait apparaître comme l'opportunité de mettre un pied dans l'université [9]. Ce fut aussi une occasion de rencontrer les représentants des divers ministères, des professions de santé et des étudiants de toutes les filières, et d'aborder des réflexions qui auparavant restaient plus ou moins confinées dans chacune des structures de représentation professionnelle, associatives ou syndicales. Il a été ainsi mis en évidence un certain nombre d'orientations communes [9] :

- la volonté pour toutes les professions paramédicales d'une reconnaissance universitaire a minima au moins égale au grade de licence ;
- la nécessité d'organiser des passerelles entre les professions de santé au cours de la formation ou au cours de l'exercice professionnel, ou bien encore une "seconde chance" pour les étudiants de formation courte désirant rejoindre une formation longue comme médecine et ce en ouvrant, en outre, aux possibilités de validation des acquis de l'expérience ;
- l'impérieuse exigence européenne de concevoir des programmes de formation évolutifs organisés à partir des compétences attendues et prenant en compte le niveau et les capacités des étudiants tout comme les attentes des clients et les nécessités de qualité, de performance et de sécurité ;
- la réorganisation des contenus articulés autour des grands champs d'activités professionnelles et non des seules disciplines médicales, et permettant l'adaptation aux évolutions scientifiques, technologiques et sociologiques.

Quand Domitien Debouzie remit son rapport aux ministres en juillet 2003 [2], les ministres ont acté la qualité du rapport mais n'ont pas donné suite : les professionnels de santé, une fois de plus, devaient encore attendre et se contenter des expérimentations de type PCEM 1, à l'essai depuis 15 ans !

Au sein de l'UIPARM, il apparaissait inconcevable d'en rester là. Aussi, à l'occasion de la soirée anniversaire de ses 10 ans, l'UIPARM proposa un schéma de formation professionnelle paramédicale curriculaire [4]. Le cursus projeté se construit à partir de pré requis intéressant les formations paramédicales (première année de médecine ou autre filière universitaire), acquis au cours d'une première année universitaire validée (1re année de licence), puis de deux années (2e et 3e année de licence) dispensant l'enseignement théorique, pratique et clinique qui concoure à la formation universitaire professionnalisante. A l'issue de ces trois années, les 180 ECTS validés confèrent le grade de licence. Au-delà, la formation s'inscrit dans la première année de master, sous forme de clinicat : formation théorique (méthodologie de recherche et élaboration d'un mémoire) et stages (stage de recherche, stage d'adaptation au futur emploi) donnant matière à un mémoire. Le diplôme d'exercice professionnel ne peut être délivré qu'en fonction des 180 ECTS de la licence, des stages de clinicat validés et du mémoire soutenu.

Cette proposition a permis de fédérer toutes les associations constituantes de l'UIPARM et elle a en outre servi de base pour un travail de réflexion rassemblant aussi la Fédération nationale des podologues et le CEFIEC (Comité d'entente des formations infirmière et cadre) si bien qu'en décembre 2003, le "référentiel d'offre de formation paramédicale soignant – rééducateurs – médicotechniques" a vu le jour. Il s'agit d'une schématisation structurelle des éléments référentiels du curriculum professionnel, c'est-à-dire après la première année de pré requis : les deux années de formation académique professionnalisante et l'année de formation expérientielle professionnalisée, *i.e.* le clinicat.

Depuis lors, chaque association professionnelle a décliné le parcours de formation souhaité, selon les trois plans proposés :
- au plan interprofessionnel, les savoirs et les aptitudes,
- au plan professionnel, les savoirs, les savoir-faire et les capacités,
- au plan du métier, les savoirs, les savoir-faire et les compétences.

Entre-temps, la Fédération nationale des orthophonistes a rejoint la réflexion interprofessionnelle mais si elle se positionne sur un parcours allant jusqu'au master, elle s'inscrit dans l'ensemble des autres orientations communes.

A la rentrée universitaire 2005, Francis Brunelle a été missionné, par les deux ministres, Gilles de Robien et Xavier Bertrand, pour auditionner les représentants des professions paramédicales et des formations paramédicales sur l'application des accords de Bologne pour les études. Il cherche à recueillir les souhaits des représentants des professionnels en exercice et des formateurs et directeurs de formation. Ainsi a-t-il composé cinq groupes rassemblant trois professions à chaque fois et ce pour deux séries d'audition. Pour les ergothérapeutes, nous étions représentés d'une part par le SIFEF (Syndicat des Instituts de Formation en Ergothérapie Français) en la personne de Gabriel Gable, directeur technique de l'IFE de Nancy et président du SIFEF et de Marie-Chantal Morel, directrice technique de l'IFE de Bordeaux et déléguée ENOTHE (Réseau européen pour les formations en ergothérapie), et d'autre part par l'ANFE avec Pascal Guillez, directeur de l'IFE de Berck et Hélène Hernandez, directrice technique de l'IFE de Créteil. Nous avons été réunis d'abord avec les masseurs-kinésithérapeutes et les psychomotriciens pour la première audition, puis avec les masseurs-kinésithérapeutes et les pédicures podologues auxquels se sont joints à nouveau les psychomotriciens. Une enquête précise de l'existant et du souhaitable a été demandée aux participants, ce qui en a exaspéré plus d'un, car comment imaginer une seule seconde que le ministère de la santé, qui encadre la majorité des formations de santé et la totalité des exercices professionnels, ne puisse pas faire l'état des lieux ! Malgré les interventions appuyées des représentants professionnels, Francis Brunelle n'a donné aucun cadre politique à ces auditions : ni le niveau d'accès aux formations, ni la durée des études, ni le niveau de sortie. Ce ne sera qu'en fonction des cahiers des charges qui lui seront remis par les professionnels paramédicaux que la Direction de l'Enseignement supérieur, sous l'égide de François Goulard, ministre délégué à l'enseignement supérieur et à la recherche, estimera le niveau au cas par cas. Pour le moment, les interlocuteurs ministériels essaient de mettre en cohérence trois objectifs :
- *"l'objectif de la DHOS consistant à identifier des métiers de soins dans un champ de compétences particulier ;*
- *l'élaboration d'un cahier des charges pédagogique, à la fois théorique et pratique, de la formation ;*
- *l'obtention au niveau universitaire d'une équivalence dans le cursus LMD. (...) afin d'établir la matrice commune des professions de santé. (...) et d'aboutir à la rédaction d'un projet d'arrêté pour chaque profession"* (Propos de Francis Brunelle dans le Compte rendu de la 2e réunion du Groupe 5, en date du 21 février 2006, p. 1).

En l'absence de cadre de réflexion proposé par les ministères et soucieux de faire avancer toutes les professions paramédicales ensemble, les concertations entre professionnels se sont poursuivies avec toutes les forces associatives et syndicales concernées. A défaut d'orientations claires des ministères, il fallait pouvoir concevoir d'avancer de concert sur ce chantier au risque sinon de travailler chacun pour soi et sans espoir d'élaborer une harmonisation entre nos formations ni d'ouverture de passerelles ou de VAE. Ces réunions, à ce stade, ont mis en lumière de grandes convergences mais aussi plusieurs aspects sur lesquels il a fallu travailler. Au titre des convergences nous pouvons citer les accords suivants pour :

- six semestres professionnalisants (sauf pour les orthophonistes) ;
- un grade de licence (sauf pour les orthophonistes) ;
- une co-validation professionnalisante Enseignement supérieur – Santé ;
- une sélection à l'entrée ;
- une règle d'admission applicable à toutes des formations paramédicales ;
- un mémoire de fin d'études ;
- la suppression des MSP (mise en situation professionnelle) lors des épreuves du diplôme d'Etat ;
- aucune compensation entre unités d'enseignement, seulement des possibilités de compensation à l'intérieur des unités elles-mêmes ;
- la délivrance du diplôme d'Etat à tout étudiant ayant validé l'ensemble des unités d'enseignement du cursus sous réserve d'avoir soutenu avec succès un mémoire de fin d'études.

Pour la formation en ergothérapie, le SIFEF (Syndicat des Instituts de Formation en Ergothérapie Français) s'est appuyé sur les travaux de l'UIPARM et sur le "Référentiel d'offre de formation paramédicale". Ce référentiel a été décliné ainsi :

AU PLAN INTERPROFESSIONNEL : SAVOIRS ET APTITUDES
Sciences fondamentales

UE1 Sciences de la vie
- Anatomie et Physiologie de l'appareil locomoteur
- Physiologie des grandes fonctions
- Neurosciences
- Activité humaine

UE2 Sciences humaines
- Santé publique et communautaire
- Législation générale
- Législation du handicap
- Ethique et déontologie
- Psychologie
- Psychosociologie et sociologie
- Apprentissage et pédagogie

UE3 Sciences cliniques
- Raisonnement clinique
- Communication et traçabilité
- Sémiologie
  - Pathologies physiques
  - Pathologies cognitives et troubles du comportement
  - Pathologies psychiatriques

AU PLAN PROFESSIONNEL : SAVOIRS, SAVOIR-FAIRE ET CAPACITES
Sciences ergothérapiques

UE4 Fondements théoriques
- Historique et évolution de la pratique ergothérapique
- Fondements conceptuels
- Valeurs fondamentales
- Modèles conceptuels

UE5 Méthodologie
- Processus d'intervention

UE6 Technologie professionnelle
- Techniques et outils d'évaluation
- Techniques et outils d'intervention

UE7 Intervention professionnelle
- Ergothérapie et dysfonctionnement physique et neuropsychologique
- Ergothérapie en psychiatrie
- Ergothérapie en gérontologie, gériatrie et géronto-psychiatrique
- Ergothérapie concernant les autres affections
- Organisation et gestion du dispositif ergothérapique

AU PLAN DU METIER : SAVOIRS, SAVOIR-FAIRE,
SAVOIR-ETRE et COMPETENCES
Activités d'intégration professionnelle

UE8 Activités cliniques
- Stages
- Analyse de pratiques

UE9 Développement personnel et professionnel
- Formation à la relation
- Dynamique professionnelle liée à l'environnement, à l'exercice
- Exploration et élaboration d'un projet personnel et professionnel
- Communication et relations professionnelles

UE10 Activités d'évaluation et de recherche
- Concepts, Méthodologie et Outils
- Elaboration et mise en œuvre d'un projet de recherche
- Langues
- Informatique

Fig. 1 : Référentiel d'Offre de Formation en Ergothérapie (SIFEF – ANFE 2006)

Puis un contenu plus précis a été élaboré et traduit en heures de formation et en ECTS, avec le concours de l'ANFE : sur sa demande, des représentants étudiants, cadres et du Service de Formation Continue ont apporté leur contribution.

Pour autant, aucune position ne reçoit l'accord unanime de tous les IFE quant à l'accès en formation. Deux positions se dégagent : un accès par une année universitaire validée (PCEM 1 aménagé ou cursus en biologie, sciences humaines...) avec présentation au cours de l'année des diverses professions de santé, permettant à l'étudiant de mûrir son projet de formation, ou un accès directement après le baccalauréat. C'est vrai qu'à ce stade, l'absence d'orientation des ministères est préjudiciable.

Au titre des questions à creuser au niveau interprofessionnel : si la possibilité de "passerelles" est autorisée par le schéma de référentiel d'offre de formation paramédicale, encore faut-il pouvoir estimer d'une profession à l'autre le degré et l'étendue des acquis de la formation validée. En prenant un enseignement comme l'anatomie, quel degré est requis pour un manipulateur en électroradiologie médicale et pour un orthophoniste : descriptif, morphologique, palpatoire, fonctionnel d'une part, et sur un plan topographique, thorax, cou et tête seulement, ou l'ensemble de l'appareil locomoteur, la neuro-anatomie, l'anatomie des grands appareils, etc. d'autre part ? Aussi, chaque enseignement devra être ainsi décliné pour favoriser la lisibilité entre formations. L'exercice a été fait à titre d'essai sur l'anatomie, l'hygiène, la sécurité, la physiologie, la psychologie, la psychiatrie et la santé publique. Dans ces domaines, et pour telle profession, le savoir doit-il être général, approfondi ou expert ? L'étendue du savoir doit-elle être initiée (ou basique), partielle ou complète ? Mais un autre sujet reste délicat en l'absence de précision ministérielle. Dans le projet commun "1 + 3 années d'études", la première année peut être conçue commune à plusieurs formations, médicales ou paramédicales, ou bien réalisée dans un cursus universitaire apportant des bases fondamentales telles que la biologie, la psychologie ou le droit : elle permet alors une validation d'ECTS au titre de la formation dispensée, elle est une aide à l'orientation en toute connaissance de cause et elle organise la sélection pour l'admission en formation professionnelle. Mais comment se situer dans un contexte européen 3-5-8 quand le cursus pour l'obtention du diplôme d'exercice est et serait de quatre années ? Et pourtant chacun s'accorde à dénoncer les orientations par l'échec, ou par défaut, sans le temps de mûrir un projet de formation ou un projet professionnel.

Par ailleurs, Francis Brunelle a demandé de réfléchir sur les modalités de validation des stages cliniques. Selon lui, les modalités sont des plus floues. De fait, nous savons que d'un stage à l'autre, même avec une même grille de validation, l'évaluation s'organise in situ dans un contexte donné en mêlant les valeurs en jeu et renvoyant à des enjeux de valeurs. N'y a-t-il pas à réfléchir à des formes complémentaires ou différentes pour ce type d'évaluation ?

Pour l'heure, les travaux se poursuivent ainsi : en l'absence de cadrage, les associations et syndicats professionnels se donnent un calendrier pour eux-mêmes. La remise des cahiers des charges auprès de Francis Brunelle comprenant la déclinaison des projets de programme en maquette LMD (horaire tenant compte du face-à-face pédagogique, des temps de travail personnel, des temps d'examens ; ECTS et validations exprimés pour chaque matière et chaque semestre ; compétences attendues affichées) ainsi que le référentiel métier (référentiel d'activités et de compétences) se fait début juillet 2006 dans un document respectant chacun des projets professionnels et avec une présentation commune expliquant la démarche poursuivie fédérant les partenaires concernés.

Dans cette démarche interprofessionnelle dans laquelle le SIFEF et l'ANFE se sont engagés, il en ressort de nombreux bénéfices :

- la réflexion des uns alimentant la réflexion des autres pour que chaque partenaire aille plus loin voire plus vite dans sa propre élaboration ;
- la garantie de prévoir des passerelles au cours de la formation et au cours de l'exercice professionnel ;
- l'approche par compétences et non plus seulement par contenu et programme permettant de revoir complètement l'ancien programme de formation ;
- la recherche d'une pédagogie privilégiant l'apprentissage par l'étudiant.

* *
*

Francis Brunelle affirmait aux IXe Assises nationales hospitalo-universitaires, le 18 mars 2005, *"les changements ne surviennent que par des pressions extérieures"*, et que *"l'Europe est un de ces changements fondamental"* pour favoriser *"l'augmentation de la réactivité de la formation"*. Prenons ces propos à la lettre car dans le triple contexte de l'eurocompatibilité, de l'universitarisation et de la régionalisation, l'application des accords de Bologne devrait viser un formidable changement dans notre système de formation et répondre à l'harmonisation des divers cursus, à l'évolutivité de la formation et au respect de tous les acteurs : les patients, les étudiants, les formateurs, les professionnels paramédicaux et l'ensemble des professionnels de santé.

BIBLIOGRAPHIE

[1] ALBERT B., HEULEU J.N. – *Rapport de mission au Ministre délégué à la Santé et à la Famille*, La problématique de la profession de masseur-kinésithérapeute, 25 novembre 1986 — [2] DEBOUZIE D. – *Commission pédagogique nationale de la première année des études de santé.* Rapport à l'attention de Luc Ferry, ministre de la Jeunesse, de l'Education Nationale et de la Recherche, et de Jean-François Mattei, ministre de la Santé, de la Famille et des Personnes handicapées, 20 juillet 2003 — [3] HERNANDEZ H. – *"La réforme de la première année des études de santé. Informations et réflexions"*, in IZARD M.H., KALFAT H., NESPOULOS R., La Recherche et Expériences en Ergothérapie, Montpellier, Sauramps Médical, 16e série, 2003, pp. 125-133. — [4] HERNANDEZ H., PUGIN J.M. – *"Vers une formation professionnelle paramédicale curriculaire"*, in Soins Cadres, n° 51, août 2004, pp. 57-61.4 — [5] HERNANDEZ H. – *"Vers l'universitarisation des formations paramédicales"*, Soins Cadres, n° 59, août 2006. — [6] JOUBERT J., HERNANDEZ H. – *Formations initiales des professions de rééducation et médicotechniques : état des lieux, formations et valorisation professionnelle*, VIe Journée nationale d'étude et de réflexion, Paris, 18 janvier 2002. — [7] MATTEI J.F., ETIENNE J.C., CHABOT J.M. – *De la médecine à la santé, pour une réforme des études médicales et la création d'universités de santé*, Paris, Flammarion, 1997. — [8] MINISTÈRE DE L'EDUCATION NATIONALE – *Décret du 8 avril 2002 portant application au système français d'enseignement supérieur de la construction de l'espace européen de l'enseignement supérieur*, Journal Officiel du 11 avril 2002. — [9] MINISTÈRE DE L'EDUCATION NATIONALE – *Arrêté du 10 avril 2002 portant création de la commission pédagogique nationale de la première année des études de santé,* Journal Officiel du 14 avril 2002.

LES COMPÉTENCES DES ERGOTHÉRAPEUTES SUPPOSÉES REQUISES ET ACQUISES AU PORTUGAL

M.-M. FERREIRA*

LA PRATIQUE PROFESSIONNELLE ET LA FORMATION DES ERGOTHÉRAPEUTES

La plupart des 850 ergothérapeutes qui travaillent aujourd'hui au Portugal exercent leur profession, soit dans les services de santé (hôpitaux généraux, hôpitaux de jour, centres de santé dans la communauté, centres de réhabilitation et centres de réadaptation), soit dans des services de la sécurité sociale (dans la communauté, en maison de retraite, dans les centres de jour, au domicile des clients). Il y a aussi de plus en plus d'ergothérapeutes qui exercent dans les services liés à l'éducation (les écoles de l'enseignement régulier et de l'enseignement spécialisé, les écoles maternelles, les centres de rééducation d'enfants, les centres d'activités occupationnelles, les ateliers protégés) et dans ceux liés à la justice (établissements pénitentiaires). Les ergothérapeutes rencontrent des clients de tous âges qui manifestent différents problèmes de santé. Ils travaillent auprès d'enfants, d'adolescents, d'adultes et de personnes âgées. Ils ont des clients qui présentent, de fait ou potentiellement, des problèmes de santé mentale ou de santé physique. Il peut s'agir de déficiences, de dysfonctionnements, d'incapacités ou de handicaps de nature somatique, cognitive, sensorielle, psychique, intellectuelle ou encore de problèmes de développement ou de toxicodépendance. On comprend combien il est difficile d'envisager l'ergothérapie par l'analyse de ses pratiques. En effet, celles-ci sont très diversifiées.

La formation des ergothérapeutes au Portugal correspond à l'enseignement supérieur des hautes écoles en France. Des changements importants, en lien avec l'évolution de la société et la coordination européenne, créent des mouvements dans les traditions pédagogiques des écoles d'ergothérapie européennes.

Étant donné les récents changements rapides dans le secteur de la santé au niveau philosophique, politique et économique, il importe d'évaluer la concordance entre ce qui est acquis dans l'enseignement supérieur des sciences de la santé (la qualification acquise) et ce qui est requis pour la pratique professionnelle (la qualification requise), afin d'assurer la qualité des gradués de l'enseignement supérieur.

Il est à noter que la recherche s'inscrit dans le contexte actuel de la réflexion pour l'amélioration des curricula de la formation initiale des ergothérapeutes au Portugal, qui est poussée par des besoins d'actualisation des curricula et aussi par des besoins d'adaptation aux changements qui découleront au niveau de l'enseignement supérieur des directives consécutives à la Déclaration de Bologne.

Comment alors comprendre une profession répondant à une qualification unique mais dont les pratiques sont multiples et situées dans un contexte en mutation ?

---

* Ergothérapeute ; Escola Superior de Saúde do Alcoitão, Rua Conde Barão, 649-506 Alcabideche, Portugal

LES COMPÉTENCES

Depuis la fin des années 80, la logique des compétences a envahi le champ éducatif. Pourtant, la notion de compétence provoque souvent des controverses à cause de la difficulté à identifier clairement les phénomènes qu'elle tente d'objectiver. Si la compétence est devenue une notion médiatique, elle n'est pas pour tous les auteurs un concept opérationnel.

Dans une première acception très générale, la notion de compétence désigne la capacité à produire une conduite dans un domaine donné. Elle est déjà présente depuis plus d'un siècle dans les travaux en psychologie. Néanmoins la notion de compétence ne devient objet d'un débat scientifique que lorsque Noam Chomsky, dans le cadre de la linguistique générative, utilise systématiquement l'opposition compétence/performance. La compétence suggère pour cet auteur ce que le sujet est en mesure idéalement de réaliser grâce à son potentiel biologique, tandis que la performance se réfère au comportement observable qui n'est qu'un reflet imparfait de la première.

Le terme de compétence est source de nombreux débats. Par exemple on dit que posséder des connaissances, des techniques ou des capacités ne signifie pas être compétent, que la compétence ne réside pas dans les ressources mais dans la mobilisation même de ces ressources. On la considère encore comme "savoir intégrateur dans le cadre de l'action" pour insister sur les conditions de mise en œuvre et sa nature combinatoire. Ces nouvelles significations renversent le sens initial de la notion chomskyenne de compétence.

Les uns après les autres, les pays développés décident de reformuler leurs programmes d'études en termes de compétences. D'un apprentissage centré sur les matières (où l'accent est mis sur les savoirs), la pédagogie orientée sur les compétences définit les actions que l'élève doit être capable d'effectuer après apprentissage.

La problématique des compétences marque un changement dans la manière de penser la préparation des nouvelles générations à être plus efficaces, à affronter les difficultés de la vie, de la société. Les décalages entre compétences certifiées par le titre scolaire, les compétences acquises par les travailleurs et celles requises par le poste de travail ont été entrevus et analysés, déjà depuis longtemps, non comme des perturbations – qu'il s'agirait de rectifier – mais comme des décalages structurels, inhérents aux relations entre formation et emploi.

Le choix que nous avons fait ici d'utiliser le terme de compétence s'inscrit dans l'idée que la responsabilité de la formation et de l'activité professionnelle repose sur l'acteur. En effet, un de nos objets étant celui de la formation de base des ergothérapeutes et des besoins qui s'y rapportent, nous nous situons du côté des compétences nécessitées par les transformations actuelles, en tant que point de départ pour la détermination des qualifications requises pour l'exercice de la profession.

L'approche par les compétences proposée concerne uniquement le développement des compétences, dans le sens où il s'agit d'un potentiel mis au service de l'individu. Il existe en effet, des dérives importantes dans l'utilisation, réductrice et déshumanisante, que l'environnement fait parfois des compétences acquises par la personne, en particulier dans le monde du travail, lorsqu'elles deviennent un outil au service d'une obligation de résultats, et un outil d'évaluation des personnes. Nous ne voudrions en aucun cas cautionner ces pratiques qui constituent un détournement de la notion de compétence. Autrement dit, nous nous situons bien dans le champ de l'éducation et de la formation, et non dans le champ de la production et du travail.

LA MÉTHODE

Nous avons choisi de construire ce que Barbier appelle "une dynamique de projet" impliquant une grande partie des membres de la communauté concernée. Cette dynamique de projet implique les acteurs qui y participent, comme l'explique Bataille (1996) : "Il s'agit de faire en sorte que se construise un engagement collectif à la fois sur le plan déclaratif et opératif, il s'agit de mettre les acteurs en situation de s'impliquer dans les décisions qui seront suivies d'action, ceci afin de favoriser les effets de post-décision mis en évidence par les psychosociologues, de socialiser les représentations individuelles par des processus de groupe et d'ancrer ces représentations du groupe dans une pratique sociale".

Quelles compétences faut-il développer en priorité ? En formation professionnelle, la question est relativement simple : la référence à un métier permet de circonscrire des tâches typiques appelant des compétences spécifiques. "Pour aller au-delà, il conviendrait, selon Perrenoud, d'adopter une stratégie plus audacieuse : reconstruire la transposition didactique à partir d'une analyse fine des pratiques sociales actuelles et prévisibles, en se concentrant sur celles qui concernent le plus grand nombre de personnes, dans le travail et hors du travail". Il ajoute encore que "le plus sage serait de mener de grandes enquêtes sur les pratiques de nos contemporains, pour identifier les savoirs et les compétences qu'ils utilisent ou qui leur font défaut. Pour aller plus vite, on peut provisoirement se fonder sur des avis d'experts, chercheurs, mais surtout praticiens dans divers champs".

Plusieurs auteurs ont considérablement fait progresser les conceptions et les méthodologies en matière d'analyse des besoins en définissant cette démarche comme un double processus :

- tout d'abord, comme un processus d'élucidation de représentations des acteurs ; ce processus s'inspire des théories constructivistes qui invitent à mettre en évidence les représentations des acteurs et à s'appuyer sur celles-ci pour construire l'action ;
- ensuite, comme un processus de négociation ; ce processus relève davantage d'une approche "politique" ou "stratégique".

Pour l'élaboration d'un curriculum de formation professionnelle orientée vers les compétences comme buts prioritaires de formation, Perrenoud (2001) estime qu'il faut effectuer préalablement un travail approfondi d'identification des compétences jugées nécessaires à l'exercice de la profession concernée. Elles fonctionneront alors comme un référentiel.

Afin de rapprocher les compétences acquises par les ergothérapeutes et celles requises par l'exercice de l'ergothérapie, nous avons cherché à construire un référentiel de compétences à partir de la représentation sociale que se font les ergothérapeutes.

LE PROCESSUS DE RECHERCHE

Avant d'entrer dans la description de la procédure de recherche et dans la présentation et la discussion des résultats, nous avons montré d'une façon schématisée tout le processus (fig. 1). Dans les quatre chapitres suivants nous détaillerons les quatre étapes de la recherche : l'identification des compétences requises, celle des compétences de base, celle des compétences acquises et en fin celle des ressources cognitives nécessaires.

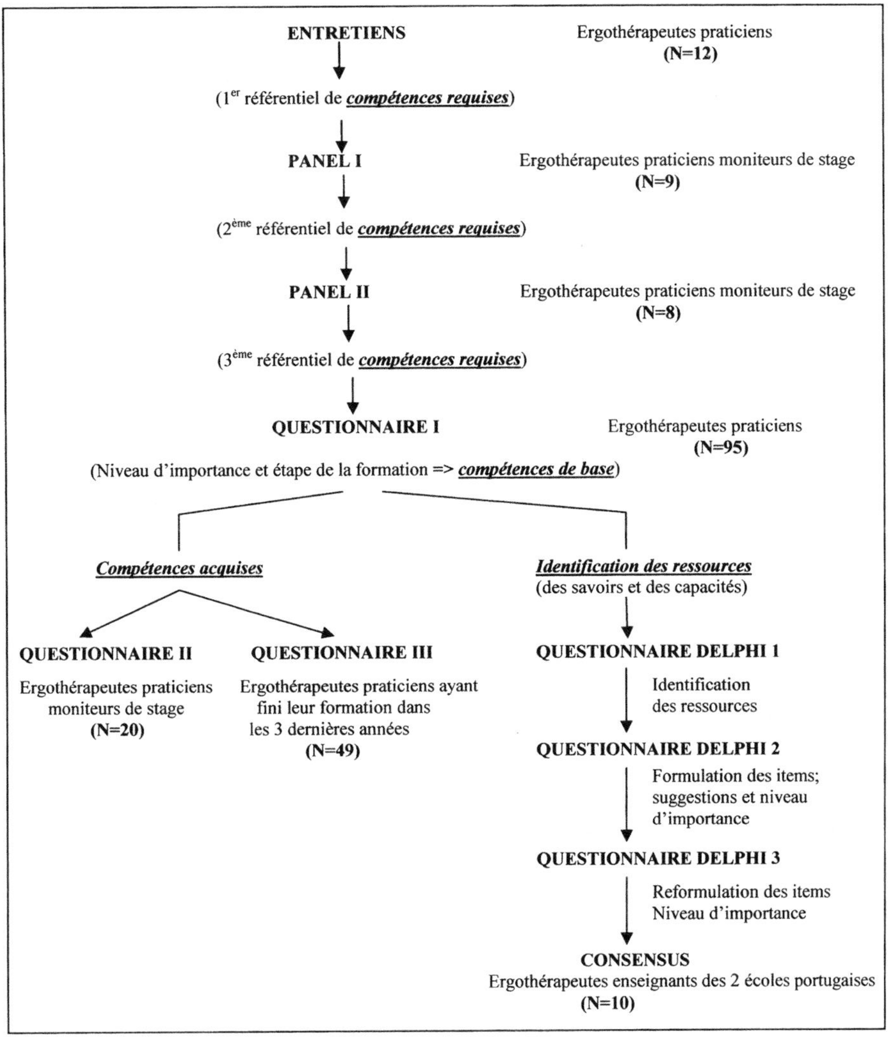

Fig. 1 *: Schéma du processus de recherche*

CONCLUSIONS

"...La vie est une autre et le passé lui-même n'est pas exactement ce que nous avons vécu parce que, à chaque moment, il y a une façon différente de regarder, et ce que nous vivons n'existe pas au monde, existe dans la manière dont nous le regardons".

Alçada Baptista (1999)

Cette recherche nous a permis de réfléchir, avec des ergothérapeutes, sur les compétences et ressources cognitives requises pour leur activité professionnelle.

En utilisant la révision de la littérature, les entretiens, les panels, les questionnaires et la technique Delphi on a identifié les compétences de base requises, les compétences acquises et les ressources cognitives (savoirs et capacités) qui doivent être mobilisées par les ergothérapeutes en début de carrière. Pendant les premières démarches, on a abouti à identifier un nombre très large de compétences qui peuvent se révéler d'importance significative pour les ergothérapeutes portugais. Avec les démarches entreprises on a trouvé les compétences les plus importantes, selon les participants, dans chaque catégorie et les ressources cognitives qui doivent être mobilisées pour ces compétences.

L'étude a mis en relief la nécessité pour les ergothérapeutes de posséder des compétences et des connaissances avancées dès leur entrée en exercice : celles qui sont associées à une obligation croissante de rendre compte de leurs décisions professionnelles, celles qui sont requises pour son autonomie dans l'action, dans les plus divers environnements et auprès des populations ayant des caractéristiques très différentes, sans oublier ces compétences indispensables à la prestation de services fondés sur les données probantes, à l'occupation et à la capacité de promouvoir leurs services dans un environnement global, concurrentiel et en pleine expansion.

Ce processus de construction d'une représentation des compétences et ressources cognitives a eu recours à des informations extensives des acteurs les plus concernés par cette thématique : les ergothérapeutes. Il y avait d'autres acteurs possibles, et aussi concernés, comme les clients, les familles ou les employeurs. Notre décision a été prise pour différentes raisons : la construction d'un projet en commun, la motivation des ergothérapeutes et le renforcement de leur identité professionnelle. Cette recherche a démontré aussi qu'il est possible de développer un ensemble de compétences et ressources cognitives clés, soutenues par un groupe de personnes avec des expériences différentes mais ayant la même activité professionnelle – l'ergothérapie.

Nous trouvons, au niveau international, un déplacement de l'approche biomédicale, en ce qui concerne la prestation de soins de santé, dans la direction d'une perspective humaniste et sociale, d'une approche psychosociale et comportementale ou d'une perspective holistique du client. Cette approche exige, comme l'affirment Adamson *et al.* (1998), des compétences pour la compréhension des circonstances de la vie des clients et pour leur engagement actif dans les décisions concernant la santé. Le déplacement des services de santé de leur contexte traditionnel – les hôpitaux – en direction de la prestation de soins dans la communauté ou au domicile, représente des grands défis pour les professionnels concernés. Ces services se tournent de plus en plus vers la prévention et le bien-être. C'est de la responsabilité des écoles de développer les compétences requises pour faire face à ces changements avec les futurs professionnels.

Nous remarquons, dans les différents référentiels obtenus pendant notre étude, des propositions faites par les différents participants qui peuvent être incluses dans les considérations précédentes. Ceci nous permet de supposer que, en général, les représentations que ces différents groupes d'ergothérapeutes se font des compétences requises pour leur activité professionnelle sont proches des préoccupations les plus récentes dans le champ de l'ergothérapie, ayant rapport aux nouveaux paradigmes – une approche plutôt centrée dans l'occupation que dans la pathologie et aux valeurs plus importantes – l'approche centrée sur le client, ses besoins et son contexte. Ce dernier point n'a pas été considéré comme essentiel par les participants à l'identification des compétences de base pour la formation des ergothérapeutes, pourtant ce n'est pas ce que prétendent ni les autres participants ni la plupart des auteurs consultés dans le domaine de l'ergothérapie.

Un autre résultat peu attendu concerne l'exclusion, par ce même groupe de participants, des catégories : "Compétences de coordination" et "Compétences pour le développement de la profession" et d'une sous-catégorie "Compétences d'intervention : Préparer et accompagner la sortie de l'hôpital et assurer la guidance du client". Nous avons essayé d'expliquer ces éliminations par des raisons, comme : l'expérience de la coordination est peu fréquente chez les ergothérapeutes portugais, la motivation pour des pratiques de recherche scientifiques est faible et les possibilités de suivre des clients en dehors du contexte institutionnel sont rares. Les études qui s'appuient sur les praticiens pour parler des compétences, peuvent parfois conduire à des situations comme celle-ci : les praticiens en restent à la reproduction de la qualification et ils s'intéressent au développement des compétences plus techniques et ayant rapport à l'intervention directe avec les clients.

Le référentiel est considéré pour Perrenoud (2001b) "bien plus qu'un 'préambule' ou une annexe du plan de formation, c'est un véritable outil de conception ou d'évaluation d'un cursus de formation professionnelle" (p. 3).

Pour la construction d'un curriculum, il ne suffit pas d'énumérer les contenus à inclure. L'espace délimité entre le référentiel de l'emploi et le référentiel du diplôme est occupé par les enseignants et supposé être structuré par eux. À l'enseignant de transformer, comme le souligne Tanguy (1994), ces listes de tableaux en un tout intégré, à lui d'opérer la synthèse qu'est, par nature, tout enseignement, synthèse des savoirs relevant de corpus différents, synthèses d'exigences différentes voire parfois opposées (celles de l'école et de l'entreprise par exemple), synthèse considérée devoir se réaliser dans les actes de transmission et d'acquisition des connaissances et ceci au moyen du "projet", forme d'activité pédagogique qui présuppose un sujet actif.

Nous espérons que ces résultats peuvent encourager l'usage de ces méthodologies dans des recherches futures. La construction d'une méthodologie peut aider aussi à son utilisation d'une façon plus fréquente qui permettra un suivi des changements très rapides dans le monde d'aujourd'hui et à une réponse plus en temps d'adéquation de curriculums. Cette étude et d'autres études dans ce domaine pourront aussi aider à assurer aux étudiants d'ergothérapie, à la profession et aux clients les bénéfices d'une pratique plus informée, plus actualisée, plus fondée et plus adéquate, et ceci par un effort dans la construction d'un corpus de connaissances requises avec la collaboration effective des acteurs concernés.

"The curriculum for occupational therapy is created by faculty members who select content from relevant disciplines to create the tools of thought appropriate for the puzzles and dilemmas of the field. The content is explored in sufficient depth and breadth to provide a way of thinking appropriate for innovative practice and a foundation for the unknown future. Ideas are organized into a conceptual framework so that students and their teachers may integrate them while maintaining a welcoming attitude toward new, emerging knowledge. The values, beliefs, and traditions of the field are transmitted through the curriculum".

Yerxa (1998)

Bibliographie

AMERICAN OCCUPATIONAL THERAPY ASSOCIATION – *Occupational therapy practice framework: domain and process,* in "American Journal of Occupational Therapy", 2002, 56 (6), 609-639. — ASSOCIATION CANADIENNE DES ERGOTHERAPEUTES – *Promouvoir l'occupation : une perspective de l'ergothérapie*, Ottawa, 1997. — COLLEGE OF OCCUPATIONAL THERAPISTS – *Occupational therapy defined as a complex intervention*, London, 2003. — CROZIER M. – *Transmettre, acquérir, évaluer les connaissances et les compétences*, in J.-M. Barbier et al., "Savoir former - bilans et perspectives des recherches sur l'acquisition et la transmission des savoirs", Les Éditions Demos, Paris, 1996. — DECTER M. – *Four strong winds understanding the growing challenges to health care*, Stoddart Toronto, ON, 2000. — KIELHOFNER G. – *Conceptual foundations of occupational therapy* (2nd éd. rev.et aug.), Davis, Philadelphia, 1997. — LE BOTERF G. – *L'ingénierie des compétences*, Éditions d'Organisation, Paris, 1999. — ROEGIERS X. – *Analyser une action d'éducation ou de formation: Analyser les programmes, les plans et les projets d'éducation où de formation pour mieux les élaborer, les réaliser ou les évaluer*, De Boeck Université, Bruxelles, 1997. — ROPE F. – *Pédagogie des compétences à l'école, logique des compétences dans l'entreprise*, in Marouf N. (Dir.), "Le travail en question", L'Harmattan, Paris, 1996, pp. 73-120. — STROOBANTS, M. – *La qualification ou comment s'en débarrasser*, in J. Dolz & E. Ollagnier (Eds), "L'énigme de la compétence en éducation", De Boeck, Coll. Raisons Éducatives, Bruxelles, 2000, pp. 61-73. — TANGUY L. – *Rationalisation pédagogique et légitimité politique*, in F. Rope & L. Tanguy (Dir.), "Savoirs et compétences. De l'usage de ces notions dans l'école et l'entreprise", L'Harmattan, Paris, 1994, pp.23-61. — WITTORSKI R. – Le *développement des compétences individuelles, partagées et collectives*, in "Soins Cadres", 2002, 41, 38-42.

L'ÉLABORATION D'UN RÉFÉRENTIEL MÉTIER POUR LES ERGOTHÉRAPEUTES

H. HERNANDEZ

A l'heure de l'universitarisation, de l'évaluation des compétences et de la validation des acquis de l'expérience, la question d'un référentiel métier pour l'ergothérapie se pose avec une certaine acuité. Changement de paradigme que celui d'entrer dans le concept de compétence, alors que nous avions l'habitude en France de réfléchir en terme de contenu de formation d'une part, et d'activités et de capacités attendues sur le champ professionnel, d'autre part. C'est pourquoi ce chantier de travail s'est ouvert, dans un cadre interprofessionnel, accompagné de consultants, spécialistes des compétences et de l'analyse de l'activité.

La nécessité d'un processus de référentialisation des métiers paramédicaux s'est exprimée au fil des années et notamment au sein de l'UIPARM, Union InterProfessionnelle des Associations de Rééducateurs et Médicotechniques (créée en 1992, regroupe 8 associations de rééducateurs (ADLF : diététiciens, ANFE : ergothérapeutes, ANKS : masseurs-kinésithérapeutes salariés, AFEPP : psychomotriciens), de médicotechniques (AFPPE : manipulateurs d'électroradiologie médicale, ANPPH : préparateurs en pharmacie hospitalière, ANTAB : techniciens de laboratoire) et de directeurs des soins (ANDAP : directeurs d'activités paramédicales) depuis près de quinze ans. Quant à l'ANFE, elle porte ce projet par l'intermédiaire d'une demande de révision du décret d'actes : celui-ci datant de 1986 (Décret n°86-1195 du 21 novembre 1986 fixant les catégories de personnes habilitées à effectuer des actes professionnels en ergothérapie) est devenu bien vite obsolète dans le contexte d'évolution des pratiques ergothérapiques, des progrès scientifiques et technologiques et de la demande de plus en plus prégnante de la part des personnes handicapées d'un maintien ou d'un retour à domicile et d'une pleine participation sociale. En effet, il est ressenti une stagnation des textes réglementaires alors que le champ des pratiques ergothérapiques s'est ouvert vers le domicile dans le cadre d'associations de soins ou d'éducation spécialisée et en exercice libéral, vers la prévention, l'éducation à la santé, l'évaluation écologique, l'expertise, le conseil et maintenant vers les maisons départementales pour les personnes handicapées.

Depuis deux ans, le ministère montre qu'il souhaite définir les divers métiers de la santé. Par exemple, avec l'application de la validation des acquis de l'expérience dans le secteur de la santé, le ministère s'est lancé à élaborer un référentiel de formation et un référentiel métier pour les deux premiers métiers concernés : aides soignants et auxiliaires de puériculture. Il ne pouvait en être autrement car il faut cibler les compétences attendues et les confronter à celles acquises au cours de l'expérience professionnelle et personnelle pour pouvoir décerner tout ou partie du diplôme visé. Autre exemple, la DHOS, Direction de l'Hospitalisation et de l'Organisation des Soins, a ouvert le chantier du répertoire des métiers de la fonc-

* Vice-Présidente de l'ANFE, Directrice Technique, IFE - Université Paris XII.
e-mail : hernandez@univ-paris12.fr

tion publique hospitalière en y associant les professionnels et les établissements (Ministère de la santé et de la protection sociale, *Répertoire des métiers de la fonction publique hospitalière*, Ed. ENSP, 2004) : il s'agissait là d'identifier les métiers et de décrire, *"pour chacun d'eux, les activités et les savoir-faire clés requis"*. Lors de rencontres avec des conseillers du cabinet du ministre, il nous a été dit qu'il nous fallait nous atteler à élaborer un décret commun d'actes et d'activités paramédicaux avant la déclinaison des particularités de chaque profession. Et Francis Brunelle d'ajouter lors de la deuxième vague de réunions avec les professionnels de santé quant à l'intégration des formations paramédicales dans le système LMD que l'objectif de la DHOS est d'identifier des métiers de soins dans un champ de compétences particulier, d'élaborer un cahier des charges pédagogique et d'obtenir une équivalence dans le cursus universitaire, *"afin d'établir la matrice commune des professions de santé (...) et d'aboutir à la rédaction d'un projet d'arrêté pour chaque profession* [2]". En effet, dans cette réforme des programmes de formation, il s'agit de disposer de maquette pédagogique en même temps que de référentiel métier.

Dans ce contexte très prometteur de réformes, chacun a pu mesurer qu'il y avait urgence à concevoir par les professionnels eux-mêmes des projets et de renforcer l'opposabilité par l'homogénéité interprofessionnelle. *"Aux fins d'être acteurs et auteurs des évolutions de leurs professions, les associations de l'UIPARM ont souhaité lors du conseil d'administration de décembre 2004 mettre en œuvre une première démarche de réflexion commune accompagnée par des consultants"* [8]. Dans le cadre posé par l'UIPARM, l'ANFE a donc participé pleinement à ces travaux. Se sont joints aux associations, partie prenante, deux syndicats : la FNO pour les orthophonistes et la FNP pour les pédicures podologues. Cette réflexion a poursuivi plusieurs objectifs [2] :

- partager les bases conceptuelles et architecturales de référentiels métiers pour les professions paramédicales ;
- établir un schéma identique, une ossature commune, proposer une méthodologie partagée ;
- cerner les communautés et les spécificités des professions.

L'appel à des consultants "naïfs" par rapport à nos métiers vise à pouvoir extraire la connaissance que nous avons de nos pratiques, souvent incorporée dans l'expérience, c'est-à-dire assurer une pratique réflexive par un regard extérieur, et aider à la formalisation de façon intelligible. La difficulté dans cet exercice réside entre l'activité implicite et la compétence cachée. *"En effet, derrière la réalisation d'une activité, à résultat identique, les compétences mobilisées par les individus sont différentes"* [4].

A partir de références théoriques présentées par Ph. Astier [1] sur l'analyse de l'activité et par J.-C. Coulet (maitre de conférence – Rennes II) sur les compétences, et sur la base des travaux de G. Vergnaud [11], et d'une méthodologie commune, chaque association a travaillé à identifier des situations professionnelles caractéristiques puis à repérer les éléments structurants de l'activité. Selon G. Vergnaud, des éléments consensuels se dégagent au travers des 300 définitions recensées de la compétence. Elle se manifeste dans l'action mais ce n'est pas l'action qui, elle, renvoie à la performance, au résultat. Elle est un attribut du sujet : il est important de faire la part des ressources du sujet – et de comment il les mobilise – et des facteurs qui organisent l'environnement ; faire cette distinction entre les éléments permet de mieux les relier.

Pour aborder la notion de travail et d'activité, il faut considérer un triptyque très singulier : sujet – activité – situation. L'analyse du travail opère une « *distinction fon-*

datrice entre tâche et activité ou, pour reprendre l'expression de J. Leplat, entre "ce qu'il y a à faire" et "ce que l'on fait". Cet écart, est toujours repéré, y compris dans les situations où le travail est présenté comme de "simple exécution" et où la prescription (...) prétend rendre compte de la totalité de l'action C'est pourquoi le travail réel ne correspond jamais exactement à ce que la prescription en dit... La tâche n'est, ainsi, à proprement parler, jamais "exécutée" mais toujours repensée, réorganisée, transformée" [1].

Pour la notion de référentiel, nous pouvons retrouver deux approches mais en tout état de cause, la fonction d'un référentiel c'est de rendre public, c'est rendre commun. La première approche correspond à l'élaboration d'une liste mais cette liste n'a de valeur que parce qu'il existe un consensus. Le référentiel aura valeur de référence pour un groupe déterminé. Le référentiel a pour fonction celle de permettre la comparaison aux éléments de la liste dans un objectif d'évaluation mais aussi celle de représentation, représenter le métier, le travail. La deuxième approche consiste à répondre à qu'est-ce que l'on peut rendre public ? Il est nécessaire d'articuler l'extrême singularité des pratiques, des sujets et des situations en repérant les invariants de structure. Concevoir un référentiel nécessite de travailler sur l'invariance de la manière de réaliser une tâche alors que la compétence est individuelle. L'activité renvoie alors au concept de schème, selon G. Vergnaud [9], c'est-à-dire à l'organisation invariante de la conduite pour une classe de situation : ce n'est pas l'invariance de la conduite mais l'invariance de son organisation.

Si les premiers séminaires interprofessionnels ont favorisé la compréhension et l'intégration des notions indispensables et préliminaires à l'élaboration d'un référentiel métier, les travaux qui ont suivi ont permis l'émergence d'une trame commune du référentiel reconnue et déclinable dans tous les domaines d'exercice et capable de décrire la diversité de nos tâches quotidiennes.

Après avoir repéré les classes d'activités communes entre les professions paramédicales, chaque partenaire a déterminé les classes d'activités qui lui sont particulières puis a réalisé des descriptions dynamiques des différents schèmes selon les constituants de la compétence : le degré d'automatisation (règles d'action) et le degré de résistance aux distracteurs (capacité de ne pas faire ce que l'on fait spontanément) et selon plusieurs aspects :
- les inférences sont ce qui permet le passage de la classe de situation à la situation particulière ;
- les règles d'action sont les manières de faire ;
- les anticipations des résultats lors de la mobilisation du schème et qui peuvent se faire à tors ou à raison ;
- les invariants opératoires, stables quelle que soit la situation et qui permettent d'agir : ce que le sujet tient pour vrai, ce que le sujet tient pour pertinent [9].

L'ERGOTHÉRAPIE

Ainsi pour l'exercice professionnel des ergothérapeutes, les activités ont pu être classées en catégories, d'une part partagées avec d'autres professions, d'autre part communes à d'autres professions mais mises en oeuvre avec des approches particulières, et enfin spécifiques à l'ergothérapie. Le projet de référentialisation des activités a été mené par un groupe mandaté par l'ANFE qui s'est entouré du concours de nombreux ergothérapeutes disponibles pour répondre de manière procédurale de leurs pratiques.

ACTIVITÉS COMMUNES ET PARTAGEES PAR LES PROFESSIONNELS DE SANTÉ

I - Relation et communication

Accueillir, informer et communiquer avec :
- Les personnes et leur entourage,
- Les membres de l'équipe et autres partenaires, dans le respect des règles de la confidentialité et du secret professionnel.

Participer aux réunions professionnelles, institutionnelles et des collectivités.
Communiquer au niveau professionnel, interprofessionnel, institutionnel et aux médias.

II - Organisation et gestion

Organiser et gérer les flux, le temps, l'espace, les ressources humaines et matérielles.
Elaborer, renseigner les systèmes d'information.
Participer à la politique d'amélioration continue de la qualité.

III - Formation - recherche

Actualiser ses connaissances et assurer la veille professionnelle.
Accompagner et intégrer les stagiaires et les nouveaux collaborateurs.
Participer à la formation initiale et continue des professionnels.
Concevoir, élaborer, évaluer et actualiser des protocoles et les pratiques professionnelles et en assurer la transmission.
Développer la recherche professionnelle et participer à la recherche interprofessionnelle.

IV - Prévention et gestion des risques

Participer à la politique de prévention et de gestion des risques
Participer à la lutte contre l'iatrogénie et les infections nosocomiales
Appliquer les procédures d'élimination des déchets et produits spécifiques
Appliquer et respecter les règles d'hygiène et de sécurité
Prévenir les incidents et les accidents
Assurer la traçabilité des évènements indésirables, des matériels et des produits spécifiques.

Fig. 1 *: Activités communes et partagées par les professionnels de santé, formalisées selon la pratique des ergothérapeutes*

Le projet de référentiel ainsi constitué est présenté au ministère de la santé et au ministère de l'éducation nationale conjointement avec le projet de cahier des charges pédagogique, réalisant ainsi une double démarche de référentialisation. Les compétences extraites peuvent ensuite être comparées avec celles qu'affiche ENOTHE [3] dans le réseau de formation européen. Ainsi le travail mené permet d'alimenter la réflexion pour tous les travaux de réforme des études dans le cadre du système LMD (Licence, Maîtrise, Doctorat) mais aussi pour ceux à venir sur la validation des acquis de l'expérience et garantir la lisibilité des frontières entre les diverses professions paramédicales. L'ANFE, comme tous les autres partenaires paramédicaux pour leur propre profession, a su positionner l'ergothérapie dans un cadre interprofessionnel tout en renforçant le cœur du métier d'ergothérapeute et en s'enrichissant d'un certain nombre d'activités qui ne lui étaient pas reconnues dans ses textes réglementaires. L'heure est donc maintenant au déploiement de notre capacité de convaincre nos interlocuteurs ministériels pour traduire en acte nos ambitions.

ACTIVITÉS RELEVANT SPÉCIFIQUEMENT DE L'ERGOTHÉRAPIE

V - Intervention ergothérapique

Dans le respect de la déontologie professionnelle :

1 - Entretien ergothérapique avec la personne et son entourage.
2 - Réalisation d'évaluations des facteurs personnels (dans les domaines physique, cognitif sensoriel, psychique et relationnel) et environnementaux (ressources humaines et matérielles) déterminant le degré d'indépendance et d'autonomie, ainsi qu'élaboration d'un diagnostic ergothérapique et de comptes rendus.
3 - Projet d'intervention ergothérapique et choix d'une stratégie d'intervention : choix de modèles, élaboration d'objectifs, choix d'activités significatives et signifiantes, choix de l'installation et du cadre thérapeutique.
4 - Prévention et éducation à la santé :
Vis-à-vis de la personne, ou de groupes de personnes, vis-à-vis de l'entourage, aide aux aidants.
5 - Soin, rééducation, réadaptation (inclus positionnement, orthèses, aides techniques, dispositifs médicaux, adaptation et aménagement de l'environnement), psychothérapie.
6 - Réinsertion, réhabilitation sociale et compensation des situations de handicap.
7 - Expertise et conseil.
8 - Accompagnement de la personne et de son entourage pour l'élaboration de son projet de vie et son suivi.

Fig. 2 *: Activités relevant spécifiquement de la pratique des ergothérapeutes*

Bibliographie

[1] ASTIER P. – *Analyse du travail et pratique enseignante*, in *Analysons nos pratiques 2*, Cahiers pédagogiques, n° 416, 2003. — [2] BARTHES R. – *Le répertoire des métiers, une aide à la décision pour chacun d'entre nous*, *Soins Cadres*, n° 51, août 2004, pp. 21-24. — [3] ENOTHE - COTEC - *Compétences en ergothérapie*, Copenhague, 3.12.2005 (traduction Marie-Chantal MOREL). — [4] FEIGUEUX C. – *Référentiels métiers et compétences : approche interprofessionnelle pour les médicotechniques et rééducateurs*, *Soins Cadres*, n° 56, mai 2006, p. 11. — [5] HERNANDEZ H, FEIGUEUX C. – *Construire un référentiel de compétences dans une approche interprofessionnelle*, Xe Journée nationale d'étude et de réflexion, UIPARM, février 2006. — [6] MINISTÈRE DES AFFAIRES SOCIALES ET DE L'EMPLOI – Décret n° 86-1195 du 21 novembre 1986 *fixant les catégories de personnes habilitées à effectuer des actes professionnels en ergothérapie*, JO du 23 novembre 1986. — [7] MINISTÈRE DE LA SANTÉ ET DE LA PROTECTION SOCIALE – *Répertoire des métiers de la fonction publique hospitalière*, Ed. ENSP, 2004. — [8] UIPARM, *Compendium : Premier cycle de séminaires interprofessionnels. Elaboration de référentiels métiers. Professions paramédicales*, février - avril 2005. — [9] VERGNAUD G. – La formation des concepts scientifiques. Relire Vygotski et débattre avec lui aujourd'hui. *Enfance*, 1989, 42, pp. 111-118. — [10] VERGNAUD G. – *La théorie des champs conceptuels*, Recherches en Didactique des mathématiques, Grenoble, La Pensée Sauvage Editeurs, 1990, 10/2.3, pp. 133-169.

[11] VERGNAUD G. – *Le développement cognitif de l'adulte*, in Carre P., Caspar P., Traité des sciences et des techniques de la formation, Paris, Dunod, 1999, pp. 189-203.

RÉFLEXION SUR LE PROCESSUS DE FORMATION – TROIS ANS D'ÉTUDES... ET JE SUIS ERGOTHÉRAPEUTE !

V. VERDIER*

Ergothérapeute et maître assistante à l'ISEK (Institut d'enseignement supérieur paramédical situé à Bruxelles), je me propose de partager les réflexions de notre équipe pédagogique concernant la formation de futurs ergothérapeutes et les pistes que nous avons développées au sein de notre section.

TROIS ANS D'ÉTUDES... ET JE SUIS ERGOTHÉRAPEUTE !

"J'étudie, j'apprends à faire et à faire faire, et me voilà ergothérapeute après trois ans d'études. Mais qu'est-ce qui fait qu'aujourd'hui je peux faire partie d'une association professionnelle d'ergothérapeutes ?" Obtenir le diplôme de "Bachelier en ergothérapie", c'est avant tout "être ergothérapeute". Pendant trois ans, nous enseignons une profession et nous nous apercevons bien vite que les intitulés de cours ne semblent pas représenter le "savoir professionnel" qui à lui seul viendrait faire solution face à une situation de santé. Notre métier peut difficilement s'enseigner à partir de "recettes" prédéfinies.

En examinant la grille de cours, nous nous sommes posés les questions suivantes :

Qu'est-ce qui nous dit ce qu'est "être ergothérapeute" au travers des intitulés de cours ? Suffit-il d'amasser ce lot de connaissances pour être ergothérapeute ? Comment faire de nos étudiants non pas de simples boîtes à outils mais de vrais "artisans", non pas seulement des têtes bien pleines mais de vrais ergothérapeutes ? Comment le processus de formation peut-il permettre, offrir des occasions à l'étudiant d'être acteur de son apprentissage pour se créer une identité professionnelle au cours de ses trois années d'études ?

Pour tenter de répondre à ces interrogations, il faut commencer par définir la place des étudiants dans leur formation en regard de la profession. Je développerai ensuite l'évolution des compétences à acquérir dans les cours, les différents types d'accompagnement que nous proposons et les projets mis en place.

ETRE ACTEUR DE SA FORMATION "J'APPRENDS, JE CRÉE, JE CONSTRUIS" OU SIMPLE EXÉCUTANT "J'ASSIMILE, J'ÉTUDIE, JE RESTITUE"

"Etre acteur de sa formation" signifie, à mon sens, remettre en question ses représentations, s'ouvrir à des champs et pratiques inconnues, "intégrer" des savoirs en faisant des liens entre les cours, saisir chaque occasion pour enrichir ses connaissances, échanger et partager ses compétences et savoirs.

---

* Ergothérapeute, maître assistante, Campus Universitaire de l'Hôpital Brugmann, Haute Ecole Paul Henri Spaak, ISEK, 4, place Van Gehuchten, B-1020 Bruxelles

Notre programme de formation se présente sous forme de disciplines "saucissonnées" et en regard de notre profession qui se veut, approcher la personne dans sa globalité, l'étudiant doit développer et déployer son esprit pour relier les concepts et les matières des cours.

Avant d'entamer leurs études, la majorité des étudiants savent que l'ergothérapeute vise l'autonomie du patient. Or l'étudiant devrait poursuivre ce même but dans son processus de formation en développant ses possibilités d'action, en utilisant et en développant ses ressources personnelles, en s'adaptant et en faisant preuve de créativité, en poursuivant ses recherches personnelles. S'inscrire dans ce type de démarche pourra ensuite inciter le futur ergothérapeute à ne pas se scléroser et se paralyser dans sa pratique professionnelle quotidienne. (Person Y., p. 286). Chaque étudiant arrive avec un bagage d'expériences de vie dont il faut tenir compte dès le début de sa formation. Mersch Van-Turenhoudt S. (1994, p.55) insiste sur l'importance de laisser la place aux représentations et perceptions des étudiants : "*...on révèle ainsi à l'apprenant qu'il peut être acteur de sa formation, que l'histoire de sa vie lui a donné des connaissances, lui a permis d'en intérioriser certaines et d'acquérir des réflexes, c'est-à-dire qu'il a déjà des savoir-être" et qu'il pourra les enrichir par l'acquisition de nouvelles connaissances ou "savoir" et de techniques ou de "savoir-faire".*

La pédagogie de notre enseignement tend à se rapprocher du modèle constructiviste interactif défini par Stordeur J. (1996, p. 18) : *"Le modèle constructiviste interactif se caractérise essentiellement par l'idée que ce sont les apprenants qui construisent leur savoir à partir de situations proches de la réalité d'utilisation de ce savoir et, grâce aux interactions entre leur savoir "déjà-là" et celui des autres : condisciples, enseignants, livres, etc."*

Ce modèle subdivise le savoir en trois catégories :
- *le savoir déclaratif :* connaissances des faits, de règles, de lois, de principes...
- *le savoir conditionnel :* connaissances qui font appel à la conceptualisation, à des classifications, à des catégorisations
- *le savoir procédural :* savoirs qui ne pourront se développer que par le "faire".

Chaque type de savoir peut s'actualiser et s'approprier grâce à sa transformation en "situations à vivre". C'est surtout dans les cours d'"ergothérapie appliquée" que je présenterai certains moyens que nous utilisons pour transformer le savoir en activités à vivre.

DEVENIR UN PARFAIT TECHNICIEN OU ÉLARGIR SES COMPÉTENCES AUX DIMENSIONS HUMAINES ?

La question de la place de l'enseignement pratique dans la formation des ergothérapeutes en Europe s'est posée depuis quelques années au sein de groupes de travail : quelles sont les compétences pratiques à enseigner, quels sont les objectifs poursuivis, comment enseigner le savoir-faire. *"La profession moderne a besoin de réfléchir aux différents types de savoir-faire, aux objectifs et au niveau de maîtrise pertinent pour la pratique de l'ergothérapie au XXIe siècle".* (Gaynor et al., 2002, p. 45).

Pendant de nombreuses années, notre formation proposait de nombreuses heures de pratique de techniques manuelles et artisanales visant à développer le savoir de type procédural. L'objectif était certes la maîtrise des techniques mais également l'idée de mettre l'étudiant dans une situation où il apprend à se connaître, où il doit découvrir quelque chose qu'il ne connaît pas, où il est confronté à des difficultés et il doit y faire face, où il apprend à reconnaître ses limites.

Aujourd'hui avec la diminution du nombre d'heures de techniques purement artisanales, la question de la maîtrise d'une technique n'est plus d'actualité et c'est plutôt l'aspect de l'apprentissage expérientiel qui est privilégié, autrement dit “vivre un processus d'apprentissage et voir ce que je peux en retirer pour ma future profession”. Les cours de techniques spéciales sont plus l'occasion d'expérimenter des nouvelles situations individuellement. Certains cours privilégient davantage l'implication personnelle amenant à la connaissance de soi et des autres au sein d'une dynamique de groupe. D'autres cours comme “techniques audiovisuelles” et “adaptations spéciales” proposent une pédagogie par projet où l'étudiant seul ou en groupe est responsable du démarrage, de la continuité et de la finalisation du projet. Les cours pratiques ont également été remis en question en fonction des compétences à développer pour devenir ergothérapeute telles que analyser, observer, rédiger, entrer en relation, gérer une relation, manipuler une personne pour sa sécurité personnelle et celle du patient.... Ainsi certains cours se sont ajoutés à la grille comme “observation et rédaction de rapport”, “conduite d'entretien”, “manutention”, “aides techniques et fauteuil roulant”, “adaptations spéciales”...

En 2e année, l'étudiant est amené à jouer le rôle d'un ergothérapeute ou celui du patient dans des mises en situations de groupe. Pour les deux types de rôles, il est amené à prendre conscience et à réfléchir sur son vécu, identifier ses difficultés et ses facilités. C'est une étape qui peut préparer pour l'expérience pratique en stage mais elle ne peut remplacer ce qui se vivra en temps réel avec un groupe de patients.

ENGLOUTIR DES SAVOIRS OU MOBILISER ET INTÉGRER SES SAVOIRS ?

En 1re année l'étudiant découvre la profession d'ergothérapeute : les champs d'action et sa démarche générale d'observation et d'intervention. En 2e année, il affine l'analyse des problématiques et des possibilités d'intervention de l'ergothérapeute. Pour ce faire, il doit établir des liens avec les cours spécifiques qui abordent les pathologies. Que peut-on dès lors laisser à l'étudiant comme part d'action dans les cours d'“ergothérapie appliquée” aux différents secteurs pour intégrer des savoirs déclaratifs et conditionnels qui doivent aller vers des savoirs de type procédural ? Les matières de ces cours devront être appliquées directement dans les expériences de stage. Si l'étudiant apprend et restitue une matière telle qu'elle, pourra-t-il la récupérer et la mobiliser lors de sa pratique professionnelle ?

Afin de favoriser l'intégration de ces savoirs, nous axons les cours d'“ergothérapie appliquée” en fonction de différentes compétences qui s'actualisent dans des “situations à vivre” :

- Rassembler et structurer les informations de différentes sources (enseignants, professionnels extérieurs, recherches bibliographiques) pour se créer un outil de travail sous forme de fiches récapitulatives avec les éléments qui seront utiles et pertinents pour la pratique ;
- Comprendre le processus d'intervention en ergothérapie par une recherche théorique sur un sujet que l'étudiant confronte à la réalité du terrain par la rencontre de professionnels et de patients ;
- Appliquer des connaissances théoriques, se questionner, échanger à partir du vécu de situations fictives par le biais de jeux de rôles, en travaillant à partir de cas cliniques ;
- Utiliser des grilles d'analyse d'activités en situations réelles ;
- Partager et faire le lien entre la matière du cours et ses expériences pratiques (de stage ou son bagage antérieur).

EMPRUNTER LA ROUTE DU TRAVAIL DE FIN D'ÉTUDES AVEC UN GPS OU AVEC LA LIBERTÉ D'UTILISER LES RESSOURCES MISES À DISPOSITION ?

Nous concevons le travail de fin d'études comme une possibilité donnée à l'étudiant de se construire une partie de son identité professionnelle dans une démarche scientifique de recherche, c'est-à-dire se définir un centre d'intérêt dans les différents champs de la profession, se poser des questions, définir une méthodologie pour y répondre et l'appliquer, analyser les résultats, prendre du recul et ouvrir une discussion à partir de son expérience.

Nous proposons dès la deuxième année des moments et des outils que l'étudiant peut saisir pour entrer petit à petit dans la démarche du travail de fin d'études. Nous commençons par l'organisation d'une "Bourse aux TFE" où nous invitons les maîtres de stage pour rencontrer les étudiants, discuter autour de sujets et éventuellement établir des premiers contacts. Puis nous proposons deux séminaires d'accompagnement, un avant et un après leur stage. En fin d'année, le dernier séminaire permet de se retrouver en sous-groupes par secteurs professionnels avec un enseignant. Les séminaires sont avant tout une occasion pour chacun de faire le point sur son cheminement et ses questionnements. L'enseignant est présent comme personne ressource et une large place est accordée aux interactions entre les étudiants. Ces réunions ne représentent en aucun cas un moyen de contrôle.

En début de 3e année, nous proposons à nouveau un séminaire en sous-groupes en fonction des secteurs afin de permettre aux étudiants de mettre en évidence ce qu'ils doivent encore entreprendre et pour certains c'est l'occasion de présenter leur méthodologie. Le reste de l'année, les étudiants peuvent venir à des séminaires environ toutes les deux semaines et à des permanences TFE toutes les semaines. Ainsi, ils peuvent opter pour un soutien grâce aux interactions du groupe ou un soutien individuel par une personne, ressource de l'école en fonction de ses besoins. Le contenu des séminaires dépend de ce qui est amené par les étudiants présents. L'étudiant reste le seul maître et est responsable de son travail de fin d'études. Nous lui proposons des ressources humaines au travers des séminaires et des permanences, et des ressources matérielles par le biais de documents explicatifs et de documents "guides" qu'il peut compléter pour lui-même au fur et à mesure de son cheminement.

APPRENDRE SEUL FACE À SOI-MÊME OU APPRENDRE PAR L'ÉCHANGE ET LA CONFRONTATION AVEC LES AUTRES ?

De plus en plus d'écoles d'ergothérapie au niveau européen utilisent l'apprentissage par problème comme méthode pédagogique (Morel M.C., 2003, p. 47). C'est dans cette optique pédagogique que nous avons lancé pour la 1re fois la semaine "Pluriel" (semaine du pluriel) en octobre 2005. Le fil conducteur du projet est de permettre aux étudiants des trois années de se construire un savoir et une identité professionnels par l'échange d'expériences, de réflexions, de questionnements à propos de leur future profession. Cette semaine est aussi une occasion pour chaque étudiant de nouer des liens avec les autres années pour tout soutien scolaire ou pour un autre projet. Chaque étudiant en fonction de là où il en est dans son parcours de formation a la possibilité de participer activement en apportant et/ou recevant des savoirs.

Nous avons défini des objectifs pour chaque année :

- *1re année :* nouer des liens avec les autres années (possibilité de savoir à qui demander de l'aide), profiter de l'expérience (cours et stages) des 2e et 3e, avoir une idée plus concrète de la profession et prendre une part active dans la réflexion *(cf. cas clinique)* ;
- *2e année :* partager leurs expériences, appliquer leurs connaissances théoriques acquises en 1re année, avoir une idée plus concrète de la profession, découvrir la structure d'un rapport sur un cas clinique et les étapes nécessaires à sa constitution, s'ouvrir à différents secteurs pour éveiller un centre d'intérêt susceptible de faire l'objet du TFE ;
- *3e année :* se positionner en tant que personne ressource ayant une expérience de la profession, apprendre à transmettre des informations claires, vérifier sa propre compréhension, prendre du recul par rapport à son expérience grâce aux questions et réflexions des étudiants des autres années.

La semaine s'organise autour de différentes activités en sous-groupes mélangeant des étudiants de 1re, 2e et 3e année. Le contenu de la semaine en octobre 2005 comprenait :

- en sous-groupes de 10 étudiants, des études de cas cliniques préparés chaque fois par deux étudiants de 3e année ;
- avec deux sous-groupes réunis, des présentations du travail effectués autour des cas cliniques étudiés le matin ;
- des exposés d'intervenants ergothérapeutes extérieurs pour les trois années réunies ;
- des visites de lieux de stage, à la rencontre avec des ergothérapeutes de terrain ;
- une sensibilisation au secourisme par un intervenant de la Croix Rouge ;
- des mises en situation de pratique sportive en situations de handicap organisées par les professeurs d'éducation physique ;
- des tables rondes de discussion sur des thèmes liés à la profession ;
- une évaluation en groupe par les étudiants et une évaluation par un questionnaire par les enseignants.

L'évaluation de cette première expérience nous indique que les étudiants et les enseignants souhaitent la reproduire l'année prochaine. Nous avons constaté que les activités proposées lors de cette semaine propulsent l'étudiant dans une dimension plus proche de la réalité professionnelle tout en lui laissant une certaine liberté dans sa manière de se positionner face au savoir. L'influence du bagage antérieur se marque très fort pour les étudiants de 1re. Certains sont restés observateurs actifs car à l'écoute de ce qui se dit et d'autres sont intervenus pour demander des explications et/ou pour proposer des pistes. Cette semaine remplit en quelque sorte la fonction d'éveil dont Waerner M.-C. (1988, p. 134) souligne l'importance *: "Mettre en appétit de découvrir est tout un art : il consiste à motiver à apprendre"*. Cette expérience d'échange prend tout son sens car elle permet d'éveiller la curiosité et le questionnement tout en s'appuyant sur les connaissances antérieures. La majorité des étudiants de 2e ont montré plus d'assurance et ont pris une part plus active dans les discussions.

L'approche pédagogique utilisée ici se rapproche de la didactique fonctionnelle définie par Minder M. (1999). L'étudiant est placé dans des situations problèmes qui favorisera, par la suite, une démarche intégrative et qui servent de motivation pour l'étude des autres matières du programme. Cette façon de décloisonner les disciplines peut permettre de travailler autour de thématiques qui peuvent être explorées sous différents angles par des enseignants aux compétences variées. L'étudiant rentre dans une dynamique où il est amené à établir des liens. Pour l'année prochaine, il nous semble intéressant de donner l'opportunité à chaque étudiant de 3e de présenter seul un cas clinique, de leur demander de préparer un lexique pour qu'il vérifie leur bonne compréhension et un support avec le recueil de données à remettre aux autres étudiants. Nous avons également décidé de supprimer les conférences des professionnels qui ont tout à coup replongé les étudiants dans une attitude très passive. Nous mettons plusieurs facteurs en cause : le nombre plus important d'étudiants réunis dans un grand auditoire et la succession d'exposés pendant 3 heures qui met en péril les capacités d'attention. Nous allons proposer une autre organisation à savoir la possibilité pour chaque étudiant de s'inscrire dans un groupe de 15 personnes où un professionnel de terrain proposera un exposé suivi d'une discussion. Nous nous sommes interrogés sur la notion de participation obligatoire et sur les sanctions en cas d'absence. Faut-il sanctionner ou valoriser la présence et la participation ? Nous avons opté pour que la participation à cette semaine pour les 2e et les 3e soit comptabilisée comme heures d'intégration professionnelle faisant partie des heures de stage. Pour favoriser la motivation à participer, nous sensibilisons davantage les étudiants sur le rôle que chacun peut jouer durant cette semaine et sur le fait que ce qui s'apprend pendant cette semaine ne peut s'apprendre qu'en étant présent.

La question concernant : le lâcher prise de l'enseignant est également venue nous interpeller : comment et jusqu'où laisser de la place pour que le savoir puisse se construire par les interactions ? Morel M.-C. (2003, p. 49) souligne le bouleversement de rôle des enseignants et des étudiants dans l'apprentissage par problème : *"En effet, les enseignants deviennent des tuteurs et ont pour rôle de faciliter l'autoapprentissage des étudiants. Les étudiants travaillent par petits groupes et en individuel, font des recherches et étudient par eux-mêmes pour construire leurs connaissances".*

UNE 3e ANNÉE D'EXPÉRIENCES PROFESSIONNELLES EN SOLITAIRE OU UNE ANNÉE EN CONTACT AVEC D'AUTRES EXPÉRIENCES DE TERRAIN ?

Les étudiants de 3e année ne se retrouvent que pendant 5 semaines de cours sur l'année. La fin de ce parcours d'études peut devenir un moment très solitaire pour certains avec parfois des moments plus difficiles à vivre ou parfois des expériences très riches qui ne sont pas partagées. Nous avons mis en place des espaces de partage d'expériences en stage qui permettent à ceux qui le souhaitent de maintenir le contact par l'échange de ce qu'ils vivent sur leur lieu de stage.

S'EN TENIR À SON MILIEU PROTÉGÉ D'APPRENTISSAGE OU S'OUVRIR À D'AUTRES PRATIQUES, D'AUTRES RENCONTRES PROFESSIONNELLES ?

Depuis une dizaine d'années, l'ISEK et l'Institut de Formation en Ergothérapie de Bordeaux ont établi un projet de rencontre annuelle. Une école accueille l'autre pendant 3 jours et l'année suivante c'est l'inverse. Les étudiants sont libres d'y participer pour se rendre à Bordeaux et l'année où nous recevons le programme de la semaine est conçu pour intégrer tous les étudiants. Durant les moments de rencontre, c'est l'occasion pour découvrir certains cours, échanger des pratiques professionnelles, faire émerger des questionnements, mettre en évidence les points communs et certaines divergences.

Le projet n'a de sens que si les étudiants sont acteurs et se mobilisent pour transformer un simple accueil en véritable rencontre. Leur participation peut aller de la préparation d'exposés, à des discussions en tables rondes, à l'organisation d'activités de temps libre...

Depuis un an, notre souci est d'assurer plus de continuité entre ces rencontres ponctuelles par le biais de projets communs au niveau des enseignants, d'échanges de lieux de stage et de travaux de fin d'études réalisés en collaboration entre des étudiants des deux écoles. Cette préoccupation nous demande de revoir l'organisation de la rencontre sur une semaine complète qui devrait permettre d'asseoir des bases solides pour les étudiants qui souhaiteraient collaborer à distance et coordonner les projets en commun.

* *
*

Pour conclure, je tiens à souligner que les pistes proposées ci-dessus ne sont pas des recettes universelles, elles demandent encore à être explorées et nous sommes toujours en recherche d'autres dispositifs pédagogiques qui aideraient l'étudiant à transférer davantage les connaissances et compétences acquises lors des cours dans ses expériences de pratique professionnelle. Selon moi, apprendre le métier d'ergothérapeute, c'est opter pour une démarche active et réflexive qui permet d'intégrer et de jongler entre les différentes matières enseignées lors des cours et de s'enrichir de l'enseignement clinique des stages qui est une expérience à part entière ne pouvant être substituée.

Bibliographie

GAYNOR S. et al. – *La place de l'enseignement pratique dans la formation des ergothérapeutes en Europe*, in "Acta Ergothérapeutica Belgica", 2002, n° 4, pp. 45-49. — MERSCH-VAN TURENHOUDT S. – *Gérer une pédagogie différenciée*, De Boeck Université Eds, Bruxelles, 1989, 210 p. — MINDER M., *Didactique fonctionnelle*, De Boeck & Larcier Eds, Paris, Bruxelles, 1999, 366 p. — MOREL M.-C. – *L'impact du réseau européen ENOTHE sur la formation des ergothérapeutes en France et en particulier à Bordeaux*, in "Ergothérapies", 2003, n° 12, pp. 47-51 — PERSON Y. – *Pour une théorie des actes*, in "Expériences en ergothérapie", 1990, n° 3, pp. 284-293. — STORDEUR J. – *Enseigner et/ou apprendre. Pour choisir nos pratiques*, De Boeck Université Eds, Bruxelles, 1996, 112 p. — WAENER M.-C. – *Pratique du micro-enseignement*, De Boeck Université Eds, Bruxelles, 1988, pp. 129-138.

STAGE, STAGIAIRE ET MONITEUR DE STAGE

Y. GANNAC*

Dans le cadre des études d'ergothérapie, les stages constituent un élément important de la formation des étudiants. Conscients de cette importance, nous avons mis en place, depuis 1996, les travaux dirigés de "suivis de stage" avec les étudiants de deuxième année, à raison de deux séances annuelles par groupe d'une quinzaine d'étudiants. Cette année, une séance a été, pour la première fois, organisée avec les étudiants en fin de première année, dès la fin de leur premier stage dans le but d'aborder le plus tôt possible les questions et problèmes qui peuvent entraver le bon déroulement des stages à venir.

Au cours de ces séances, les étudiants doivent s'exprimer à propos des expériences vécues sur les terrains de stage. C'est pour eux, l'occasion de "raconter" leurs premières "histoires" d'apprentis professionnels.

Chacun dit ce qui l'a marqué. Et, au fil des ans, on a pu constater que l'impression laissée par un stage dépendait au moins autant si ce n'est plus de l'"ambiance" du lieu plutôt que des techniques acquises. C'est au travers de la relation à son maître de stage, que l'étudiant va se forger une idée de son futur métier. D'où le désir de mieux comprendre et d'améliorer les relations entre le stagiaire et le thérapeute qui l'encadre.

Afin de travailler sur des données quantifiables, il a été envisagé de mettre au point un questionnaire, qui permettrait d'"objectiver" en quelque sorte, quelques éléments de la relation entre l'étudiant et son maître de stage. En amont de ce questionnaire, au cours des années 2003, 2004, 2005, il a été demandé à tous les étudiants d'inscrire sur une feuille séparée en deux parties, d'une part les aspects positifs, d'autre part les aspects négatifs de leur stage, sans qu'aucun critère ne leur soit imposé.

Le questionnaire mis en place cette année a été réalisé, à partir des données recueillies, des propositions des étudiants et en accord avec l'Institut de formation. Les 237 réponses obtenues portent sur les stages effectués en 2005 et 2006.

Un questionnaire a également été envoyé aux maîtres de stage. Les 58 réponses reçues concernent les stagiaires de 2005 et 2006.

Ces questionnaires, volontairement succincts, ne sauraient refléter objectivement tous les éléments importants des conditions de stage ; ils reprennent essentiellement les notions le plus souvent émises, notamment par les étudiants.

Ils devraient être le matériau de base des discussions et échanges à venir afin d'optimiser les effets des stages, tant pour les stagiaires que pour les équipes qui les reçoivent.

---

* Psychologue clinicienne, Institut de formation en ergothérapie – 1672, rue de Saint Priest - Parc Euromédecine - 34057 Montpellier cedex 5

POUR L'ÉTUDIANT

Le stage constitue le premier contact avec le métier d'ergothérapeute et le plus souvent sa première expérience dans son futur milieu professionnel.

Sa place est inconfortable. Pas encore professionnel mais déjà inscrit dans le paramédical, il se sent souvent en porte à faux par rapport aux patients et par rapport à l'équipe. Il voudrait, en même temps, être reconnu compétent par les patients et en situation d'apprentissage par le maître de stage.

Sa situation n'est pas toujours très claire ; en effet, il a parfois le sentiment d'être de la main-d'œuvre de remplacement (pour 19 %) ou de compléter l'équipe (dans 48 % des cas) ; mais paradoxalement, il se plaint s'il n'a pas de responsabilité et souhaite effectuer seul des prises en charge de patients. Dans l'ensemble (pour 80 %) il a tout de même l'impression d'avoir effectué un stage.

Il attend un encadrement de la part du maître de stage, se plaignant lorsque celui-ci n'est pas suffisamment présent, mais il demande à être autonome.

Il veut prendre des responsabilités mais ne se sent pas capable de bien les assumer.

Il désire être crédible auprès des patients tout en étant conscient de son manque d'assurance.

Il sait qu'il fait des erreurs, mais supporte très mal que ses erreurs soient révélées devant les patients ; cette plainte est très récurrente, et pourtant, d'après les résultats, seuls 9 % auraient été placés en situation difficile devant les patients.

Conscient de ne pas faire partie de l'équipe, il n'accepte pas d'être un "valet" et voudrait établir une relation idéale avec le maître de stage: relation faite de complicité mais avec juste ce qu'il faut de "supériorité" démontrée de la part du "maître" de stage. La question du "tu" et du "vous" à laquelle le stagiaire est sensible, montre les difficultés à se positionner dans cette relation.

Il est en équilibre instable, ayant un pied à l'Institut d'ergothérapie, l'autre en institution. Il veut apprendre la pratique mais cherche le lien direct entre les apprentissages théoriques et la technique.

Ces paradoxes et ambivalences sont la matrice même de toute situation d'apprentissage auprès de professionnels qui seront bientôt des collègues. Le stagiaire a conscience de ces paradoxes. Il essaie de trouver sa place, de s'adapter aux situations et a certainement tendance à rester sur sa réserve, ce qui donne parfois aux maîtres de stage le sentiment de recevoir des stagiaires "inactifs, peu curieux, passifs" (expressions relevées au dos de questionnaires remplis par les maîtres de stage).

Il est certain que le stagiaire est avant tout un jeune étudiant, encore soumis aux habitudes scolaires, qui a besoin de ces mises en situation professionnelle pour prendre conscience de ses faiblesses, de ses appréhensions.

LES STAGES

Ils sont en premier lieu l'occasion, pour le stagiaire, de mieux se connaître, de se rendre compte s'il est réellement intéressé par ce métier, s'il est plus attiré par le fonctionnel, la psychiatrie, les adultes, les enfants ou les personnes âgées.

C'est ainsi que certains étudiants, dès leur premier stage, savent qu'ils s'orienteront vers la psychiatrie ou bien au contraire, qu'ils ne se sentent pas à l'aise auprès des malades mentaux et se dirigeront vers le fonctionnel. Il est à noter que les préférences marquées vers tel ou tel secteur sont souvent dépendantes de l'impression laissée par un stage. Cependant, ils montrent pour la plupart une ouverture suffisante pour ne pas se braquer définitivement contre un secteur à cause d'un premier stage qui s'est mal passé. En fait, l'attirance vers un secteur n'a pas un caractère stable et peut changer au cours des différents stages.

Ce qui montre bien que le stagiaire fonctionne beaucoup de manière émotionnelle.

On peut d'ailleurs noter que lorsque le stagiaire est amené à parler de son stage, son impression sur le stage est très fortement corrélée à la manière dont il a perçu l'ergothérapeute qui l'encadrait. "C'était un stage intéressant" signifie : "l'ergothérapeute était sympa, et surtout aimait son travail et le faisait aimer".

Les pathologies des patients ne constituent pas fondamentalement le critère d'intérêt du stage. L'ambiance au sein de l'équipe, le caractère du maître de stage et son enthousiasme pour le travail sont essentiels pour que le stage soit perçu de manière positive. Mis à part des secteurs où le travail est techniquement très pointu, les stagiaires attachent globalement plus d'importance à la façon dont se pratiquent les gestes thérapeutiques qu'aux gestes eux-mêmes.

Cette donnée est totalement compatible avec ce que l'on sait de la relation de soins, dont la qualité est un élément essentiel de la thérapie.

Le stage est l'occasion privilégiée pour le futur ergothérapeute "d'exercer" sa maîtrise émotionnelle dans des situations difficiles, tant au niveau de la relation au patient qu'à l'ergothérapeute et aux autres membres de l'équipe. Le stage est l'occasion pour lui, de développer notamment ses qualités de communication. Il apprend à mieux se connaître, en tenant compte des réflexions qui lui sont faites et de son ressenti.

Pour optimiser son stage, il lui est très conseillé de consigner quotidiennement, sur un carnet de bord, les évènements marquants de la journée, les idées qu'il a eues, en rapport avec les situations, et ses propres réactions émotives qu'il a lui même constatées ou qu'on lui a fait remarquer. A noter que ce conseil : tenir un carnet de bord, semble très peu suivi, comme si l'étudiant, pour une fois débarrassé de la prise de notes, ressentait comme un effort superflu, ou du moins fastidieux, le travail d'analyse et de synthèse pour lequel il n'a pas suffisamment de facilité.

La réussite du stage est bien évidemment en grande partie dépendante du stagiaire, de ses capacités à s'investir, à gérer les situations conflictuelles, à passer outre des sentiments parasites. Mais celui qui l'encadre a un rôle très important à jouer dans la réussite du stage.

LE MAÎTRE DE STAGE

Il est un élément clé dans la formation du futur professionnel qu'est le stagiaire. Il est le superviseur, l'évaluateur de l'étudiant, son guide et son accompagnateur.

A la fois critique et bienveillant, son rôle est de souligner, au stagiaire, de manière constructive, les erreurs qu'il a commises. Lien indispensable entre la théorie et la pratique, il participe activement à la formation de ses futurs collègues, à l'évolution de la profession. Il est le partenaire de l'Institut dans la formation des diplômés.

Lieu de projection imaginaire du praticien idéal, les stagiaires attendent de lui qu'il aime communiquer son savoir, qu'il fasse preuve de patience, de disponibilité.

Sorte de parent idéal, à la fois aimé et redouté, il est investi du savoir professionnel par son expérience et du pouvoir : il peut valider ou non un stage. Les stagiaires veulent être à la fois soutenus par lui, et s'en différencier. Ils vivent très mal d'être mis en difficulté ou de recevoir des réflexions désobligeantes devant des patients, car c'est ressenti à la fois comme une trahison (entre collègues) et un abus de pouvoir.

Enseignant de la pratique professionnelle, le maître de stage sait qu'il est lui aussi jugé par ses stagiaires : le "je sais au moins ce que je ne veux pas devenir" témoigne de la déception de l'étudiant.

La présence d'un stagiaire est une "charge" supplémentaire de travail (pour 88 % des maîtres de stage ayant répondu à l'enquête). Ce sentiment contredit en partie l'impression que le stagiaire est une aide (dans 69 % des cas).

Ce paradoxe vient peut-être en partie du fait que le maître de stage n'a pas toujours le choix de refuser ou accepter des stagiaires.

Et pourtant, la réussite et l'intérêt d'un stage dépendent beaucoup de l'adhésion du professionnel à certaines conditions. En premier lieu, il est vraiment nécessaire de prendre du temps avec les stagiaires: temps de les accueillir, (83 % des étudiants estiment l'avoir été). En ce qui concerne la présentation aux patients, 69 % des maîtres de stage estiment que cette tâche leur incombe mais 77 % d'entre eux pensent que le stagiaire doit se présenter aux patients. Le fonctionnement et les habitudes du service clairement expliqués à chaque stagiaire sont des éléments indispensables au bon déroulement du stage.

C'est l'absence du maître de stage, soit totale, soit épisodique qui semble gêner le plus les stagiaires. Selon eux, 33 % de leur encadrant a été absent et ils ne sont que 35 % à avoir été préalablement informés de cette absence. Ils détestent l'impression d'être "largués" et interprètent les absences de leur maître de stage, quand elles ne sont pas justifiées par des congés, comme une fuite signifiant soit de l'agacement d'avoir un stagiaire, soit de l'incompétence ou pire, un désintérêt pour leur travail. Ce problème d'absence, bien que très souvent évoqué lors des suivis de stage ne semble pourtant pas très fréquent puisque dans 65 % des cas, le maître de stage a été présent durant tout le stage et que 75 % des étudiants ont le sentiment d'avoir été encadrés.

Mais les étudiants ont peut-être (et c'est tant mieux) une vision un peu idéale de leur futur travail et sont déçus de découvrir les réalités du monde du travail. C'est aussi pour cela qu'ils sont gênés par les tensions entre professionnels (le chiffre de 17 % ne correspond pas au ressenti des étudiants).

Le maître de stage, sorte de professeur de la pratique, dont on attend une démarche méthodique, professionnelle aide l'étudiant à acquérir un fonctionnement professionnel.

En ne perdant pas de vue que l'étudiant passe d'un environnement "scolaire" très structuré où il n'a aucune responsabilité et où les décisions n'engagent que lui, à un milieu professionnel d'interdépendances. Les exigences posées dès le départ, au niveau de la tenue, de la ponctualité (72 % des maîtres de stage sont très satisfaits dans ce domaine), "cadrent" le stagiaire, le forment à son futur métier autant que l'apprentissage des techniques.

Les évaluations faites en milieu de stage (seulement effectuées selon les stagiaires dans 35 % des cas) permettent au stagiaire de "rectifier le tir", de se montrer apte à évoluer en tenant compte des reproches. Aucun stagiaire n'apprécie de se voir reprocher, en fin de stage, un comportement qui n'avait pas été souligné auparavant. Effectuée en présence de l'étudiant (63 % des cas), l'évaluation est l'occasion de discussions constructives.

TABLEAU RECAPITULATIF DES RESULTATS DE L'ENQUETE AUPRES DES ETUDIANTS

	OUI	NON	OUI en %	NON en %	NSPP	NSPP en %
Lieu : Région de Montpellier	237	72	76,70	23,30	0	0,00
En psychiatrie	92	217	29,77	70,23	0	0,00
En fonctionnel	217	92	70,23	29,77	0	0,00
Votre maître de stage était-il ergothérapeute ?	297	11	96,12	3,56	1	0,32
Avez-vous été accueilli(e) par le maître de stage ?	257	51	83,17	16,50	1	0,32
Avez-vous été présenté(e) par lui à l'équipe soignante ?	228	81	73,79	26,21	0	0,00
Avez-vous été présenté(e) par lui aux patients ?	243	59	78,64	19,09	7	2,27
Le maître de stage était-il présent pendant tout votre stage ?	199	102	64,40	33,01	8	2,59
Si non, étiez-vous prévenu(e) de son absence avant le stage ?	36	64	35,29	62,75	2	1,96
Si non, étiez-vous prévenu(e) de la durée de son absence ?	71	29	22,98	9,39	2	0,65
Avez-vous eu le sentiment d'être encadré(e) ?	232	70	75,08	22,65	7	2,27
Avez-vous le sentiment d'être accompagné(e) ?	240	63	77,67	20,39	6	1,94
Avez-vous eu l'impression d'effectuer un stage ?	248	42	80,26	13,59	19	6,15
Avez-vous eu l'impression d'effectuer un remplacement ?	58	222	18,77	71,84	29	9,39
Avez-vous eu l'impression de compléter l'équipe ?	153	137	49,51	44,34	19	6,15
Avez-vous été mis(e) en situation difficile devant des patients ?	28	279	9,06	90,29	2	0,65
Avez-vous compris clairement les objectifs de l'ergothérapeute ?	233	73	75,40	23,62	3	0,97
Avez-vous été géné(e) par des difficultés relationnelles au sein de l'équipe ?	53	255	17,15	82,52	1	0,32
Evaluation du stage : a-t-elle été effectuée devant vous ?	194	108	62,78	34,95	7	2,27
Au milieu du stage ?	103	206	33,33	66,67	0	0,00
A la fin du stage ?	296	10	95,79	3,24	3	0,97
Mise en situation professionnelle : a-t-elle été effectuée ?	185	123	59,87	39,81	1	0,32
Avez-vous eu des informations sur la transdisciplinarité ?	210	99	67,96	32,04	0	0,00
Si oui, est-ce vous qui en avez fait la demande ?	55	72	17,80	23,30	83	26,86

			%
Notez votre degré de satisfaction générale par rapport à ce stage ?	1	21	6,80
	2	56	18,12
	3	116	37,54
	4	116	37,54
			100,00

NSPP : Ne Se Prononce Pas

TABLEAU RECAPITULATIF DES RESULTATS DE L'ENQUETE AUPRES DES MAITRES DE STAGE

QUESTIONNAIRE MAITRES DE STAGE						
	OUI	**OUI en %**	**NON**	**NON en %**	**NSPP**	**NSPP en %**
Date de stage : mai 2005 - fin de 1er cycle	13	22,41	0	0,00	0	0,00
octobre ou novembre 2005 - 1re année 2e cycle	22	37,93	0	0,00	0	0,00
décembre 2005 ou janvier 2006 - 2e année 2e cycle	23	39,66	0	0,00	0	0,00
Estimez-vous que ce soit au stagiaire de se présenter auprès des patients ?	40	68,97	18	31,03	0	0,00
Estimez-vous que ce soit au stagiaire de se présenter auprès des autres membres de l'équipe ?	13	22,41	45	77,59	0	0,00
La présence du stagiaire a-t-elle représentée pour vous une charge supplémentaire de travail ?	51	87,93	7	12,07	0	0,00
La présence du stagiaire a-t-elle représentée pour vous une aide dans votre travail ?	40	68,97	16	27,59	2	3,45
La feuille d'évaluation vous paraît-elle satisfaisante ?	23	39,66	21	36,21	14	24,14
La feuille d'évaluation vous paraît-elle à aménager ?	43	74,14	2	3,45	13	22,41
La feuille d'évaluation vous paraît-elle très insatisfaisante ?	11	18,97	24	41,38	23	39,66
Avez-vous procédé, lors de l'évaluation, à une mise en situation professionnelle ?	40	68,97	18	31,03	0	0,00

NSPP : Ne Se Prononce Pas

Les fiches d'évaluation, bien que ne donnant pas entière satisfaction aux maîtres de stage (pour 36 %), constituent l'outil indispensable de notation du stagiaire.

C'est en étroite collaboration avec l'Institut d'ergothérapie, par le biais d'échanges et de rencontres régulières que les maîtres de stage peuvent participer activement à la formation de stagiaires.

POUR L'INSTITUT

Les stages constituent le meilleur moyen d'entretenir des contacts continus avec les milieux de la pratique professionnelle. Nombre de maîtres de stage et d'enseignants déplorent la rareté des échanges qui permettraient de mettre à plat les exigences des uns et des autres, d'exprimer clairement les doléances de chacun plutôt que de laisser parfois la place à des "on-dit" qui ont établi des réputations, et laissent la porte ouverte à toute critique plus ou moins fondée sur des images véhiculées depuis des années ; car les stages renvoient, par le biais des étudiants, l'image des professionnels qui les encadrent.

Les stages sont aussi une sorte de test de qualité de l'Institut et du programme d'enseignement.

La mise en situation professionnelle (MSP) fait le lien entre théorie et pratique. L'enquête montre que 60 % des étudiants estiment avoir été placés en situation professionnelle, tandis que 68 % des maîtres de stage disent l'avoir réalisée. Réglementaire, la MSP donne secondairement des éléments aux enseignants pour améliorer le contenu pédagogique, combler les manques avérés, modifier les interventions pédagogiques. Car les études doivent préparer les étudiants au stage, et les stages doivent préparer les futurs professionnels.

* *
*

En conclusion, il est à noter que, dans l'ensemble, 75 % des étudiants sont satisfaits des stages effectués ; dans une échelle de 1 à 4, 37,5 % d'entre eux attribuent la note 4 au stage et la même proportion donne la note 3, seuls 6 % d'entre eux donnent la note 1.

De la volonté d'échanges plus nombreux entre les divers partenaires devrait naître des projets d'amélioration toujours possibles et ceci dans le plus grand intérêt des uns et des autres.

PROPOSITION D'UNE MÉTHODE DE TUTORAT DE STAGE : LA DÉLÉGATION PROGRESSIVE DES ACTES

P. GUILLEZ*

VERS UNE "DÉMARCHE QUALITÉ..."

Toute structure de production est aujourd'hui intégrée dans une démarche qualité pour conserver la performance de ses activités marchandes (normalisation ISO 9000 ou iso 14000).

Cette dynamique a envahi progressivement l'ensemble des secteurs, y compris depuis plus de 10 ans celui des activités de soins. Depuis 5 ans, les structures de formation, initiales et continues ont également entrepris, de façon volontaire, des démarches qualité. Aujourd'hui, l'accréditation de ces établissements est en veille, évoquée de façon insistante par les décideurs politiques en 2005, et dans tous les cas déjà mis en œuvre dans les instituts de formation rattachés à des structures hospitalo-universitaires. Aujourd'hui la "V2" de l'accréditation diffuse sur les activités de formation des professionnels de santé.

C'est sans doute ce qui encourage les responsables de formation, les cadres pédagogiques, mais aussi les praticiens, à préciser au mieux leurs activités d'enseignement et à les inscrire dans des logiques de référentiels.

Proposer une modélisation du tutorat de stage a deux objectifs :

- *Susciter une réflexion* : la finalité d'un modèle n'est pas de devenir le dogme indiscutable et incontournable dans un registre d'activité... Dans le cas de la formation clinique et pratique, proposer un modèle de tutorat n'a d'autre objectif que de poser des repères, discutables et évolutifs, adaptables aux réalités des sites d'activités. Mais le projet cherche bien à encourager les équipes à éclairer leurs pratiques éducatives au travers de concepts pédagogiques simples mais dont l'efficacité est validée.
  Autrement dit, l'empirisme, même très organisé, ne suffit pas toujours à assurer un accompagnement efficace. La critique, voire le rejet de ce modèle aura au moins rempli sa première mission, c'est-à-dire de permettre aux professionnels, si possible en équipe, de s'approprier une démarche de tutorat dont les valeurs et les règles sont clairement identifiées et partagées.
- *Initialiser une démarche* : l'accréditation va donc s'étendre jusqu'aux processus de formation, et ce à très court terme. La formation clinique et pratique est indispensable à l'acquisition des compétences professionnelles et il n'a jamais été question, dans aucun groupe de travail (Ministère de la santé, groupes interprofessionnels, S.I.F.E.F...) d'envisager la formation des ergothérapeutes en dehors

---

* Directeur pédagogique - Institut de formation en ergothérapie, rue du phare, BP 62 - 62062 Berck-sur-Mer.

du modèle de l'alternance. La valorisation de l'activité d'un service, sa position dans l'ensemble des activités de l'établissement va prochainement intégrer sa capacité à participer aux actions de formation, en particulier au travers de l'accueil des stagiaires.

PROPOSITION D'UN MODÈLE DE TUTORAT

Il faut se référer aux nombreux travaux concernant tutorat et alternance (Geay, 1998 ; Perrenoud, 2001, Mérieu, 2004) pour aborder les modèles théoriques qui les régissent. Appliqués aux formations en santé, ces modèles nécessitent quelques aménagements contextuels et situationnels.

Tout d'abord pour qu'il y ait tutorat, il faut une "situation tutorale", autrement dit un stagiaire (défini comme "apprenant") et un professionnel (défini comme "tuteur"). Si cette situation paraît évidente, elle ne correspond pas obligatoirement à une réalité universelle !... En effet, la constante "apprenant" est indiscutable, mais la constante "tuteur" est plus aléatoire. Il existe souvent une petite confusion sémantique entre tuteur et référent. Le tuteur a, par essence même, un degré de proximité et d'investissement très marqué ; le référent est celui qui est susceptible de répondre à la demande et de délimiter le cadre. Nos collègues francophones utilisent volontiers le terme de "superviseur" qui intègre à la fois la pose du cadre d'exercice de l'apprenant, mais aussi celui de son accompagnement dans la progression de ses acquis. De fait, il n'est pas impossible qu'un stagiaire change de référent au cours de son stage, mais il serait préférable qu'il conserve le même tuteur...

Nous partirons donc sur l'axiome de l'existence identifiée d'un tuteur et d'un mode de communication entre tuteur et apprenant (régulations, "mises au point" journalières, hebdomadaires, "briefing- debriefing"...).

Une fois ces éléments définis, il est possible de proposer :
- *Une chronologie* : sans qu'il s'agisse d'un véritable programme de stage, quelques repères sont envisageables (tels que la prise de contact préalable, l'accueil, les séances de régulation, les évaluations formatives, les productions du stagiaire...) ;
- *Une progression* dans les activités du stagiaire : notre choix s'est porté sur un modèle utilisé depuis très longtemps dans le cadre de l'apprentissage professionnel qui est celui d'un apprentissage séquentiel des différentes tâches constituant le "cœur du métier".

Dans "Profession ergothérapeute", Claude Wagner fait remarquer à plusieurs reprises la complexité de l'activité de l'ergothérapeute, et notre choix d'un modèle "non intégré" pour appréhender la situation de stage est en effet très discutable, surtout à l'heure où les pédagogies intégratives sont le courant dominant de l'apprentissage professionnel (modèles de l'apprentissage par problème ou de l'apprentissage expérientiel par exemple). Toutefois cette tendance ne nous est pas apparue aisée face à une réalité clinique et institutionnelle très polymorphe.

Nous avons ainsi fait le choix de proposer un tutorat basé sur la "délégation progressive des actes". Cette approche n'est pas antinomique de celle de l'analyse de situation, elle a pour objectif essentiel d'éviter la perte d'efficience de l'apprenant et surtout d'éviter la panique liée à l'incapacité de résoudre les problèmes complexes que constituent les situations rencontrées par les professionnels... Accompagner un patient en situation de dépendance majeure ne relève pas des mêmes enjeux que l'apprentissage d'une langue étrangère ! Le stage "d'immersion totale" ne peut avoir les mêmes conséquences ni la même efficacité ! C'est pour limiter les situations de déstabilisation majeure voire d'échec que cette méthode propose une démarche progressive.

LA MÉTHODE "DÉLÉGATION PROGRESSIVE DES ACTES" : ÉLÉMENTS CONSTITUTIFS

Le modèle conceptuel de référence est celui du "praticien réflexif" développé par Schön. Schön précise que "nous pouvons penser à faire mais aussi penser à ce que nous faisons tout en exécutant cette tâche". Parallèlement, un praticien rencontre souvent plusieurs situations qui peuvent être rangées dans une même catégorie (que nous avons appelée "séquence" dans la méthode retenue), il est ainsi amené à se fabriquer un répertoire d'attentes, d'images et de techniques. La performance du praticien est proportionnelle à l'organisation, la qualité et l'expérience acquise dans chacune des rubriques de ce répertoire. Le stagiaire sera donc confronté aux différentes tâches professionnelles, celles-ci devant pouvoir l'amener à raisonner à mesure qu'il les effectue.

Il s'agit de favoriser la "confrontation" avec la situation clinique et de différer l'analyse. L'activité du stagiaire est prioritairement axée sur les activités en présence du patient (ou tout au moins du ou des bénéficiaires de l'intervention) ; la réflexion sur la pratique se fait en seconde intention et au départ avec l'aide du tuteur.

LES CINQ PRINCIPES

- *L'intervention d'ergothérapie est structurée en plusieurs séquences* ; celles-ci sont définies par le tuteur ou au sein de l'équipe d'ergothérapie, en référence au "processus d'intervention d'ergothérapie" du Guide de Pratique (ANFE, 2000) et les éléments des référentiels "métier" ; il est également possible d'utiliser les données du PMSI, mais elles sont moins pertinentes dans le cadre du tutorat que celles fournies par les fiches métier telles que celles de la Fonction Publique Hospitalière ou du Conseil National de la Fonction Publique Territoriale par exemple.

- *Les activités du stagiaire sont élaborées à partir des objectifs négociés en début de stage* : il est intéressant d'établir un parcours de formation en intégrant les "offres" du service ou de la structure d'accueil et les besoins de l'étudiant dans son parcours de formation. Le tuteur demandera au stagiaire de rédiger sa fiche d'objectifs, ou, le cas échéant de compléter son livret de stage si celui-ci est élaboré sur le modèle d'un "portefeuille de compétences".

- *Les activités réalisées par le stagiaire le sont prioritairement avec le bénéficiaire* : la méthode de délégation progressive d'actes se fait dans l'exercice clinique ou en présence du bénéficiaire s'il s'agit d'activités médico-sociales. Les lectures de dossiers, rédactions de note de synthèse, compléments documentaires ne sont là que pour expliciter le face-à-face thérapeutique ou l'intervention auprès du patient et de son entourage. La méthode repose sur le "faire" et non sur le "théoriser"... les éléments théoriques sont un soutien à l'action de l'apprenant, soit en amont dans un contexte sécuritaire pour le patient, soit en aval dans le cadre d'une modélisation des actes réalisés.

- *Les activités sont progressives et cumulatives* : le séquençage des activités ne signifie pas leur réalisation anarchique par le stagiaire... lors de la définition des objectifs de stage, il est utile d'élaborer une stratégie d'acquisition de compétences. La notion d'apprentissage cumulatif intègre ainsi la réalisation d'un nombre croissant d'actes auprès des bénéficiaires tout au long du stage, jusqu'à, si possible, une activité autonome.

- *Le stagiaire utilise les situations pratiques pour élaborer un raisonnement* : soit en présence du tuteur, soit de façon autonome, le temps de stage prévoit des séquences de relecture des actes réalisés et surtout de mises en lien. La qualité de cette méthode repose non seulement sur l'efficacité pour réaliser un acte précis (le moulage d'une orthèse, la mesure d'une déficience, l'installation au lit, l'entretien d'admission...), mais surtout de la capacité à resituer cet acte dans l'ensemble du plan d'intervention. Un des moyens d'assurer ce lien est de faire participer l'étudiant à la rédaction du dossier du patient en ergothérapie ou d'élaborer les notes de synthèse le concernant.

LE CADRE PÉDAGOGIQUE

Toute activité du stagiaire auprès du ou des bénéficiaires est soumise à :
- déclaration préalable au tuteur (tout au moins lors de la première mise en œuvre) ;
- contrôle du tuteur (de plus en plus distante, mais malgré tout constante durant le stage).

Rappelons que la délégation d'actes a un contexte légal précis et que si chacun est juridiquement responsable de ses actes, le tuteur se doit d'un contrôle sur les activités du stagiaire.

Par ailleurs, il existe des éléments constants au cours de toutes les activités de l'apprenant (compétences dites "transversales" dont en particulier la relation thérapeutique ou tout au moins la "posture" thérapeutique) qui bien évidemment ne peuvent être isolés et font partie de toutes les activités réalisées par l'apprenant.

Enfin, l'évaluation de la progression est définie et se fait tout au long du stage, soit par correction directe dans les activités supervisées par le tuteur, soit de façon différée lors des régulations du stage, soit encore lors de situations formelles d'évaluation à partir d'un référentiel *(cf. § "évaluation de la pertinence de la méthode")*.

EXEMPLE DE SÉQUENCES

Chaque terrain de stage peut parfaitement définir le séquençage des tâches réalisées dans son service ou sa structure. Toutefois, sans aucune prétention d'exhaustivité, mais simplement pour faciliter la mise en œuvre de la méthode, nous avons développé un exemple de séquençage et une proposition de programme de stage qui en découlerait :

- *Objectif négocié* : élaborer et suivre un plan d'intervention auprès d'une personne victime d'une atteinte médullaire (paraplégie traumatique).
- *Séquences* : Entretien(s), évaluations et bilans orthopédiques ; évaluation de capacités motrices (en particulier du tronc et des membres supérieurs) ; optimisation de l'équilibre assis ; éducation au transfert sécurisé ; apprentissage de la manipulation du fauteuil roulant ; éducation à l'auto-surveillance et aux gestes préventifs ; mises en situation d'activités domestiques ; mises en situation d'activités extérieures.
- *Programme de stage :* l'étape suivante consisterait à définir un programme de stage, c'est-à-dire une planification des activités du stagiaire. Dans cet exemple, compte tenu de la complexité très différente des situations identifiées, on pourrait proposer une progression telle que :

Programme d'activités :
- Participation aux séances en salle avec exercices d'équilibration en station assise
- Réalisation seul des exercices mais supervision pour les transferts
- Réalisation seul des activités en salle
- Participation à une séance d'indépendance aux transferts
- Réalisation d'une séquence de transfert sécurisé avec supervision
- Participation à une séance d'indépendance aux activités d'hygiène et d'habillage
- Réalisation seul d'une séance d'indépendance y compris la réalisation des transferts
- Expérimentation personnelle de la déambulation en fauteuil roulant manuel
- Participation à une séance d'entraînement aux déplacements intérieurs et à l'équilibre "deux roues"
- Réalisation d'une séance supervisée d'entraînement
- Réalisation seul d'une séance de déplacements intérieurs avec intégration de transferts sécurisés.
- ...

Le détail entraîné par cette méthode dans la déclinaison des actes peut sembler complexe voire rébarbatif ou même encore utopique... mais si on observe ce programme, il ressort que la méthode de délégation progressive d'activités repose sur :
- 3 temps pour chacune des séquences : participation du stagiaire (et non simple observation) à l'activité avec son tuteur ; réalisation supervisée ; réalisation autonome.
- Un cumul des séquences au cours des différentes étapes du suivi thérapeutique (dans l'exemple, les déplacements associés aux transferts).

EVALUATION DE LA PERTINENCE DE LA MÉTHODE

La délégation progressive d'actes est davantage un outil organisationnel qu'un concept méthodologique : autrement dit, elle se veut pratique et adaptable aux réalités de terrain. Sa pertinence relève d'une évaluation dont le principe est simple mais les modalités à forte connotation subjective ! En effet, l'évaluation de la méthode pourrait reposer sur cette simple question : "Est-ce que l'apprenant a appris ?"... Nous proposons donc de rendre compliqué ce qui est pourtant simple : comment vérifier que l'apprenant a effectivement appris ?... Il s'agit de mesurer l'efficience de l'étudiant dans la réalisation des différentes séquences à l'aide de grilles d'évaluation.

La difficulté de telles évaluations en situation repose essentiellement sur la définition des critères ; plusieurs équipes travaillent actuellement pour définir des grilles adaptées à leur propre contexte, tout en respectant les différents niveaux taxonomiques de l'apprentissage (en particulier les "savoir-faire" et "savoir-être").

Globalement, pour chaque séquence, le support retenu est une échelle de Lickert à 4 niveaux et les critères d'évaluation sont définis à partir des fiches de procédures réalisées dans le cadre des démarches d'accréditation.

Nous avons tendance à encourager l'utilisation de telles situations ponctuelles et limitées et à les préférer à la présentation orale d'un dossier clinique, au moins au départ. Ces situations constituent d'intéressants préalables aux mises en situation professionnelle "d'essai" ou "de validation" proposées sur la plupart des terrains de stage.

Parallèlement à ces "mesures ponctuelles", le stagiaire pourra bien évidemment être évalué sur des modes plus complexes et en particulier sur ses capacités de raisonnement et de résolution de problèmes.

* *
*

Expérience à suivre…

Actuellement un très grand nombre de structures ont élaboré des protocoles d'accueil de stagiaires et des programmes éducatifs. Mais beaucoup de jeunes professionnels, ayant le souci d'une réelle démarche de formation, hésitent dans l'encadrement et appréhendent parfois le tutorat.

Nous proposons donc aux professionnels intéressés de mener l'expérimentation de cette méthode et sommes actuellement en cours d'élaboration d'un outil de validation. La connaissance des difficultés rencontrées, de l'intérêt ou au contraire des limites de cette méthode nous seraient très importantes pour en vérifier la qualité et, de fait, entraîner sa promotion… ou son simple abandon…

Bibliographie

A.N.F.E. – (2000), *Ergothérapie : Guide de Pratique*, Paris. — Geay R. – (1998), *L'école de l'alternance*, Paris, L'Harmattan, 191 p. — Merieu P. – (2004), *Profession Pédagogue*, Sciences Humaines, n° 145. — Ordonnance n° 96-345 du 24 avril 1996 relative à la maîtrise médicalisée des dépenses de soins. — Perrenoud P. – (2001), *Construire un référentiel de compétences pour guider une formation professionnelle*, Faculté de psychologie et des sciences de l'éducation, Université de Genève. — Schön D. – (1994), *Le praticien réflexif. À la recherche du savoir caché dans l'agir professionnel*, Les Éditions Logiques, Montréal.

Sites à consulter : http://www.cnfpt.fr
http://www.fncdg.com/fncdg/htm/fonctionpubliqueterritoriale/metier_soc.asp

J'AI ACCEPTÉ D'ÊTRE MAÎTRE DE MÉMOIRE !...

P. GUILLEZ*

Depuis l'arrêté du 25 février 2004 relatif aux études préparatoires au diplôme d'Etat d'ergothérapeute, la réalisation d'un mémoire est incluse au cursus des étudiants en ergothérapie. Le texte précise que pour ce mémoire : *l'étudiant est aidé dans sa recherche et dans son travail d'écriture par un maître de mémoire* ; par ailleurs, il précise également que : *le sujet et le maître de mémoire sont choisis par l'étudiant en accord avec le directeur de l'institut.*

Voici donc posé le contexte de ce que les différents instituts de formation ont expérimenté depuis la rentrée de 2004 pour les étudiants de 2e cycle, étant entendu que les travaux écrits de synthèse, qui avaient été la référence durant plus de 10 ans (arrêté du 21 décembre 1992), disparaissaient ainsi de la scène des épreuves de diplôme d'Etat.

Cette nouvelle réglementation a été le résultat de la volonté des responsables de formation de promouvoir la méthodologie de recherche dès la formation initiale. En effet, malgré la mobilisation de nombreuses équipes, malgré des initiatives personnelles de professionnels engagés, la production littéraire française continuait à être très largement en dessous des publications européennes et internationales. De même, il fallait constater avec regret le faible pourcentage de mobilisation des professionnels dans des programmes de recherche soit en lien avec d'autres projets plus larges, soit simplement dans les études cliniques initiées le plus souvent par le corps médical.

Les principales publications restaient ainsi des avis d'auteurs et très peu d'essais cliniques intégraient l'ergothérapie dans les démarches de pratiques probantes (par exemple, aucune étude de niveau de preuve élevé (grade A ou B) de l'HAS (Haute Autorité en Santé) n'a été retrouvée dans la revue "ergOthérapies" depuis sa création).

Il ne s'agit pas de fabriquer "des petits génies de l'ergothérapie", ni même de s'illusionner sur le niveau de production littéraire en fin de parcours de formation professionnelle... mais il est bien question de doter les étudiants d'outils exploitables, non seulement méthodologiquement, mais aussi en matière de techniques spécifiques aux travaux de recherche. Globalement, le design qui a été développé dans tous les instituts s'apparente à celui des travaux de recherche dans les domaines cliniques ou sociologiques. Ainsi la méthodologie proposée inclut-elle une partie théorique et une partie expérimentale. Il s'agit de permettre à l'étudiant d'entreprendre l'élaboration d'une problématique – et non de simplement relater une situation ou un événement, même critique – à partir de données théoriques et conceptuelles, et d'en approfondir un aspect au travers d'une expérimentation ou d'un recueil de données.

---

* Directeur Pédagogique - Institut de formation en ergothérapie - Avenue du phare, BP 62 - 62062 Berck-sur-Mer

C'est sur ce schéma que viennent se greffer "les rôles et missions" du maître de mémoire...

Tous les instituts français ont dû faire face à plusieurs choix et plusieurs options en matière d'accompagnement des travaux des étudiants par un professionnel.

La législation n'a pas précisé davantage cette fonction de maître de mémoire, ce qui a permis aux instituts de développer des stratégies larges et opportunes selon leur projet pédagogique, leur démographie professionnelle ou même encore leur situation géographique. C'est pourquoi il est actuellement difficile de définir une typologie consensuelle et uniforme du mémoire ou une description détaillée et unique des activités du Maître de mémoire. Il ne s'agit d'ailleurs pas d'uniformiser mais sans doute d'harmoniser ces pratiques pédagogiques.

QUELQUES REPÈRES SIMPLES

Nous avons choisi de présenter quelques repères qui ne devraient pas porter à polémique sur les fonctions du maître de mémoire. Il s'agit d'abord d'en proposer une définition...

Ainsi le Maître de mémoire peut se définir comme : professionnel expérimenté, dont l'activité est en lien avec le thème de travail de l'étudiant et qui accepte, de façon volontaire, l'accompagnement d'un étudiant ergothérapeute en vue de la préparation et la conception de son mémoire de fin d'études. Le maître de mémoire peut être ergothérapeute ou exercer dans tout autre champ médico-social, voire même dans d'autres domaines que ceux en lien avec la santé. Il doit toutefois avoir analysé la demande de l'étudiant au regard de son champ de compétences personnelles ou professionnelles et être en mesure d'assurer une réelle évaluation de la progression de l'étudiant au vu de ces compétences.

Ensuite, le maître de mémoire peut se définir "par la négative" :

- Il n'est pas obligatoirement le promoteur de la recherche ; ce qui signifie que l'objet du travail de l'étudiant est défini par ce dernier et non par le maître de mémoire. Toutefois dans un grand nombre de cas, l'étudiant peut avoir été sensibilisé par un professionnel. Le professionnel peut être dans une démarche personnelle de publication ou de production littéraire et proposer à l'étudiant de participer à cette recherche ; il reste alors pleinement propriétaire de son travail. C'est aussi une possibilité de contracter avec l'étudiant qui devient alors une sorte de sous-traitant...
- Il n'est surtout pas le rédacteur du travail, ce qui semble être une évidence...

Enfin, il est utile de préciser quelques différences de fonctions ; en effet les étudiants, sans doute sur les conseils de leurs enseignants, seront-ils tentés de contacter plusieurs professionnels pour augmenter leurs potentialités.

Nous proposons de définir trois types d'interlocuteurs :

- Le maître de mémoire (*voir ce chapitre).*
- L'expert : au cours de son travail, l'étudiant peut avoir besoin de consulter différents experts en lien avec les thématiques abordées dans son travail. Par exemple, il lui faudra peut-être rencontrer un chirurgien, un sociologue, un cadre coordonnateur de service de soins, ou encore un responsable d'aménagements urbains ou de l'observatoire régional de la santé...
- Le professionnel ressource : l'étudiant fait aussi appel à des professionnels pour son expérimentation. Ce sont le plus souvent des ergothérapeutes qui ont accepté de l'accompagner pour la réalisation de son recueil de données (enquêtes, entretiens, expérimentations...).

Les premières expériences menées depuis 2004 montrent qu'il existe un très fréquent "cumul de mandats" entre maître, expert et personne ressource, mais celui-ci n'est pas indispensable, voire pas souhaitable. L'essentiel est que les attentes de l'étudiant et les possibilités du professionnel soient clairement identifiées, afin d'éviter toute ambivalence, toute frustration, voire même tout conflit d'intérêts.

LES ACTIVITÉS DU MAÎTRE DE MÉMOIRE

Pour que l'accompagnement de l'étudiant se fasse dans des conditions optimales, il peut être défini :

- Quelques fonctions du maître de mémoire : nous avons proposé 4 fonctions des maîtres de mémoire qui sont :
  * *Fonction de guide :* il s'agit d'évaluer avec l'étudiant la pertinence du choix du sujet, de son réalisme compte tenu des moyens et des délais. Ces critères seront également pris en compte par les instituts lors de l'élaboration des projets de mémoire et de leur validation.
  * *Fonction d'information :* il s'agit de proposer si possible des ressources aux étudiants que ce soit sur le plan humain ou documentaire.
  * *Fonction de conseil :* en particulier de capacité d'analyse critique du travail produit et si nécessaire de réorientation en cas de difficultés.
  * *Fonction d'évaluation :* c'est sans doute la partie la plus délicate des fonctions de maître de mémoire, mais elle est indispensable : il s'agit d'assurer un minimum de critiques du travail de l'étudiant au cours de l'élaboration, avec le niveau d'exigence le plus adapté possible.
- Les actions réalisées au cours de l'accompagnement :
  * *Définir* avec l'étudiant un calendrier de rencontres (ou d'échanges téléphoniques, de courriels...).
  * *Etablir* les modalités d'échanges d'informations (courrier postal, courrier électronique...).
  * *Lire et corriger* au moins deux productions de l'étudiant : un document de travail et le document "version finale".
  * *Visualiser*, si possible, le support réalisé par l'étudiant en vue de sa soutenance orale.
- Les obligations légales (en terme de confidentialité et de transmissions d'informations) : durant la réalisation de son travail, il est fréquent que l'étudiant ait besoin d'exploiter des données cliniques voire des éléments directement issus de dossiers de patients. Il est évident qu'il se doit alors de respecter la réglementation en vigueur en matière de confidentialité.

  Plusieurs instituts ont également attiré l'attention des étudiants et informé les professionnels des conséquences de la fraude et du plagiat. Toutefois la responsabilité du Maître de mémoire n'est pas engagée en cas de non-respect des dispositions légales par l'étudiant.
- Les obligations calendaires : rien n'est défini légalement à ce sujet, et le calendrier est variable d'un institut à l'autre ; toutefois, il semble raisonnable que le Maître de mémoire ait pu évaluer le projet de mémoire dès la 1re année du Deuxième cycle.

  L'évaluation du travail achevé devrait intervenir au minimum une semaine avant le dépôt des documents. Les rendez-vous intermédiaires font partie de la négociation calendaire évoquée plus haut.

- Les recommandations :
  * Avoir au minimum un entretien en direct avec l'étudiant même si l'essentiel des échanges se fait à distance.
  * Ne pas hésiter à interpeller l'institut de formation en cas de problème majeur ou de situation équivoque.
  * Rester "en veille" durant l'accompagnement et ne pas hésiter à transmettre à mesure les références, articles, commentaires jugés intéressants.
  * Ne pas hésiter à exiger un contrôle du travail écrit surtout si le maître de mémoire est cité en référence.

LA "F.A.Q" DES MAÎTRES DE MÉMOIRE

Faut-il être universitaire ?

Non, l'accompagnement d'un travail de fin d'études en ergothérapie ne relève pas d'obligations universitaires dans l'état actuel du programme de formation. Il n'y a pas non plus obligation d'avoir été soi-même producteur d'un mémoire ; il est par contre recommandé de participer aux différentes rencontres ou formations qui sont proposées sur ce thème par les instituts.

Faut-il être ergothérapeute ?

Non, cette question a déjà fait l'objet d'une réponse dans la définition même du Maître de mémoire proposée ici.

Est-ce compris dans mon temps de travail ?

Aucune règle sur ce sujet... Dans les fonctions d'un professionnel de santé est induit celle de transmission de ses compétences. Mais ceci concerne davantage les stages que les situations de tutorat de recherche. En règle générale, les professionnels non-cadres sont amenés à utiliser du temps "privé" pour cette activité. Dans tous les cas, si l'étudiant doit se rendre sur un terrain de pratique pour rencontrer un professionnel, sa présence dans l'établissement doit être transparente et clairement annoncée. Certains établissements autorisent le Maître de mémoire à accompagner les étudiants durant leur temps de travail : il s'agit là de dispositions internes qui ne sont pas généralisées, même si l'intérêt d'un tel tutorat n'est plus à démontrer dans une dynamique de service voire d'établissement.

Est-ce que je m'engage à quelque chose ?

Oui ! Bien qu'il ne s'agisse que d'un engagement moral... l'enjeu est majeur pour l'étudiant et la perte de son Maître de mémoire en cours de travail peut compromettre réellement son parcours, voire l'obtention de son diplôme. Cet engagement est d'ailleurs réciproque : dans l'absolu, il concerne également l'étudiant qui s'engage à tenir informé son Maître de mémoire de l'avancée de ses travaux.

Suis-je obligatoirement membre du jury de D.E ?

La constitution des jurys de diplôme d'état n'a pas été modifiée par l'arrêté de 2004 : ils "comprennent un médecin et deux ergothérapeutes, dont au moins un titulaire du diplôme de cadre de santé". La présence du Maître de mémoire le jour de la soutenance ne devrait, de ce fait, n'être qu'un hasard.

Est-ce que je corrige le mémoire ?

Oui, le Maître de mémoire n'a pas uniquement une mission de conseil, il est aussi censeur du travail avec une évaluation dite "formative" puisqu'elle a pour projet de permettre à l'étudiant d'avoir une démarche réflexive et d'auto-critique.

Quelle est ma responsabilité légale ?

Elle est essentiellement liée aux aspects déjà évoqués qui sont ceux de la confidentialité des données médicales et des règles d'éthique partagées par tous les professionnels de santé. Le Maître de mémoire n'engage pas sa responsabilité quant aux propos de l'étudiant.

* *
*

UNE AVENTURE PARTAGÉE...

Accompagner un jeune en formation reste une aventure qui, si elle ne manque pas d'être exigeante en temps, voire parfois en investissement personnel, est aussi une source de satisfaction. Beaucoup de Maîtres de mémoire sont d'anciens correcteurs de TES !... Les premières évaluations sont très hétérogènes et il est impossible de tirer des conclusions à l'issue d'une seule expérience menée à terme (D.E. de 2006). L'ensemble des responsables de formation se sont largement engagés sur le terrain du mémoire de fin d'études : il est aujourd'hui clairement identifié comme un réel support de certification.

C'est aussi dans ce sens que semble s'orienter la réforme du programme des études d'ergothérapie avec le mémoire comme "point d'orgue" du parcours de formation.

BIBLIOGRAPHIE

GUILLEZ P. – *Guide du maître de Mémoire* – publication interne – Institut de Formation en Ergothérapie de Berck – 2006. — D.R.A.S.S.I.F – *Instituts de Formation en ergothérapie d'Ile de France* : Guide pour l'élaboration du mémoire de fin d'études du diplôme d'état d'ergothérapeute – Disponible en ligne http://www.univ-paris12.fr/24595027/0/fiche_pagelibre/

Sites Web : http://www.entpe.fr/De/indicTFEpdf.pdf

- II -
LA RECHERCHE

LA RECHERCHE SCIENTIFIQUE EN ERGOTHÉRAPIE : POURQUOI, COMMENT ?

I. MARGOT-CATTIN*

La recherche scientifique est basée sur le besoin de savoir, la curiosité. Il est agréable de pouvoir dire : je sais pourquoi je choisis telle méthode de traitement ; je sais comment je peux rendre mon intervention plus efficace.

Faire de la recherche scientifique et évaluer de manière critique les résultats de recherche scientifique aide l'étudiant à devenir un clinicien efficace. La pratique clinique est fortement dépendante du raisonnement et des processus de prise de décision. Ainsi, le praticien capable de comprendre et d'évaluer la littérature scientifique peut baser son traitement sur des preuves, et intégrer les résultats de la recherche dans sa pratique, pour répondre aux mieux aux besoins de ses clients.

LE COMMENT FAIRE… LE POURQUOI FAIRE…

La recherche scientifique est une investigation *systématique et rigoureuse*. Elle est conduite en plusieurs phases, quelle que soit l'approche choisie : l'identification du problème : problématisation, opérationnalisation, contextualisation ; la question de recherche (hypothèses, variables et invariables, indicateurs) ; la récolte des données (questionnaires, entretiens, observations) ; l'analyse des données (théorie de terrain, statistiques, programmes informatiques d'analyse) ; la publication des résultats (articles, conférences, cours, rapports finaux de recherche).

---

* MsC-OT, dipl. erg., Professeur HES-SO, Filière ergothérapie, école d'études sociales et pédagogiques, Lausanne, Suisse.

Les méthodes actuellement utilisées en recherche scientifique, en ergothérapie, ont des designs soit quantitatifs, soit qualitatifs. Le vocabulaire utilisé, les méthodes de récolte et d'analyse des données dépendent de l'approche choisie ; celle-ci est déterminée par la formulation de la question de recherche et de la problématique. La recherche-action est l'application pratique de la recherche à un environnement spécifique lié à un ou plusieurs sites, où l'accent est mis sur les interactions et les tensions entre les protagonistes. Elle peut utiliser à la fois l'approche quantitative et qualitative, ou encore faire preuve de créativité dans la construction du design de recherche. Ainsi, le "comment faire" de la recherche scientifique en ergothérapie peut revêtir des formes multiples.

La recherche en ergothérapie a plusieurs buts, notamment (Stein & Cutler, 2000) :

- *Mesurer l'efficacité du traitement, ses méthodes et ses interventions.* Par exemple, on peut vouloir déterminer l'efficacité du traitement d'intégration sensorielle pour les enfants hyperactifs.
- *Explorer et comparer différentes stratégies de traitement et d'intervention.* Par exemple, on peut vouloir comparer l'efficacité de deux programmes d'entraînement aux compétences sociales pour des personnes atteintes de schizophrénie.
- *Augmenter les compétences scientifiques des ergothérapeutes.* Par exemple, mener une recherche sur l'évaluation de la qualité de vie des personnes âgées atteinte de démence de la maladie d'Alzheimer, permet de critiquer de manière scientifique la littérature et les outils de mesure utilisés dans le domaine.
- *Développer des interventions, des protocoles de traitement, des stratégies pédagogiques, des procédures d'évaluations, voire des outils de mesure.* (Par exemple, on peut vouloir développer un protocole de traitement pour réduire l'anxiété de personnes atteintes de dépression).
- *Superviser la pratique professionnelle, examiner les raisons d'un échec ou de la réussite du traitement à travers la présentation de cas.* Par exemple, on peut vouloir montrer ce qui dans le traitement a permis (les variables) à une personne atteinte d'une sclérose en plaques d'améliorer ses performances dans les activités de la vie de tous les jours.
- *Explorer les relations entre deux variables associées.* Par exemple, on peut vouloir déterminer la relation entre les capacités visuo-motrices et les compétences en soins personnels, ou bien entre les capacités visuo-motrices et l'écriture.
- *Comprendre la situation de handicap et la vie des clients.* Par exemple, on peut vouloir comprendre ce qui empêche ou permet une réinsertion professionnelle pour des personnes atteintes de traumatisme cranio-cérébral (TCC).

La recherche en ergothérapie est souvent appelée recherche appliquée, car elle doit avoir un impact sur la manière dont les cliniciens pratiquent leur profession. La recherche appliquée permet de répondre aux questions posées par les cliniciens par rapport aux problèmes qu'ils rencontrent dans leur pratique quotidienne. La recherche est par conséquent proche de la clinique, et d'intérêt à la fois pour les étudiants en ergothérapie et les cliniciens (Depoy & Gitlin, 1998). Ainsi, "pourquoi faire" de la recherche scientifique en ergothérapie prend un sens multiple.

QUANTITATIF OU QUALITATIF : UN GRAND DÉBAT...

La recherche en ergothérapie, bien qu'elle soit fortement influencée par la méthodologie utilisée en médecine, apporte une dimension supplémentaire. En effet, le traitement appliqué en ergothérapie s'adresse à des personnes dans leur globalité. Il est donc nécessaire de tenir compte des aspects spirituels, sociaux, affectifs, et familiaux, des habitudes de vie et des valeurs, en plus des notions de pathologie et de handicap.

Pour ce faire, la recherche en ergothérapie s'est inspirée d'une part de la méthodologie utilisée en médecine (approche quantitative, ex : Random Control Trial), d'autre part des sciences humaines, tels que la psychologie, la sociologie et l'ethnologie (approche qualitative, ex : phénoménologie). Il est ainsi possible, en ergothérapie de conduire des recherches scientifiques variées, à la fois dans une approche quantitative que qualitative (Depoy & Gitlin, 1998).

"Une école de pensée maintient que les méthodes des sciences naturelles, qui ont amené tellement de résultats magnifiques, sont les seules méthodes valables et que, par conséquent, elles seules doivent être appliquées à l'étude des affaires humaines... L'autre école de pensée estime qu'il y a une différence essentielle de structure dans le monde social et le monde naturel." (Schultz, 1976). Le sujet d'étude étant l'être humain dans ses activités humaines, avec ses valeurs et ses habitudes de vie, la recherche construite en ergothérapie doit tenir compte de cette diversité.

Toute recherche s'inscrit donc dans un courant de pensée : quantitatif, ou positivisme ; qualitatif, ou interprétatif, ou ethnographique, ou phénoménologique ; recherche action, ou le mélange des deux.

Le choix d'une approche va influencer la manière dont la recherche est élaborée, exécutée et analysée. L'approche détermine également la méthodologie et les méthodes qu'il faudra utiliser. Elle détermine le vocabulaire utilisé ainsi que les critères pour évaluer la pertinence des résultats (Depoy & Gitlin, 1998).

LE DESIGN DE LA RECHERCHE

Le design d'une recherche comprend l'élaboration et la conceptualisation de la recherche avant de la réaliser. Cette étape permet de dire ce qu'on veut chercher, pourquoi c'est intéressant de rechercher cela et comment on va s'y prendre. C'est le moment où il faut inscrire sa recherche dans un courant de pensée (Depoy & Gitlin, 1998).

Le positivisme théorique, datant d'Auguste Comte (1798-1857), pense que le monde social est modelé comme le monde physique. Il s'inscrit dans une pensée cartésienne. La société, selon Comte, serait construite à partir des mêmes lois physiques. Il s'inscrivait parfaitement dans une pensée constructiviste, en vogue à l'époque. Ainsi, la société pourrait être reconstruite de manière théorique sur la base de principes scientifiques.

Plus tard, Emile Durkheim (1858-1917) soutint que le monde était constitué de "faits sociaux" qui sont différents de la biologie et de la psychologie. La connaissance se doit d'être vérifiée par l'expérience sensorielle. Cela se fait notamment à l'aide de statistiques et des archives publiques, comme par exemple, lorsqu'on compte le nombre de suicides et qu'on veut le comparer dans le temps et avec les lieux d'occurrence.

Ainsi le positivisme épouse une méthodologie quantitative. Les caractéristiques du positivisme sont donc : - l'observation directe et la définition de "variables" qui mènent au développement d'une hypothèse ; - cette hypothèse peut être testée en récoltant des données mesurables ; - des résultats empiriquement valides sont proposés, qui sont corroborés avec les données récoltées.

Trois types de recherche quantitative sont possibles : un design expérimental (par exemple : RCT) ; un design quasi-expérimental (par exemple : 2 groupes mais non aléatoires) ; un design non-expérimental (par exemple : survey).

Les limites du positivisme se dévoilent lorsqu'on veut expérimenter avec des êtres humains. Premièrement, il est éthiquement difficile d'expérimenter sur des êtres humains et lorsque c'est réalisable, ce n'est que sur une toute petite échelle, très localement et cela doit être spécifique (ex : test de médicaments SIDA). Deuxièmement, cela signifie habituellement de créer une situation construite où mener le test et retirer les personnes de leurs lieux habituels (ex : chronométrer la rapidité à couper 3 pommes en 4 morceaux). Troisièmement, en prenant les êtres humains comme objets d'expérimentation, on crée l'effet "placebo", c'est-à-dire que les hommes, au contraire des rats de laboratoires, modifient leur comportement lorsqu'ils savent qu'ils sont placés en situation de test, observés et mesurés (ex : faire les exercices que le thérapeute demande sans oser demander des explications alors qu'ils n'ont pas été compris, parce qu'il s'agit d'une situation test). Et l'effet placebo se retrouve même lorsque les expérimentations sont menées en double-aveugle, c'est-à-dire que ni le sujet de l'étude, ni le médecin ne sait dans quel groupe se trouve la personne.

En réponse à ces considérations et à la croyance que tous les êtres humains sont uniques et vivent des expériences différentes, on a développé une autre approche méthodologique, l'anti-positivisme, d'où découle l'approche qualitative (Depoy & Gitlin, 1998).

Même s'il existe plusieurs courants de pensée dans l'approche qualitative, il est possible de la résumer de la manière suivante : les êtres humains créent des produits matériels ou non, ce que les ethnologues appellent la culture, depuis la raquette de tennis (matériel) à l'adolescent (non-matériel). Ces créations culturelles deviennent partie intégrante de ce qu'on appelle réalité, bien qu'ils n'existent que parce qu'on les a créés. La culture est assimilée par la socialisation, mais elle est capable de changer et d'évoluer.

Dans l'approche qualitative, l'individu est central. L'individu expérimente le monde selon sa culture, ses valeurs et ses habitudes de vie. L'approche qualitative veut décrire et comprendre comment les individus vivent le monde, de leur point de vue. Polgar & Thomas (1995, p. 109) suggèrent que ce type de recherche examine "le sens personnel donné à l'expérience vécue et aux actions réalisées dans leur contexte social ou environnement de vie". L'approche qualitative a pour but de comprendre et d'expliquer une situation, un vécu, une histoire de vie ou encore la représentation que les gens ont de leur vie. Il s'agit, par exemple, de comprendre ce qu'une personne en situation de handicap peut vivre lorsqu'elle est discriminée et le lien qui peut être fait avec sa santé. Les deux designs les plus fréquents en ergothérapie sont l'ethnographie et la phénoménologie.

- L'ethnographie s'intéresse à la description de la culture. Afin de comprendre le point de vue de la personne étudiée, le chercheur est amené à s'immerger dans le monde tel qu'il est perçu par la personne, que ce soit dans un hôpital ou à la maison, dans une communauté ou au travail. Les tensions exercées entre les individus dans un contexte donné et le vécu de ces tensions vont être la source d'information.

- La phénoménologie prétend qu'on ne peut connaître et comprendre le monde qu'à travers nos expériences. Il sera donc important de demander à la personne étudiée comment elle ressent le monde. Cette approche permet de considérer la personne concernée en tant qu'experte, et la recherche scientifique se fera en collaboration avec les participants, qui seront intégrés comme partenaires dans le design.

L'approche qualitative contient les éléments suivants :

- Les êtres humains ne sont pas des récepteurs passifs de forces sociales, mais ils s'engagent activement dans la création du monde autour d'eux ;
- Le centre de l'approche qualitative est le sens et la compréhension de la culture de ceux qu'on étudie. Cela implique l'utilisation de méthodes comme l'observation participante, les entretiens ou les images.
- Il s'agit de laisser émerger des hypothèses et des théories de terrain, par l'utilisation de techniques d'analyses rigoureuses, comme la comparaison constante.
- La recherche qualitative est holistique et correspond bien en cela à l'ergothérapie. Elle cherche à comprendre les relations complexes des causes et des effets qui affectent le comportement humain.

La recherche action se base sur le principe qu'on peut apprendre en faisant à travers la résolution de problème (Dewey, 1933). Elle est définie comme une investigation basée sur un problème pratique, appliquée à une situation. Les méthodes de recherches sont libres et peuvent provenir tant de l'approche quantitative que qualitative. Elle a pour caractéristiques : elle a lieu dans un site bien délimité, non transformé, dit "naturel" ; les résultats obtenus sont difficilement généralisables à d'autres situations ; les méthodes sont libres ; les résultats proviennent de l'interaction entre le chercheur et le participant.

Un des exemples souvent cité de cette manière de faire est la recherche menée par Mattingly et Flemming (1994) pour déterminer le raisonnement clinique utilisé par les ergothérapeutes.

MÉTHODOLOGIE

La méthodologie contient les méthodes de récolte et d'analyse des données. Les méthodes doivent être choisies selon le courant de pensée dans lequel s'inscrit l'étude.

* **Récolte des données :** à l'instar du processus de raisonnement clinique, la recherche scientifique demande de récolter des données afin de pouvoir les traiter et les analyser, puis d'obtenir un résultat. Le processus de recherche est très proche du raisonnement clinique, également dans le sens où les méthodes de récolte des données sont parfois les mêmes.

Il existe de nombreuses méthodes de récolte des données, en voici un petit échantillon, parmi les plus utilisées.

Les *entretiens* sont utilisés principalement en recherche qualitative. Moins le chercheur connaît son sujet et plus l'entretien doit être libre, afin de favoriser l'apprentissage du chercheur et l'émergence de sujets auxquels il n'avait pas pensé. Au fur et à mesure que le chercheur maîtrise le domaine d'investigation, il va pouvoir diriger les entretiens afin d'obtenir les informations qui lui manquent pour comprendre le phénomène exploré.

Habituellement, l'entretien utilisé est dit "semi-dirigé", car il laisse suffisamment de souplesse pendant l'entretien pour élaborer des concepts, tout en suivant un guide d'entretien qui structure les thèmes abordés (Kvale, 1996). Cette méthode de récolte des données demande de bonnes capacités d'empathie tout en gardant la distance nécessaire à la réflexivité.

L'*observation* est utilisée par l'ergothérapeute dans sa pratique professionnelle. En recherche, elle s'organise de la même manière, sur un continuum entre une observation distante en situation construite (parfois à l'aide d'une grille d'observation) et une observation participante où le thérapeute fait avec la personne tout en analysant ce qui se passe.

Les *questionnaires* sont souvent la méthode privilégiée des étudiants pour leurs travaux de fin d'études, car elle paraît facile à faire (écrire des questions sur une feuille), facile à gérer (il suffit de l'envoyer par la poste), et facile à traiter (lire les réponses). Malheureusement, il n'en est rien. C'est au contraire une méthode très difficile à maîtriser. Seuls 10 %, en règle générale, des questionnaires reviennent à l'expéditeur. En ergothérapie, on peut imaginer augmenter ce pourcentage lorsque le thème est bien ciblé et les personnes motivées à répondre. Le choix des questions à poser nécessite de connaître le sujet à fond afin d'obtenir les réponses souhaitées. Il faut également pouvoir assurer qu'aucune des questions posées n'est inutile ou à côté du sujet. De plus, le traitement efficace de questionnaires demande un échantillon important ainsi que la maîtrise des techniques de statistiques. Le questionnaire est utilisé principalement dans une approche quantitative.

Les *outils de mesure* sont fréquemment utilisés en recherche dans une approche quantitative, soit pour mesurer ou prouver quelque chose, soit pour valider un instrument. Ainsi, le développement d'un nouvel outil d'évaluation en ergothérapie nécessite plusieurs procédures de recherche, d'abord quantitatives (validité, contenus, signifiant, etc.), puis qualitatives (facilité d'utilisation, influences sur la pratique thérapeutique, effets sur la vie des gens).

Dans le design expérimental par exemple, l'outil de mesure est utilisé avant le traitement, en position 0, puis réutilisé après le traitement en position 1 ou 2, voire plus si nécessaire. Il sert à prouver l'efficacité du traitement d'ergothérapie proposé par les variations qu'il est capable d'enregistrer entre les différentes positions.

* **Analyse des données :** l'analyse des données est une étape sensible, car c'est elle qui va révéler les résultats de la recherche. Plusieurs ouvrages traitent de l'analyse des données selon l'approche choisie, et seules quelques grandes lignes sont abordées dans cet article.

Dès le début de la récolte des données, le chercheur se retrouve très vite submergé par la quantité de données qui s'accumule. Que ce soit en avec un design expérimental (en centaines de variables) ou avec un design qualitatif (des centaines de pages de textes), il est vite nécessaire d'organiser ces données de manière logique, dans des tableaux ou en codant les pages de textes. Il existe différentes manières de procéder à ce classement des données, pour les préparer à être analysées.

La méthode d'analyse la plus fréquemment utilisée en approche quantitative sont les statistiques, alors qu'en approche qualitative, plusieurs méthodes sont utilisées, dépendant de la liberté que s'octroie le chercheur. La plus rigoureuse est celle qui mène à la théorie de terrain (grounded theory) de Glauser et Strauss. L'analyse de comparaison constante offre également une méthodologie éprouvée et mène à des résultats crédibles, provenant de sources multiples, dans une étude ethnographique par exemple.

Quelles que soient l'approche et les méthodes d'analyses choisies, la rigueur de la démarche scientifique est l'élément qui fait foi pour juger de la qualité et de la pertinence des résultats obtenus.

AUTONOMISATION DES PROFESSIONS

La recherche scientifique participe à l'autonomisation des professions. On entend par là, le pouvoir, l'autonomie et le contrôle que l'ergothérapie a en tant que profession. Le niveau d'autonomie conférée à chaque profession peut varier d'un pays à l'autre. Par exemple, au Danemark, les ergothérapeutes s'occupent de prévention et promotion de la santé, alors que ce rôle est inexistant en Italie. En Suisse, il est possible de travailler en libéral et d'être remboursé, alors que la sécurité sociale française ne prend pas en charge les traitements en ergothérapie. Au Québec, il n'est pas nécessaire que le traitement d'ergothérapie soit prescrit par un médecin pour être pris en charge par les assurances sociales.

L'autonomie des professions est de trois ordres :

- *Politique :* la possibilité de prendre des décisions politiques dans le domaine de l'ergothérapie, notamment la représentation, la participation à des associations, etc.
- *Economique :* la possibilité de fixer soi-même sa rémunération, notamment le niveau de salaire par rapport au niveau de formation.
- *Clinique :* la possibilité d'établir des standards de soins et de contrôler les performances cliniques, notamment par l'édition de lignes directrices.

L'autonomie des professions résulte des guerres de pouvoir qui ont lieu en permanence dans notre société. Les professions dites féminines ont moins de pouvoir et d'autonomie, comme par exemple les ergothérapeutes. La connaissance est aussi un facteur de pouvoir et en cela elle participe à l'autonomisation de l'ergothérapie. En effet, si l'ergothérapeute peut s'appuyer sur des preuves reconnues pour déterminer sa pratique, il sera plus à même de se faire reconnaître et respecter en tant que spécialiste. C'est la pratique basée sur la preuve ou pratique probante qui découle directement de la recherche scientifique.

* *
*

L'ergothérapie aujourd'hui vit un certain nombre de bouleversements. La profession d'ergothérapeute change non seulement dans sa pratique, mais également dans son enseignement. D'une part, les usagers, les médecins prescripteurs et la sécurité sociale (les "payeurs") demandent aux ergothérapeutes de prouver l'efficacité de leurs prises en charge, par l'usage d'une pratique probante. D'autre part, les étudiants des écoles d'ergothérapie francophones doivent tous réaliser un mémoire de fin d'étude, c'est-à-dire de mener tout ou partie d'une démarche de recherche scientifique.

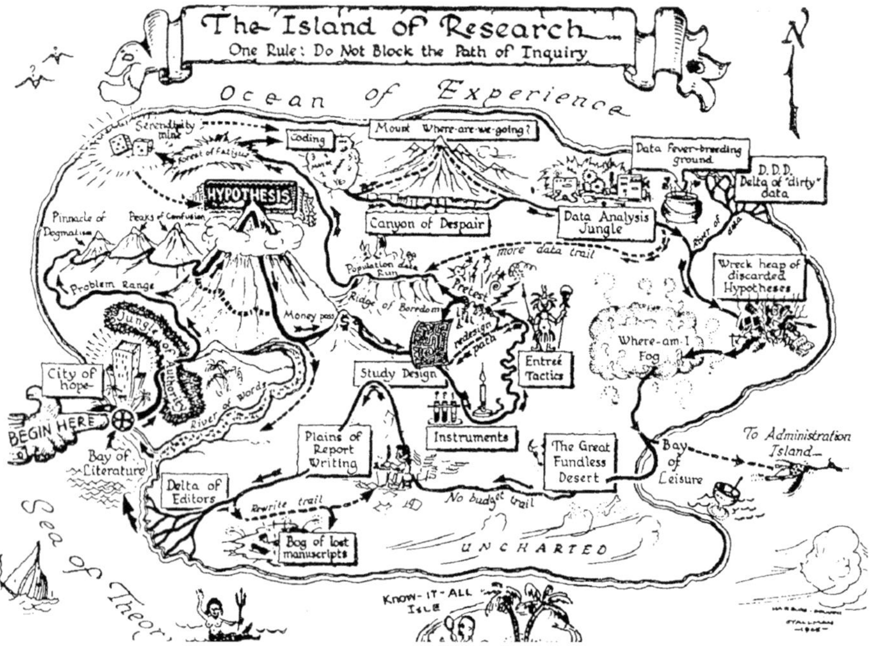

Bibliographie

DEPOY E., & GITLIN L.N. – *Introduction to Research, 2nd éd.* (1998). St.-Louis : C.V. Mosby. — DEWEY J. *How we think.* Boston (1933) : D.C. Heath. — JONES D., BLAIR, S.E.E., HARTERY T. & JONES R.K. – *Sociology & Occupational Therapy : An intergrated approach.* (1998). Edinburg, UK : Curchill Livingstone. — KVALE S. – *InterViews : An introduction to qualitative research interviewing.* Thousand Oaks, CA : Sage Publications (1996). — MATTINGLY C. & FLEMMING M.H. – *Clinical Reasoning : Forms of Inquiry in a Therapeutic Practice.* Philadelphia (1994) : F.A. Davis. — POLGAR S., & THOMAS S.A. – *Introduction to Research in the Health Science, 3rd éd.* Edinburgh : Churchill Livingstone (1995). — SCHULTZ A. – *The phenomenology of the social world.* (1976). London : Heinemann. —STEIN F. & CUTLER S.K. – *Clinical Research in Occupational Therapy.* San Diego, CA : Singular Publishing Group. (2000)

RÉSUMÉ

Dans un contexte de changements, il est important de réfléchir à la signification de la recherche scientifique pour l'ergothérapie, ainsi qu'aux méthodes pour mener à bien le défi qui nous est proposé. La recherche scientifique en ergothérapie est stimulante pour la profession et permet une meilleure reconnaissance tant par le corps médical que le milieu académique. Dans la perspective de la mise en place de la Déclaration de Bologne à un niveau européen, cet aspect prend toute son importance.

MÉTHODOLOGIE ET MÉTHODE EN ERGOTHÉRAPIE : DE LA THÉORIE À LA PRATIQUE

J.F. GUIHARD*, H. KALFAT**

Utiliser une méthode de recueil de données, c'est-à-dire évaluer, et expliquer comment on procède n'est pas de la méthodologie. La méthodologie se pense en amont et est le nœud du problème de l'ergothérapie française car elle pose la question du "pour quoi" (for what) de la recherche et non exclusivement le trop facile pourquoi (why). La méthodologie s'exerce toujours dans le cadre d'une discipline donnée, ou plus exactement d'un paradigme plus ou moins explicite. Il y a donc nécessité d'expliciter ce paradigme afin d'engager une réflexion méthodologique cohérente, seule garantie d'une démarche rigoureuse et non-rigide. En effet, être dans le cadre du paradigme socioconstructiviste ou du paradigme éducatif avec des enfants I.M.C. sont deux postures différentes et il convient de les distinguer car les prises en charge seront de fait différentes dans leurs finalités et donc dans l'avenir de cet enfant. Utiliser une méthode, c'est connaître son mode d'emploi, ce qui est déjà beaucoup, mais insuffisant. En effet, savoir utiliser un bilan est une bonne chose mais en aucune manière la condition sine qua non pour faire de l'ergothérapie, de la recherche. La recherche, l'évaluation, la thérapeutique est une description de la réalité qui, suite à la rupture épistémologique de Copernic et Vésale, suit trois exigences qui permettraient de quitter (définitivement ?) le monde de Dieu et des mythes pour entrer dans celui du vrai, de la vérité et de l'absolu rationnel.

La première exigence est de s'opposer à l'imaginaire pour viser et accéder à la réalité concrète. La deuxième exigence est que la science doit chercher des explications au travers de faits qui sont décrits dans un système factuel et abstrait de concepts (Deleuze, 1991). Cette description-explication est transposée sous la forme de modèles qui décrivent les relations mutuelles et les qualités intrinsèques des faits ainsi décrits. Enfin, la troisième exigence est que la science se soumet à des critères de validité qui sont explicitement formulables et qui font l'objet d'un consensus, d'un référentiel et donc font partie de la sphère publique. Mais, chassez Dieu par la fenêtre et il revient par la cheminée sous des formes masquées. Toujours est-il que nombre de nos pratiques d'ergothérapie sont plongées dans un bain de croyance que nous ne devons pas nier, réfuter car la médecine repose sur la croyance. Il s'agit juste d'être au clair avec nos croyances et ne pas affirmer une pseudo-vérité comme absolue épistémologique. Et que dire lorsque nous nous décentrons sur le niveau sociétal puisque l'ergothérapie agit auprès de personnes en les accompagnant dans leur vie quotidienne ?

Pourquoi une telle introduction ? Parce que notre propos sera de dévoiler, au sens de soulever un coin du voile, apercevoir un petit bout d'une problématique de

* Route de Rostrenen, 22110 Plouguernével - jp.guihard@wanadoo.fr
http://perso.orange.fr/jp.guihard
**ASM Place du 22 septembre, 11300 Limoux - hadj.kalfat@asm11.fr - http://hadj.kalfat.free.fr

plus en plus prégnante en ergothérapie, mais de façon plus large, dans le monde de la santé. En effet, les Évaluations des Pratiques Professionnelles (E.P.P.) sont un levier fort pour se poser la question de la méthodologie en lieu et place de la basique question méthodique. Nous verrons ainsi comment il est possible de dépasser la question de la méthode pour pointer celle de l'anthropologie. Enfin, il sera proposé des questions pratiques afin d'alimenter la réflexion portant sur la méthodologie en ergothérapie.

REPÈRES CONCEPTUELS ILLUSTRÉS

QUESTION DE RECHERCHE

Choisissons au hasard une question de recherche en ergothérapie. Nous postulons que "l'ergothérapie est la prise en charge des troubles de l'activité humaine par la mise en situation d'activité humaine". En cela, notre moyen est donc la mise en situation d'agir d'une personne, agir qui passe par des activités significatives qui sont dites de vie quotidienne (cuisine), artisanales (vannerie), ludiques (mémory), créatrices (peinture)... La question de recherche peut alors être formulée comme suit : "la vannerie soigne-t-elle ?" Nous aurions pu choisir une autre activité, mais la vannerie semble cristalliser nombre de sourires condescendants, nombre de réactions plus ou moins violentes quant à sa dimension vieillotte, ringarde, artisanale... Ce serait l'archétype de l'activité d'ergothérapie de grand-papa, voire du soixante-huitard bien attardé. Cela dit, allons-y quand même avec notre vannerie. Comme la vannerie est un moyen de l'ergothérapie, elle doit donc soigner, avoir des vertus thérapeutiques. De toute façon, la vannerie dans notre propos n'est qu'un prétexte à exposer quelques éléments d'une démarche méthodologique et, si cette activité vous pose des soucis, prenez-en une autre.

La démarche pour expliciter, élucider, et pourquoi pas, expliquer en quoi cette activité a des vertus thérapeutiques est toujours la même :

1) Je définis une question, je pose une affirmation (la vannerie soigne la schizophrénie ; de l'école du dos ou du R.F.R., laquelle des deux méthodes est-elle la plus efficace ?) ;

2) Je définis la population concernée par cette question ou affirmation (âge, sexe, catégorie socioprofessionnelle...) ;

3) Je définis dans cette catégorie, la pathologie concernée par notre question ou affirmation (comme nous le verrons, c'est une question extrêmement épineuse) ;

4) Je définis les modalités de recueil de données, d'information (en d'autres termes, évaluation) ;

5) Je définis des critères, indicateurs pour le recueil de données (ce que nous allons observer : gestes, paroles, production, comportement...).

Cela n'a donc rien d'exceptionnel en soi, c'est tout simplement ce que nous retrouvons dans tous les manuels de recherche. Régulièrement, il m'est demandé de faire le projet du service d'ergothérapie pour l'insérer dans le projet de service du docteur J., qui lui-même fera partie du projet d'établissement. À cet effet, le docteur J. me demande de proposer de nouvelles activités car la population reçue évolue, change. Mais comme le docteur J. est exigeant, ou plus exactement, est un clinicien rigoureux, il me demande d'étayer les vertus thérapeutiques de cette nouvelle activité que je compte proposer. À cette demande, il n'y a rien à redire car c'est la moindre des choses que nous y répondions car nous affirmons suffisamment haut et fort que la terre, l'informatique, la vannerie, la cuisine, soignent. La démarche que nous avons évoquée peut se résumer par le tableau ci-après.

Observation versus méthodologie	
Quoi observer ?	Le choix disciplinaire
Comment observer ?	La méthodologie
Quelle unité observer ?	La granulométrie
Comment dire ce que j'observe ?	La conceptualisation
Comment lier les éléments observés	La systématisation
Comment expliquer ce que j'observe	L'explicitation

Démarche de recherche

Passons en revue les différents points que nous venons de proposer.

La question ou l'affirmation. Le premier point est donc une question, ou une affirmation, que l'on se pose, que l'on nous pose : "j'affirme que la vannerie soigne la personne schizophrène, que me conseillez-vous pour mon fils qui a mal au dos : l'école du dos ou la rééducation fonctionnelle du rachis ? Pourquoi voulez-vous que nous achetions tel coussin anti-escarre plutôt que tel autre ?...". Cette première partie n'est donc pas très compliquée, surtout quand il s'agit d'une question qui nous est posée.

La population : La deuxième partie concerne la population choisie. En effet, il ne va pas s'agir pour nous de répondre avec une exhaustivité absolue. Nous ne pouvons répondre que pour une certaine catégorie de personne. Tout n'est pas valable pour tout le monde du fait de nos différences. L'exhaustivité est une vertu divine, voire délirante pour celui qui y prétend. Ou alors, nous tombons dans la logique du sondage avec tous les aléas afférents. Donc, nous devons cerner la population qui va nous servir d'échantillon de référence dans notre recherche et préciser les critères, les qualités de cette population en termes d'âge, de sexe, de culture ou que sais-je pourvu que cela soit annoncé. Il faut que le destinataire de cette recherche, de ce questionnement, puisse voir auprès de qui vous l'avez menée. "je vais voir en quoi la vannerie est efficace chez les sujets âgés de 25 à 35 ans, de sexe masculin et vivant seul dans un appartement en ville ; je vais voir quels sont les critères d'efficacité des coussins anti-escarre chez les personnes de sexe féminin, d'un poids compris entre 60 et 75 kilos et âgées de 70 à 85 ans...".

Classification, taxonomie, pathologie : La troisième partie consiste à préciser un peu plus la deuxième en référence à une classification, une typologie, à une pathologie donnée. En effet, pour nos coussins anti-escarres par exemple, si nous choisissons la catégorie définie ci-dessus, nous sous-entendons que, par exemple, à cet âge, le fait de se soulever régulièrement du fauteuil pour soulager les appuis fessiers est trop difficile et que donc, le contact avec le coussin sera plus long que pour une personne paraplégique jeune et avec de la force au niveau des bras. Nous pouvons y introduire un élément de pathologie en plus. Sujet féminin, âgée et ayant fait un A.V.C. avec une hémiplégie peu récupérée au niveau des membres supérieurs et des troubles des fonctions supérieures limitant la compréhension. Nous pouvons ainsi multiplier les précisions de définition. Il s'agit du niveau de granulométrie.

Mais il y a un autre problème à ce niveau. En effet, la définition de la pathologie est un art ardu, il renvoie au diagnostic médical. Or la médecine est avant tout un art, et ensuite une science. Que dire quand on sait la difficulté rencontrée pour poser un diagnostic, pour qu'il y ait accord à ce sujet car cela renvoie au courant de pensée, aux obédiences, en un mot aux croyances. Ce diagnostic est relativement facile à poser pour tout ce qui concerne le corps, mais dès que nous allons dans le versant psychologique, mais aussi cognitif, alors là, tout se complique, voire se complexifie. Et lorsque nous sommes dans le champ de la psychiatrie, nous tombons de plain-pied dans les guerres de clocher. Ainsi, il y a ceux qui croient que la schizophrénie existe, ceux qui pensent qu'elle n'existe pas et ceux qui n'envisagent que des schizophrénies. Mais il en va de même pour l'Alzheimer, pour les troubles cognitifs. Mais que penser aussi de la guerre fraternelle entre école du dos et R.F.R. ? Entre les méthodes Perfetti et Bobath...

Nous sommes en plein dans la difficulté principale de cette troisième partie puisque nous avons dit vouloir expliciter que ce coussin anti-escarre est bon pour les sujets âgés, que la vannerie est thérapeutique pour les sujets masculin et schizophrène. Il va bien falloir que nous fassions des observations de personnes schizophrènes en situation de vannerie et que nous évaluions les éventuels impacts positifs de cette vannerie. Comment faire alors si nous avons des difficultés pour trouver cette population ? Cela ne pose pas de soucis particuliers si nous avons affaire à des médecins qui ont tous la même sensibilité intellectuelle, mais cela est complexe lorsqu'il s'agit d'une institution multi-sectorielle et multi-épistémique.

Observation versus méthodologie	
Quoi observer ?	Le choix disciplinaire
Comment observer ?	la méthodologie

Méthodologie : Le quatrième point est intimement lié au précédent. Ici émerge les discussions méthodologiques qui, elles aussi, sont épineuses. En effet, selon ce à quoi nous croyons en termes de fonctionnement humain, les méthodes de recueil de données varieront. Il s'agit bien ici d'une discussion méthodologique, c'est-à-dire, un discours à avoir sur les méthodes à choisir, leur validité en rapport avec la croyance de l'ergothérapeute et du médecin. Pour faire simple, voire simpliste, lorsque nous posons l'opposition entre inconscient Freudien et inconscient cognitif, il va de soi que les méthodes utilisées pour recueillir des informations ne sont pas les mêmes. Dans le premier, nous trouverons l'entretien ergothérapeutique, la mise en situation d'activité avec la notion de tiers inclus. Dans la seconde, nous avons affaire avec les tests, bilans et autres méthodes quantitatives et la notion de tiers exclu. L'une ou l'autre n'est pas meilleure. Il y a juste que l'une correspond à une façon de voir l'homme, le patient car liée à une théorie particulière. Mais nous retrouvons aussi cela dans les fumeuses situations écologiques ; entre le P.P.H. et la C.I.F. par exemple.

Anthropologie Bio-Psycho-Politique

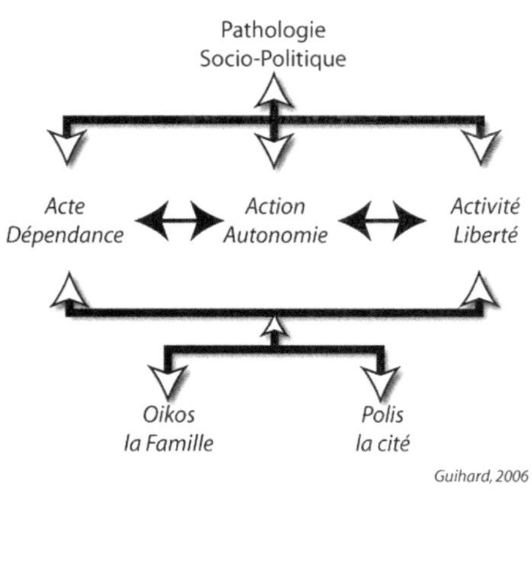

Guihard, 2006

À ce jour, il nous est proposé une définition de l'homme par l'O.M.S. au travers de la C.I.F. En clair, il ne s'agit ni plus, ni moins, que d'une énième version du récurrent bio-psycho-social dont nous avons déjà dénoncé les limites et restriction (Guihard,

2001). L'homme est avant tout un être politique car il décide de son mode de vivre ensemble. Si nous voulions reprendre le schéma de la C.I.F. pour l'adapter à cette perspective, en dans une perspective méthodologique et anthropologique, cela pourrait donner le modèle ci-contre. Au-delà des débats guerriers sur les vertus supposées de la C.I.F., du P.P.H., il s'agit bien d'humain et il convient pour l'ergothérapie de pouvoir faire appel à différentes méthodes d'investigation, de recueil de données et donc à différentes sciences suivant que l'on regarde le plexus brachial, le comportement, les habitudes de vie, le désir… En effet, et si tant est que l'ergothérapie s'adresse à tous les niveaux de l'homme, prendre en compte une dimension lésionnelle n'est pas la même chose que la dimension participative pour reprendre la terminologie O.M.S.. La première s'intéresse au corps machine, la deuxième à l'homme social.

Nous avions décrit cette scénette dans un précédent article (Guihard, 2006) : “Je suis en train de faire un bilan articulaire du plexus brachial. - Mais cette personne ne se résume pas à un plexus brachial ? - Non, bien entendu, c'est une personne. - Alors, c'est quoi une personne ?”.

Au-delà des débats sur la scientificité de l'ergothérapie, il convient de revenir à un propos où doivent se mêler épistémologie, méthodologie et surtout anthropologie. La question principale est d'ordre anthropologique : quel homme est défini par l'ergothérapie ? Comme notre profession est une thérapie, elle vise le soin, la thérapie d'un être humain et il convient de connaître cet homme d'un point de vue anthropologique afin que puisse en découler une épistémè et donc une discussion méthodologique. Toutes les sciences ont posé une vision, un paradigme vis-à-vis de l'objet qu'elles étudient : pour la chimie, les composés moléculaires, pour la sociologie, l'individu en société, la psychologie les comportements… Comment se fait-il que l'ergothérapie n'ait que peu fait de même ?

Critères, indicateurs : Le cinquième point de notre démarche de recherche est celui du recueil de données. Maintenant que j'ai défini ce que je cherchais, avec qui j'allais faire cette recherche et de quels troubles sont atteintes ces personnes, je dois maintenant définir des façons de recueillir ces informations et donc quelles informations je vais regarder. Cela s'appelle “évaluation”, c'est-à-dire, mettre en valeur tel ou tel point et éventuellement donner la valeur des points que nous allons observer. Cela implique que nous ayons résolu le point précédent car, comme nous l'avons évoqué, c'est parce que nous avons posé une définition de l'homme (anthropologie), réfléchi aux méthodes disponibles et leur lien avec la définition de cet homme (méthodologie) que nous pouvons nous lancer à utiliser telle ou telle méthode.

Mais utiliser une méthode, c'est aussi respecter un mode d'emploi. En effet, on ne recueille pas des informations n'importe comment, n'importe quand et n'importe où. En plus, si nous incluons le fait que nous devons pouvoir comparer les résultats obtenus dans le temps afin de voir si évolution il y a, cela impose que les recueils de données s'effectuent dans des conditions assez proches, la différence entre ces recueils sera le temps et non une utilisation différente de la méthode. C'est pourquoi les méthodes qui ont une relative validité scientifique ont toujours un mode d'emploi de passation. Soit ce mode d'emploi est strict à l'instar des bilans et autres tests, soit il est plus flou lorsqu'il s'agit de mise en situation d'activité. Mais même dans ce cas, il faut qu'il y ait une certaine homogénéité d'application pour que les données puissent être comparées et avoir ainsi une certaine validité.

Enfin, la démarche méthodologique qui nous a fait choisir cette méthode plutôt que telle autre, implique une façon d'interpréter les résultats, les données obtenues. C'est d'ailleurs à ce niveau que l'on peut dire que l'utilisation de tel ou tel test, évaluation est, ou non, accessible aux ergothérapeutes. Faire passer une évaluation qui a un mode d'emploi n'est pas difficile en soi, il suffit de le respecter à la lettre. Mais interpréter les résultats est une tâche beaucoup plus complexe car cela impose de connaître les supports théoriques qui ont fondé cette évaluation et donc de faire une interprétation dans le cadre de ce support théorique. C'est en l'occurrence le cas pour tout ce qui touche à la neuropsychologie. À ce jour, la neuropsychologie n'est pas une discipline protégée législativement et donc tout le monde peut se prévaloir de l'utiliser. Mais qu'en est-il de l'interprétation des résultats ?

Synthèse temporaire : La méthodologie, contrairement à ce qui est utilisé couramment, est le discours sur les méthodes et non le propos sur le comment utiliser une méthode. En effet, la plupart du temps, nous lisons, entendons un propos sur la méthodologie choisie qui se résume au choix de la population, au temps de passation de telle ou telle évaluation. Ce n'est pas de la méthodologie, mais tout simplement une explication du comment a été utilisée la méthode de recherche. La méthodologie, c'est la réflexion sur quelle méthode choisir, dans telle ou telle situation. Il s'agit donc d'une réflexion qui se situe en amont et qui est intimement liée avec le choix disciplinaire, le type de regard porté sur la situation et donc la question anthropologique.

En effet, la quête effrénée du bilan, qui plus est, validé, de certains ergothérapeutes ne peut que nous laisser perplexe quant à cette absence de réflexion méthodologique. Quand nous avons à choisir tel ou tel bilan, c'est que normalement nous avons déjà réfléchi quant au fait que la situation réclame l'outil bilan et non l'outil entretien par exemple. La méthodologie n'est pas de choisir tel ou tel bilan, mais bien de savoir choisir la "bonne" méthode et donc argumenter ce choix en lien avec le regard anthropologique que nous posons sur l'homme. Regarder un patient avec le regard de l'anatomiste n'est pas la même chose que regarder avec les yeux d'un sociologue. L'un n'est pas meilleur que l'autre, mais chaque regard porte en lui un monde différent.

Parmi ces cinq points de la démarche de recherche proposée, deux doivent retenir notre attention pour notre propos. Ce sont le "quoi observer" et le "comment observer". En effet, le quoi observer est lié à une épistèmé particulière. Ainsi, si nous mettons une personne dépressive en situation de vannerie, que devons-nous observer ? Son comportement (psychologie), ses relations avec les autres (psychosociologie), ses gestes (physiologie, cinésiologie, neurologie...), son rapport à l'argent (sociologie), son rapport à ses rôles familiaux... Où l'on voit que selon ce que nous observerons, nous serons plus dans telle ou telle discipline et à l'intérieur de celle-ci, dans un paradigme particulier car chaque science est partagée, parcourue par des courants de pensée qui s'opposent, s'imposent... Une fois que vous avez posé la situation, ce que vous allez observer (le comportement par exemple), vous choisissez l'angle, le regard particulier dans cette science (psychologie cognitive, comportementaliste, génétique...). Vous devez alors mener une discussion méthodologique en lien avec votre paradigme. La psychologie cognitive n'utilise pas n'importe quelle méthode et applique des modes d'emploi particuliers car liés à des croyances en tant que paradigme cognitiviste. En outre, ce qui fait tout particulièrement la spécificité de telle ou telle approche conceptuelle, c'est l'interprétation des données, des résultats. Mais il en est de même pour toute activité ergothérapeutique. Pour l'installation d'une personne au fauteuil, quel regard privilégions-nous ? Position (ergonomie), escarre (histologie, physique), stigmate (sociologie)...

IMPACTS POSSIBLES SUR LA PRATIQUE

Après cette description de la relation théorique entre méthodologie et méthode en ergothérapie, considérons dans ce qui va suivre quelques remarques pratiques sur des méthodes, pouvant alimenter la réflexion portant sur la méthodologie en ergothérapie.

La méthodologie peut être déclinée comme étant la méthode de la méthode ou la méthode des méthodes. Dans la pratique ergothérapique où le soin est basé sur le comportement du professionnel plus que sur des artifices biologiques, il convient de centrer l'argumentaire sur le rapport dialectique entre la théorie de l'ergothérapie et la pratique de l'ergothérapeute. Celle ci est autant au service de la qualité du soin que de la recherche dans ce domaine.

La pratique n'existe pas sans théorie : Dispenser le soin au même titre que n'importe quelle autre activité sociale personnelle, repose forcément sur des croyances et valeurs acquises durant notre développement. Faire de l'ergothérapie dans un champ de pratique ou dans un autre, soigner d'une manière ou d'une autre est déterminé par nos propres représentations et nos propres apprentissages, qu'ils soient bons ou moins bons ou encore mauvais. Ces critères doivent être relativisés par le milieu culturel qui sous-tend nos apprentissages. En psychiatrie ou en neurologie notre démarche thérapeutique peut par exemple nous amener à sortir un patient en ville pour lui faire faire des courses ou encore amener quelqu'un à faire un type d'activité précis dans un local adapté.

Les résultats des diverses évaluations mis à part, le choix d'activité va certes dépendre du projet de service, des matériaux et matériel dont nous disposons dans notre lieu de travail, mais également des critères personnels internes du professionnel. Le regard de l'observateur ne modifie t-il pas en effet le réel qu'il croit observer ?

Nos propres acquis éducationnels vont se conjuguer avec les valeurs auxquelles nous croyons consciemment ou inconsciemment, pour nous aider à décider. Une des croyances professionnelles est par exemple que l'activité dépend "naturellement" du choix du patient. Ce qui au demeurant fait fonctionner l'interface entre les valeurs et croyance du professionnel et celles de la personne soignée.

Nous soignons avec une démarche, plutôt qu'avec un bilan, une technique : Faire un bilan, un "atelier d'ergothérapie", une orthèse, une posture, une expertise de l'habitat et j'en passe, n'est pas une fin en soi en pratique de réhabilitation (Kalfat *et al.*, 1992, 1999). Ce qui compte c'est la stratégie avec laquelle est organisée la manière de soigner et le contenu du soin. Identifier les besoins de la personne handicapée et comprendre la dynamique des handicaps dans le contexte de cette personne sont ainsi les véritables prémisses de l'action thérapeutique. Ils nécessitent une méthode précise (Kalfat *et al.*, 2006) qui respecte le triptyque fondateur de l'ergothérapie. Celui-ci considère qu'une personne à besoin, pour bien vivre et parfois survivre, de faire des activités significatives pour elle, dans son milieu de vie habituel, entourée des ressources signifiantes (finances, personnes et services).

Il en va de même pour les actions thérapeutiques qui suivent l'étape première de l'évaluation. Le raisonnement clinique émanant de cette étape va permettre d'arrêter, avec l'assentiment éclairé du patient, une stratégie d'action qui va l'aider à développer son niveau d'activités. Ce plan thérapeutique peut se faire avec la panoplie de techniques dont dispose l'ergothérapie et qui doit être appliquée de la manière la plus objective par l'ergothérapeute, de la façon dont nous l'avons évoqué dans le chapitre précédent. Ce même ergothérapeute va ensuite mettre en œuvre un programme précis organisant une fréquence de séances, hebdomadaire par exemple, ainsi qu'une période qui va le renseigner sur la date à laquelle il va devoir refaire les bilans (tous ou en partie) pour pouvoir comparer les résultats. L'ergothérapeute exprime et analyse alors des résultats de processus, qu'il peut communiquer à l'intérieur de l'institution (si cela est le cas) et/ou à son environnement extérieur (médecin traitant, et autres collègues paramédicaux).

Soigner avec une méthode structurée répond mieux au principe de globalité, des soins partant d'une personne et centrés sur elle : Prenons l'exemple d'un menuisier de 45 ans, marié, hospitalisé pour une rupture tendineuse concernant un doigt de la main dominante. Des actions ponctuelles basées sur l'appareillage peuvent être réalisées par lui-même ou par un kinésithérapeute (compétences partagées). Les bases de l'action thérapeutique en ergothérapie (après stabilisation médicale pure) seraient ensuite organisées, autour d'un système d'évaluation spécifique comprenant des renseignements psychosociaux et cliniques qui vont permettre de connaître des séquelles éventuelles et de comprendre leur impact sur le mode de vie de la personne. Il s'agit ensuite de mettre en place des actions de réadaptation motrice, de revalorisation de la personne et de réinsertion avec une attention particulière portée sur la profession de la personne.

De la même façon en psychiatrie les soins de réhabilitation chez une personne stabilisée peuvent procéder par la connaissance des problèmes pratiques posés à la personne (activités problèmes, habitudes de vie, dynamique de la déficience mentale, état de l'habitat) et un accompagnement basé sur l'apprentissage ou l'adaptation, sur la revalorisation de la personne et sa réinsertion.

Lorsque nous soignons, nous cherchons dans le même temps à mieux soigner et à améliorer nos compétences : Ce qui nous paraît important à souligner c'est l'effet rétroactif que procure le fait de s'obliger à suivre une méthode structurée. Une méthode répondant aux préceptes scientifiques (méthode expérimentale ou autre méthode apparentée) et ceux également scientifiques de l'ergothérapie, bénéficie maintenant d'un large consensus international. Mieux l'ergothérapeute est organisé, plus il utilise des préceptes professionnels et interprofessionnels, plus il apprend sur la manière de soigner et plus il se développe professionnellement.

Le dossier basé sur les référentiels du dossier d'ergothérapie de la Haute Autorité de Santé (HAS) (ANAES, 2001), est un outil qui traite entre autre de la manière dont peut être organisé le travail thérapeutique. Il peut être un outil performant d'organisation et de communication des soins. L'élaboration du dossier, sa tenue, sa gestion, sa mise à jour, sont autant de petites activités centrées sur celle dossier ; mais le dossier n'est pas le seul outil qui vise à mieux soigner et à améliorer nos compétences. La connaissance de notre environnement professionnel (outils institutionnels comme les projets de services, outils de mesure de notre activité) et social (connaissance la plus parfaite des compétences des autres professionnels, connaissance des lois et autres règles administratives) sont autant de possibilités qui sont à notre disposition pour nous améliorer en permanence.

Et la recherche en ergothérapie ? La méthode structurée du soin facilite enfin l'accès à la recherche. A partir du moment où nous utilisons une organisation du travail, qui permet une dynamique d'apprentissage réflexif (Kalfat *et al.*, 2004), l'intérêt à la recherche est censé être déjà présent. Le bilan qui nous manque est plus vite identifié, l'accessibilité aux items et aux critères de l'échelle est beaucoup plus rapide. Cela permettrait par exemple de valider un outil d'évaluation dans un domaine de pratique précis (Kalfat, 2003 ; Pinsonnault *et al.*, 2003). Il sera aussi relativement aisé d'exploiter les éléments contenus dans des dossiers, qui parfois sans le savoir, comportent un matériel très riche. Cela permettrait par exemple de vérifier la qualité d'une technique de soins utilisée depuis longtemps sans que l'on sache exactement ses forces et ses faiblesses.

La recherche est basée sur le questionnement, sur le feed back professionnels, qui ne sont possibles, que si nous avons une connaissance claire des référentiels qui sous tendent nos pratiques. C'est parce que je sais ce que je peux faire en ergothérapie, qu'en tant qu'ergothérapeute je suis curieux d'améliorer mes besoins d'observation, de traitement et de suivi thérapeutique. Créer un outil d'observation dans la réhabilitation des séquelles de schizophrénie, dans le but de le faire valider, nécessite d'abord une bonne formation clinique. Celle-ci doit être spécifique à la façon, avec laquelle l'ergothérapie voit la schizophrénie, en complémentarité avec la vue médicale (diagnostic et pronostic) de la maladie, et des outils avec lesquels il est possible à l'ergothérapeute d'organiser l'observation de cette personne qui vit avec ce type de handicaps.

Dans le même ordre d'idée rapporté à l'actualité du mémoire dans la formation en ergothérapie, ce n'est pas en utilisant x fois le même thème, que x étudiants pourront pour autant valider sur x années un bilan ou technique professionnelle.

* *
*

Soignons-nous avec de la méthodologie ou avec de la méthode ? Ni l'une, ni l'autre, bien entendu ! Cela dit, nous soignons méthodiquement, avec rigueur mais sans rigidité. Nous soignons grâce à une attitude, des compétences professionnelles qui, elles, reposent sur une démarche assise sur des repères méthodologiques, utilisant des méthodes et des outils ayant une forte validité. La qualité des soins et la recherche en dépendent.

À ce jour, ce référentiel nous manque. Le référentiel est avant toute chose un document public, accessible à tous et faisant consensus. Il est basé sur un triptyque (épistémologie, méthodologie, méthode), seule garantie d'une logique ayant une validité et donc de la valeur ajoutée à proposer tant aux ergothérapeutes qu'à la communauté scientifique. En effet, toute démarche n'a de valeur que si elle apporte quelque chose, valeur dans un premier temps, qualitative en termes de différences, d'autres points de vue et non de plus ou de moins.

Où l'on voit que cela impose une démarche conséquente de réflexion sur cette fameuse personne que nous accueillons. Mais si déjà, l'ergothérapie se met en marche forcée pour appliquer explicitement une démarche de recherche, qui n'est en fait qu'une démarche de thérapeute, alors un grand pas sera franchi. Nombre d'entre nous faisons déjà cela, sauf que notre démarche est encore enfouie sous les sédiments de l'implicite faute de temps, de courage pour formaliser tout ceci. Descartes a dit en son temps : "Cogito Ergo Sum", à nous de proclamer (Que les puristes pardonnent ce mélange des langues) "Cogito Ergo Therapeia".

Bibliographie

AGENCE NATIONALE D'ACCRÉDITATION ET D'ÉVALUATION EN SANTÉ – *Le dossier du patient en ergothérapie*, Paris, 2001, 73. — DELEUZE G., GUATTARI F. – *Qu'est ce que la philosophie ?* Éditions de Minuit, Paris, 1991. — GUIHARD J.-Ph. – *Et si l'ergothérapie était une thérapie politique ?* in ErgOThérapies, N° 1, ANFE, Paris, 2001. — GUIHARD J.-Ph. – *Cogito Ergo Therapeia*, in ErgOThérapies, N° 21, ANFE, Paris, 2006. — KALFAT H., GONZALEZ L. – *La réadaptation en psychogériatrie par l'Ergothérapie*, In Expériences en Ergothérapie, Masson 1992, 5, 78-84. — KALFAT H., OTHONIEL J., GONZALEZ L., BÉNICHOU P. – *De l'Ergo à la Thérapie : Quelle démarche et quelle qualité dans un processus de Réhabilitation*, Expériences en ergothérapie, 12e série, Sauramps Médical 1999, 288-293. — KALFAT H., COLVEZ A., OTHONIEL J., GONZALEZ L. – *Le Bilan Modulaire d'Ergothérapie (B.M.E.), Description et Validation*, Revue ErgOThérapies, mars 2003, 9, 5-12. — KALFAT H – A propos d'une expérience de recherche impliquant un partenariat franco canadien réussi, In La recherche et Expériences en Ergothérapie, Sauramps Médical 2003, seizième série, 9, 22-26. — PINSONNAULT E., DESROSIERS J., DUBUC N., KALFAT H., COLVEZ A., DELLI-COLLI N. –*Functional autonomy measurement system : development of a social subscale*, Archives of Gerontology and Geriatrics,2003, 37, 223-233. — KALFAT H., SANCHEZ-PONTON A., NESPOULOUS R., IZARD M.H. – *Pédagogie en recherche, Proposition d'un modèle sur l'évaluation en ergothérapie*, Sauramps Médical 2004, XVIIe série, 10, 81-87. — KALFAT H., GONZALEZ L. – *L'évaluation en ergothérapie, Quelles possibilités et quelles règles ?* Revue ErgOThérapies, mars 2006, 21, 15-19.

PRATIQUES NOVATRICES EN ERGOTHÉRAPIE

Partie 1 : Propositions de différents protocoles méthodologiques pour en mesurer les effets

S. TÉTREAULT*

The use of program evaluation has grow rapidly because information is needed to meet obligation of providing effective services.

Posovac et Carey, 2003, p. 3

Les propos de Posovac et Carey (2003) illustrent clairement la volonté d'accorder une importance accrue aux projets de recherche ayant des résultats utilisables de façon rapide et concrète. Cette tendance "repose sur le principe que le potentiel des individus doit être développé au maximum", particulièrement en réadaptation (Gouvernement du Québec, 1992, p.125). Toutes les actions favorisant la récupération maximum de l'autonomie dans les activités de la vie quotidienne des personnes handicapées sont encouragées. Cet axe de recherche, si intimement lié à l'ergothérapie, ne peut que stimuler l'émergence de projets visant à mieux mesurer l'impact réel des interventions en ergothérapie auprès de cette population. À ce propos, Rutman (1982) définit la recherche évaluative comme étant l'application de méthodes scientifiques afin de rassembler des données valides et fidèles pour savoir comment un programme ou une intervention produit des résultats particuliers. À cet égard, la première section de ce texte propose quatre devis méthodologiques visant l'évaluation de l'efficacité des interventions. La deuxième section aborde différentes façons de sélectionner les participants ou les informateurs et complète la démarche de réflexion.

RAPPEL THÉORIQUE

Mais avant d'aborder ces thèmes, il importe de faire un bref rappel sur différentes notions. Il s'avère important d'entreprendre une étude en utilisant des outils fidèles, valides et standardisés. La fidélité ou *reliability* se rapporte à la capacité d'un instrument de recueillir toujours les mêmes résultats, et ce, d'une expérimentation à une autre (Mayer & Ouellet, 2000). La validité (*validity*) concerne la capacité d'un outil de mesurer réellement ce qui doit être mesuré (Legendre, 2005). Les tests standardisés correspondent à ceux ayant fait l'objet d'un processus de normalisation. C'est-à-dire qu'un niveau de fidélité et de validité a été établi en relation

---

* S. Tétreault, Ph.D., erg., Professeur titulaire - Université Laval, Département de réadaptation - G1K7P4 Québec – Canada - ergste@hermes.ulaval.ca

avec la population normale (Bailey, 1997). De plus, une procédure de passation du test a été déterminée pour que tous l'administrent de la même façon.

Il faut distinguer la variable dépendante de la variable indépendante. La variable dépendante désigne le concept ou l'élément que le chercheur désire comprendre, explorer. Par exemple, il peut s'agir de la perception de qualité de vie, de l'indépendance fonctionnelle ou de l'estime de soi.

La variable indépendante se rapporte à celle qui est manipulée (concrètement ou statistiquement), afin d'évaluer son effet sur la variable dépendante (Bailey, 1997). Par exemple, des variables indépendantes peuvent être l'environnement physique, l'aide technique, le programme ou l'intervention spécifique de l'ergothérapeute. À partir de ce bref rappel, il est possible d'aborder quatre devis visant la recherche évaluative.

SECTION UN : LES DEVIS MÉTHODOLOGIQUES

- *le devis pré-expérimental* : pour qu'un chercheur puisse pré-expérimenter une nouvelle approche et ajuster ses interventions en fonction des effets observés, les écrits scientifiques proposent trois devis de type pré-expérimental. Afin de faciliter la communication entre les scientifiques, Cambell et Stanley (1969 : voir Bailey, 1997) ont développé un système de notation de recherche. La lettre X représente l'intervention (ou encore la manipulation de la variable indépendante) alors que la lettre O est la variable dépendante, qui est mesurée avant ou après l'application de l'intervention. L'équation suivante représente le devis pré-expérimental le plus simple ou *one-shot case study*.

X O

Prenons l'exemple d'un ergothérapeute travaillant avec des personnes âgées et qui applique une nouvelle méthode d'intervention à un groupe. Lors de rencontres en groupe, il note qu'un des participants est peu loquace et qu'il fait toujours semblant de dormir. Un jour, l'ergothérapeute détermine que chaque fois que Monsieur lui adresse la parole, elle le stimule avec des encouragements verbaux et non-verbaux. Lorsqu'il semble s'endormir, elle sollicite vivement sa participation à la discussion, en mettant l'emphase sur l'importance de son opinion. À la fin de chaque rencontre, elle note le nombre de fois que Monsieur a manifesté de l'intérêt, qu'il a parlé. En fonction des observations, l'ergothérapeute peut conclure que son intervention est efficace s'il y a une augmentation de la participation de cet individu aux activités du groupe. Suite à cette constatation, il recommande aux autres membres de son équipe d'utiliser sa méthode. Cependant, malgré les observations de l'ergothérapeute, il est possible que son interprétation ne soit pas adéquate et que l'approche proposée ne soit pas généralisable. En effet, d'autres éléments peuvent expliquer le changement de comportement de Monsieur, comme une modification de la médication ou de l'alimentation. C'est la faiblesse principale de ce devis, car il y a un manque de données adéquates pour comparer et tirer des conclusions (Singleton & Straits, 1999).

Toujours en se basant sur Singleton et Straits (1999), un autre devis pré-expérimental s'adresse à un groupe avec lequel il y a un pré-test et un post-test. Cette démarche implique une mesure de la variable dépendante avant l'introduction de l'intervention (O1 = pré-test), suivie de l'application de l'intervention, puis après avoir terminé, la seconde prise de mesure de la variable dépendante (O2 = post-test).

O1 X O2

Par exemple, l'ergothérapeute désire évaluer les retombées d'un programme d'autonomie visant plus spécifiquement la planification et la préparation de repas. Il veut entreprendre ces interventions auprès d'un groupe de jeunes adultes ayant un traumatisme crânien. Ce programme s'échelonne sur dix semaines. L'ergothérapeute détermine les objectifs avec le groupe et identifie les tâches sur lesquelles il veut avoir un impact. Il développe une grille d'observation de ces tâches, qui comporte une cotation à quatre niveaux pour qualifier leur réalisation (0= très difficile à 3= facile). Plus le score est élevé, plus l'individu a de la facilité. À la fin, il réévalue ces tâches pour chaque participant. Il peut utiliser des statistiques corrélationnelles. Ce devis expérimental est supérieur au premier, car il fournit des données de comparaison. Par contre, pour être valable, différents éléments doivent être considérés, entre autres, les conditions doivent être identiques lors du pré-test et du post-test. Il en va de même pour les observateurs qui doivent relever les faits avec la même acuité. S'il s'agit d'enfants, le phénomène de maturation peut favoriser l'amélioration du fonctionnement, et ce, qu'importe le type d'intervention utilisée.

Un autre devis pré-expérimental concerne l'utilisation d'un groupe de comparaison statique, qui est représenté par l'équation suivante :

X O1

O2

Ce devis méthodologique permet de comparer les résultats obtenus (O1) à l'aide de données provenant d'un groupe comparaison (O2). Il n'y a qu'une seule mesure pour chacun des groupes (Singleton & Straits, 1999). Il est possible d'illustrer ce devis à l'aide de l'exemple suivant. Un ergothérapeute s'implique auprès de deux groupes d'enfants ayant une incapacité motrice dans le cadre d'un programme d'activités aquatiques. Il désire évaluer une approche particulière favorisant une meilleure qualité de la graphie (particulièrement l'écriture). Pour cela, il applique cette approche uniquement pour le premier groupe, alors qu'un programme conventionnel se déroule pour l'autre groupe. À la fin, une mesure est faite pour les deux groupes, ce qui permet d'évaluer l'impact du programme novateur. Les limites de ce devis concernent l'absence de pré-test, la difficulté d'avoir des groupes homogènes et de contrôler les événements externes (ex. moment dans la journée où se déroule les sessions, la fatigue des enfants ou des thérapeutes).

Le devis expérimental

La recherche expérimentale implique que le chercheur agit de façon intentionnelle sur la variable indépendante afin d'en connaître ses effets sur la variable dépendante (Contandriopoulos, Champagne, Potvin, Denis & Boyle, 2005). Pour cela, trois caractéristiques sont essentielles. D'abord, les sujets sont choisis au hasard (randomisation) et distribués de façon aléatoire entre deux groupes, soit expérimental et contrôle. Ensuite, le groupe contrôle est utilisé afin de permettre au chercheur d'évaluer comment les participants agiraient sans l'influence de la condition expérimentale. Puis, les variables indépendantes sont manipulées, ceci implique que le chercheur agit délibérément sur ces variables (DePoy & Gitlin, 2005). L'équation suivante représente un devis de type expérimental, qui vise l'évaluation de l'efficacité d'une nouvelle méthode d'intervention (X).

R O1 X O2

R O1 O2

La lettre R représente la sélection et la distribution au hasard de l'échantillon. Le O1 correspond au pré-test et alors que O2 représente la mesure en post-test. Habituellement, la personne qui entreprend cette étude se base sur une hypothèse nulle: il n'y aura pas de différence significative entre les deux groupes. En rejetant cette hypothèse, il accepte à un certain niveau de confiance (correspondant ici à la valeur de *p*) que la variable X produit un effet sur la variable dépendante.

Plusieurs variations de cette équation existent. Par exemple, l'ergothérapeute désire évaluer si un nouveau mode d'intervention (X1) est plus efficace que l'approche traditionnelle (X2), ou encore si les deux méthodes sont meilleures que pas d'intervention (absence de X). L'équation de recherche ressemblerait à ceci :

R O X1 O

R O X2 O

R O O

Il faut souligner que dans les études avec des sujets humains, il s'avère quelque fois impossible de rencontrer toutes les contraintes de la recherche expérimentale ou encore qu'il n'est pas éthique de ne pas fournir de traitement aux personnes. Fréquemment, la sélection au hasard des sujets et la répartition dans des groupes expérimentaux ou contrôles sont incompatibles avec l'intervention clinique. Dans ces cas, il est préférable d'entreprendre une recherche de type quasi-expérimentale (Leedy & Ormrod, 2001).

Le devis quasi-experimental

Afin de faire face à des considérations éthiques, légales ou pratiques, il existe des devis quasi-expérimentaux, qui sont des adaptations de méthodologies expérimentales (Contandriopoulos et al., 2005; Singleton & Straits, 1999). Par exemple, il peut s'agir de devis avec groupe-témoin non-équivalent. Il est similaire au premier devis expérimental, sauf qu'il n'a pas de répartition au hasard des sujets.

O1 X O2

O3 O4

Une autre illustration est la mesure chronologique. C'est-à-dire qu'une série de mesures est faite avant et après l'introduction de l'intervention.

O1 O2 O3 O4 X O5 O6 O7 O8

Cette démarche permet de suivre l'évolution temporelle de la variable dépendante. Elle est surtout utilisée dans les sciences physiques et biologiques. La faiblesse de ce devis repose sur la possibilité qu'un événement majeur se produise, sans qu'il soit connu par le chercheur (Leedy & Ormrod, 2001).

Étude de cas unique

Comme son nom l'indique, l'étude de cas unique (***single-subject design***) implique qu'un seul participant reçoit l'intervention conventionnelle ou expérimentale sur une période de temps. L'objectif principal est de mesurer les effets de la variable indépendante sur le comportement de l'individu (Currier, 1990 ; Gagnon, 2005). L'observation se fait sur un seul individu. Selon Payton (1994), cette méthodologie s'intéresse particulièrement à la question suivante : Existe-t-il une différence entre l'intervention A et B ? Cette analyse de la différence se traduit par l'équation A - B - A, où la condition de non-intervention est symbolisée par le A et la période d'intervention expérimentale est représentée par un B. Trois éléments caractérisent cette procédure expérimentale : **1)** la variable dépendante (i.e. la performance du sujet) est mesurée de façon continue et répétée sur une période de temps ; **2)** les données se rapportant au sujet avant l'intervention servent de données de contrôle et elles sont comparées à celles obtenues en post ; **3)** les multiples mesures procurent des évidences que l'intervention est efficace. Il est possible d'observer des changements dans la performance du participant au fur et à mesure que l'étude se poursuit. Selon Currier (1990), ce devis est très utile lors d'études pilotes pouvant mener à une expérimentation auprès d'un groupe plus important ou encore pour recueillir des données sur l'évolution de la clientèle. Les scores aux tests peuvent être représentés à l'aide d'un graphique simple. Ceci facilite la lecture des résultats du client à travers le temps. Il faut cependant être très prudent face à la généralisation des résultats obtenus.

SECTION DEUX : LA SÉLECTION DE L'ÉCHANTILLON OU...

Combien faut-il manger de nouilles pour savoir si le plat est bien cuit ?

Beaud, 2003, p.177

L'analogie proposée par Beaud (2003) pour comprendre l'échantillonnage et qui se rapporte à la préparation d'un repas est à la fois amusante et instructive. En effet, tout comme il n'est pas essentiel de manger tout le repas pour savoir s'il est prêt à servir, il n'est pas nécessaire d'analyser toute une population pour la connaître. D'ailleurs, il est très coûteux et presque impossible de faire ce genre d'étude. C'est pourquoi, il importe de sélectionner un échantillonnage qui soit le plus représentatif possible de la population visée. Même si Beaud (2003) qualifie l'échantillonnage comme étant une pratique presque spontanée pour les chercheurs, il faut maîtriser quelques notions de base. Voici pourquoi différents concepts théoriques ainsi que huit techniques d'échantillonnage seront présentées et illustrées à l'aide d'exemples fictifs. Des recommandations pour déterminer la taille de l'échantillon seront proposées.

Concepts théoriques

Pour échantillonner, il faut d'abord identifier clairement la population-cible, qui se définit en fonction de critères d'inclusion et d'exclusion. Une population correspond à un ensemble d'individus ou d'objets ayant certaines caractéristiques similaires (ex. âge, région géographique). Les membres (humain ou non-humain) d'une population se nomment unité ou élément (Mayer & Ouellet, 2000). Par exemple, dans une étude portant sur l'analyse de l'efficacité d'un programme de maintien à domicile, l'ergothérapeute peut décider que la population visée concerne les femmes âgées de 65 ans et plus, vivant seule sur le territoire de la ville de Marseille et n'ayant aucun problème de mobilité. À partir de ces critères d'inclusion, une liste est faite. L'échantillon est sélectionné en tenant compte des objectifs de la recherche. En somme, l'échantillon correspond à un sous-ensemble de la population (Contandriopoulos, Champagne, Potvin, Denis, & Boyle, 2005).

Il existe deux types d'échantillons, soit probabiliste et non-probabiliste. Comme son nom l'indique, l'échantillon probabiliste se rapporte à un groupe d'unités choisi selon les lois du hasard (théorie mathématique des probabilités). C'est-à-dire que chaque individu a une chance égale d'être sélectionné, comme par exemple lors de l'utilisation d'un tirage au sort. Par opposition, l'échantillon non-probabiliste vise à reproduire le plus fidèlement possible la population, et ce, grâce à des manipulations du chercheur (Contandriopoulos et al., 2005 ; Gauthier, 2003 ; Mayer & Ouellet, 2000).

TECHNIQUES D'ÉCHANTILLONNAGE

Différents auteurs (Contandriopoulos et al., 2005; Currier, 1990; DePoy & Gitlin, 2005; Gauthier, 2003; Mayer & Ouellet, 2000; Payton, 1994) proposent plusieurs techniques d'échantillonnage, seulement quelques-unes d'entre elles seront analysées. D'abord, pour constituer un **échantillonnage probabiliste**, il est possible de procéder à partir d'une des quatre façons suivantes :

1) *L'échantillonnage aléatoire* (hasard) simple : Chaque unité a une chance égale d'être choisie, si par exemple un tirage au sort ou une table de nombres aléatoires est utilisée.

2) *L'échantillonnage systématique* : Les participants ou objets sont sélectionnés selon un intervalle fixe. Cet intervalle est déterminé de façon aléatoire par le chercheur. Prenons une étude rétrospective sur l'utilisation des aides techniques et dont le nombre cinq constitue l'intervalle. Une date a aussi été choisie au hasard, par exemple, le 6 mars représente le début de l'étude. La première aide technique distribuée ce jour correspond à la première unité. Par la suite, la sous-population comprend la cinquième, la dixième, la quinzième, la vingtième, etc. aide technique après celle-ci. Celles-ci sont identifiées jusqu'à l'obtention du nombre désiré de sujets.

3) *L'échantillonnage en grappe* : Cette technique est utile lorsqu'il est impossible d'établir la liste complète des unités d'une population. Dans un premier temps, il faut dresser une liste des grappes, puis choisir l'échantillon. Cette opération peut être répétée à plusieurs reprises (échantillon multi-phase). Voyons l'exemple d'une étude sur les tâches cliniques faites par les ergothérapeutes oeuvrant dans les centres de soins de longue durée. D'abord, la liste de ces centres de France est constituée. Ensuite, des centres (unités de regroupement) sont sélectionnés aléatoirement. Enfin, des dossiers provenant d'ergothérapeutes de ces établissements sont choisis au hasard. Ces documents forment alors l'échantillon qui sera analysé.

4) *L'échantillonnage stratifié* : Il s'agit d'une méthode de sélection plus raffinée. La population est divisée en strates, qui sont en fait des sous-ensembles. Par exemple, les strates peuvent représenter des groupes d'âge, de sexe ou de mode de locomotion. Des échantillons sont choisis aléatoirement à l'intérieur de chacune des strates. Cette technique assure une représentation adéquate de la totalité de la population.

Les recherches en réadaptation utilisent fréquemment la méthode **d'échantillonnage non-probabiliste**. Lors d'études quantitatives, ces techniques rendent la généralisation plus difficile et limite l'inférence statistique. Voici quatre techniques d'échantillonnage non-probabiliste :

1) *L'échantillonnage accidentel* : Les unités de l'échantillon sont choisies en fonction de leur présence dans un endroit particulier. Par exemple, une recherche exploratoire de l'impact de la Revue ErgoThérapies sur la perception de la profession par le personnel médical pourrait être entreprise. La revue est distribuée au personnel d'un établissement de santé. Deux semaines plus tard, les vingt premières personnes qui entrent dans la salle du personnel sont interrogées pour connaître leurs connaissances et leur compréhension de l'ergothérapie. Cette procédure peut se faire en deux temps, soit avant et après la distribution de la revue. La participation de plusieurs établissements favoriserait une analyse plus complète.

2) *L'échantillonnage par "boule de neige"* : Cette technique se retrouve généralement lors d'études qualitatives. Elle s'adresse aux populations ayant des caractéristiques très spéciales, comme par exemple les sans domicile fixe, les personnes impliquées dans un réseau de prostitution juvénile ou encore les athlètes en fauteuil roulant utilisant des stéroïdes. En fait, il s'agit de choisir un noyau d'individus correspondant à des critères particuliers et généralement ces personnes sont dans un réseau difficile à pénétrer. Grâce à des renseignements provenant du milieu formel, l'informateur-clé est identifié et rencontré. Puis, celui-ci fournit les noms de d'autres individus vivant une situation similaire à la sienne. Cette procédure se répète jusqu'à saturation de la collecte des données. Cette saturation se produit lorsque les personnes interrogées n'apportent aucun autre élément nouveau à la compréhension de la problématique.

3) *L'échantillonnage volontaire* : Plusieurs raisons peuvent motiver un chercheur à utiliser cette technique. Il peut s'agir d'un sujet de recherche tabou ou délicat (ex. consommation de drogue), d'une expérimentation qui comporte des risques potentiels (ex. essai d'un système de contrôle de l'environnement) ou encore qui vise l'application d'un nouveau programme d'intervention. Souvent, cette technique se retrouve dans des études exploratoires ou lorsqu'il est impossible de constituer un échantillon. Pour cela, les individus sont contactés par lettre, publicité dans les journaux ou sur les tableaux d'affichage. Seuls les individus volontaires participent à l'étude. Naturellement, il importe de fixer des critères de sélection. De plus, Mayer et Ouellet (2000) suggèrent de jumeler cette technique à celle des quotas afin d'être le plus près de la population dite "normale".

4) *L'échantillonnage par quotas*: Il s'agit de choisir les participants en ayant le plus possible la même structure que la population. Pour cela, il faut connaître les caractéristiques de la population visée. Un échantillon pour une recherche sur les ergothérapeutes en France devrait être constitué de 93 % de femmes et 7 % d'hommes. Quarante-quatre pour cent de l'échantillon souhaité devraient vivre en région métropolitaine. En ce qui concerne l'âge, 80 % des participants devraient avoir entre 20 et 39 ans, alors que les autres (20 %) seraient âgés entre 40 et 60 ans.

TAILLE DE L'ÉCHANTILLON

Selon Contandriopoulos et ses collègues (2005), il est nécessaire de déterminer la taille de l'échantillon souhaité avant de commencer une étude. Plusieurs éléments influencent cette décision, comme des critères d'ordre pratique (ex. budget, répartition géographique des participants potentiels), méthodologique (méthode de collecte des données, échéancier) ou statistique (pouvoir d'analyse désiré).

Mayer et Ouellet (2000) ressortent quelques règles concernant la taille d'un échantillon, et ce, particulièrement pour l'approche **qualitative**. D'abord, il est suggéré que l'échantillon représente un dixième de la population totale. De plus, il est préférable qu'un minimum de trente unités le composent. Plus le phénomène étudié est fréquent, plus l'échantillon doit être grand (Contandriopoulos et al., 2005). D'ailleurs, Welkovitz, Even et Cohen (1982) indiquent que la taille d'un échantillon est en lien direct avec le pouvoir de l'inférence statistique. Plus la taille de l'échantillon est grande, plus la précision augmente et plus il est possible de généraliser les résultats (Gilbert, 1990). Pour déterminer la taille d'un échantillon, il existe des équations mathématiques généralement bien décrites dans les livres de statistiques (Colin & Paquette, 1997; Cournoyer & Wolf, 2003 ; Gilbert, 1990) ou de méthodologie de la recherche (Currier, 1990; DePoy & Gitlin, 2005, Hammel & Carpenter, 2004 ; Morgan et al., 2006). Lorsqu'il s'agit de recherche de nature **qualitative**, les directives sur la taille de l'échantillon sont différentes. Ce n'est pas le nombre de participants qui s'avère important, mais plutôt ce que les personnes ont à dire, ce qu'elles peuvent apporter comme élément pour mieux comprendre la problématique à l'étude. En somme, il faut maximiser l'utilisation des données. Il est possible de cesser la sélection de l'échantillon lorsque l'information recueillie devient redondante.

* *
*

Quatre devis expérimentaux sont abordés et proposent des avenues intéressantes pour l'expérimentation d'une nouvelle forme d'intervention. Également, différentes façons de procéder à l'échantillonnage sont illustrées. Les auteurs consultés s'accordent pour dire qu'il faut contrôler l'erreur d'échantillonnage en déterminant la taille d'échantillon appropriée. Comme il s'agit d'un bref survol de ces techniques, les personnes intéressées sur le sujet sont invitées à consulter les livres en référence.

Bibliographie

ANGERS M. – *Initiation pratique à la méthodologie en sciences humaines* (4e éd.). Anjour, QC : CEC. (2005). — BAILEY D.M. *Research for the health professionnal. A practical guide (2nd éd.).* Philadelphia, PA: F.A. Davis (1997). — BEAUD J.P. – Les techniques d'échantillonnage. Dans B. Gauthier, *Recherche sociale. De la problématique à la collecte des données* (3e éd.) (pp. 175-200). Sillery, QC: Presses de l'Université de Montréal (2003). — COLIN M. & PAYETTE S. – *Méthodes quantitatives en sciences humaines*. Boucherville, QC : Gaëtan Morin (1997). — CONTANDRIOPOULOS A.P., CHAMPAGNE F., POTVIN L., DENIS J.L., & BOYLE P. – *Savoir préparer une recherche. La définir, la structurer, la financer*. Boucherville, QC: Gaëtan Morin éd. (2005). — COURNOYER D., WOLFF M. – *Analyse statistique des données en psychologie : Concepts et méthodes de base.* Paris : Armand Colin BF 39 C825 (2003). — CURRIER D.P. – *Elements of research in physical therapy* (3e ed.). Baltimore, MD: Williams & Wilkins (1990).

DePoy, E., & Gitlin, L.N. (2005). *Introduction to research. Understanding and applying multiple strategies* (3e éd.). St-Louis, MO: Mosby. — GAGNON Y.C. –L'étude de cas comme méthode de recherche : Guide de réalisation. Sainte-Foy, QC : Presses de l'Université du Québec (2005). — GAUTHIER B. – *Recherche sociale. De la problématique à la collecte des données* (4e éd.). Ste-Foy, QC: Presses de l'Université du Québec (2003). — GILBERT N. – *Statistiques.* Montréal, QC: Éditions des études vivantes (1990).

GOUVERNEMENT DU QUEBEC – *La politique de la santé et du bien-être*. Québec, QC: Ministère de la santé et des services sociaux (1992). — HAMMEL K.W., CARPENTER C.– *Qualitative research in evidence-based rehabilitation*. New York: Churchill Levingstone (2004). — LEEDY P.D. & ORMROD J.E. – *Practical research. Planning and design* (7e éd.) Upper Saddle River, NJ: Merrill Prentice Hall (2001). — LEGENDRE R. – *Dictionnaire actuel de l'éducation* (3e éd.) Montréal, QC: Guérin (2005). — MAYER R. & OUELLET F. – *Méthodologie de recherche pour les intervenants sociaux* (2e éd.). Boucherville, QC: Gaëtan Morin (2000). — MORGAN G.A., GLINER J.A., HARMON & R.J. *Understanding and evaluating research in applied clinical setting.* Mahwah, NJ: Lawrence Erlbaum associates. — PAYTOn O.D. (1994). *Research: Validation of clinical practice* (3e éd.). Philadelphia, PA: F.A. Davis (2006). — POSOVAC E.J. & CAREY R.G. – *Program evaluation. Methods and case studies* (6e éd.). Upper Slade River, NJ : Prentice Hall (2003). — RUTMAN L. – Planification d'une étude évaluative. Dans R. Lecomte, L. Rutman, *Introduction aux méthodes de recherche évaluative* (pp. 23-46). Québec, QC: Les Presses de l'Université Laval (1982). — SINGLETON R. & STRAITS B.C. – *Approaches to social research*. New York, NY: Oxford University Press (1999).

PRATIQUES NOVATRICES EN ERGOTHÉRAPIE

Partie 2 : Propositions de différentes stratégies de mesures

S. TÉTREAULT*

Tout comme le chercheur, l'ergothérapeute recueille des données lors de sa pratique. Les objectifs visés par cette démarche diffèrent peut-être, mais la procédure de collecte d'informations reste similaire. Dans ce texte, quatre méthodes de cueillette des données seront examinées : le questionnaire, l'interview, l'observation et l'étude de documents. Comme il existe une multitude d'ouvrages sur ces thèmes, l'ergothérapeute intéressé à l'approfondir sera invité à consulter d'autres textes scientifiques.

PREMIÈRE MÉTHODE : LE QUESTIONNAIRE

Pour Mucchielli (2004), le questionnaire représente un document dans lequel la personne indique sa réponse ou sa réaction par rapport à un sujet donné. Il s'agit souvent d'une série de questions permettant d'opérationnaliser les variables de la recherche. Selon De Ketele et Roegiers (1996), le questionnaire, peut servir à identifier des besoins, à prendre une décision clinique ou à faire un choix. Il peut également être considéré comme un outil pour aider l'individu à se former (volet formatif), à résoudre un problème ou à améliorer sa performance. Bien entendu, le questionnaire se retrouve souvent dans la procédure méthodologique des recherches pour cerner un phénomène et vérifier des hypothèses. Il faut rappeler, comme le mentionne Mucchielli (2004), qu'un questionnaire n'est pas uniquement une liste de questions, car il peut s'agir d'une série d'images ou de dessins (ex. un thermomètre ou des visages avec des expressions, tel qu'inclus dans certaines échelles de mesure de la douleur), d'une échelle d'attitude ou encore d'une technique projective. À ce propos, Javeau (1990) rapporte que le fait de remplacer les éléments écrits par des représentations graphiques (dessins ou images) facilite l'accès du questionnaire à des enfants, à des gens analphabètes ou à toutes personnes ayant des problèmes cognitifs.

1re étape : Identifier les objectifs : considérant toutes les possibilités du questionnaire, il importe de bien identifier ses objectifs. Par exemple : Est-ce que l'ergothérapeute désire évaluer le niveau de satisfaction des bénéficiaires en lien avec l'utilisation d'un fauteuil roulant? Identifier les besoins de service en ergothérapie pour la population desservie par l'établissement ? Créer une base de données des-

---

Ph.D., erg., Professeure titulaire, Université Laval, Département de réadaptation, G1K7P4, Québec – Canada
ergste@hermes.ulaval.ca

criptives des activités de loisirs de jeunes adultes psychotiques? Ces questions, et bien d'autres, guident le concepteur et l'aident à mieux déterminer quelle est l'information à rechercher et dans quel but (Berg, 2004 ; Posovac & Carey, 2003).

***2e étape* :** Évaluer des outils existants ; afin d'épargner de l'énergie et du temps, il est préférable de vérifier dans les écrits scientifiques, auprès de collègues ou de professeurs, les outils de mesure déjà existants. Cette démarche est essentielle avant d'entreprendre la construction de son propre questionnaire. En effet, la connaissance des autres instruments permet de les analyser, d'identifier les thèmes, de noter les échelles de mesures, de faire ressortir les forces et les lacunes de chacun. D'ailleurs, Javeau (1990) suggère de faire des fiches descriptives pour les questionnaires répertoriés. Ces fiches seront très utiles lors de l'élaboration du questionnaire.

3e étape : Déterminer la méthode d'administration : il existe deux façons d'administrer un questionnaire, soit par auto-administration et par enquêteur (De Ketele & Roegiers, 1996 ; Mucchielli, 2004). Un questionnaire est caractérisé d'auto-administré, lorsque c'est le participant lui-même qui inscrit les réponses. Alors qu'un questionnaire est dit auto-enregistré, si un enquêteur remplit le questionnaire à l'aide des réponses de la personne. Cette collecte des informations peut se faire lors d'un appel téléphonique ou encore d'une rencontre face-à-face. De plus, il faudra déterminer s'il s'agit d'envois postaux ou d'entrevues téléphoniques. Pour plusieurs personnes, il est plus facile de parler que d'écrire. Alors que pour d'autres, ils préfèrent l'anonymat de la feuille.

***4e étape* :** Choisir le type de question et de réponse : des auteurs (Mayer & Ouellet, 2000 ; Miller & Salkind, 2002) identifient deux types de questions, soit fermées ou ouvertes. Pour Rubin et Babbie (2006), la question fermée doit être exhaustive, c'est-à-dire inclure toutes les réponses possibles. Comme les réponses sont pré-inscrites, c'est le type de question le plus simple. Elle sera utile pour évaluer des faits, déterminer un jugement par rapport à une situation ou une opinion (Javeau 1990). Également, elle doit être mutuellement exclusive, ceci signifie qu'il n'y a qu'une seule réponse de possible. La question fermée est celle qui se prête le plus facilement à l'analyse statistique. Pourtant, Platek et al. (1985) indiquent que le principal inconvénient de ces questions est que le concepteur doit prévoir toutes les réponses. Les questions ouvertes impliquent que la réponse est imprévue. Le participant est libre d'énoncer n'importe quelle opinion (Javeau, 1990). Ces questions sont préférables lorsqu'un sujet délicat est abordé. L'élaboration doit être soigneusement faite, afin de ne comporter aucune ambiguïté. La question doit être facile à comprendre et exempte de contresens, comme dans l'exemple suivant: À votre avis, quelle est la meilleure stratégie pour développer des habiletés d'observation chez les stagiaires en ergothérapie dans votre établissement?

***5e étape* :** Construire le questionnaire : suite à une consultation des volumes inscrits dans la liste des références, *six règles* simples peuvent guider la construction d'un questionnaire.

- Le langage utilisé doit être clair. Il est préférable de prendre la forme positive et éviter les questions négatives et de ne pas inscrire d'abréviations, à moins qu'elles ne soient connues de l'ensemble de la population visée par le questionnaire. (Platek et ses collaborateurs, 1985).

La question doit être courte. Les questions courtes sont préférables à celles trop longues. Il faut éviter les questions doubles, c'est-à-dire qui contiennent des "et" ou trop de détails. Le temps pour remplir un questionnaire ne devrait pas dépasser 45 à 60 minutes (Javeau, 1990).

- Les questions doivent éviter des termes sexistes ou biaisés. Certains mots ont des connotations négatives ou socialement indésirables. Ils peuvent entraîner des réactions de non-réponses ou de répulsion. C'est pourquoi il est préférable d'employer des mots neutres (Javeau, 1990).

- Les questions de même nature doivent être regroupées. Il faut les regrouper autour d'un même thème, comme par exemple, les renseignements généraux (âge, sexe, lieu de résidence) ou les données socio-économiques (revenu, emploi) (Platek et al., 1985). Un encadré de chaque section du questionnaire permet de bien les délimiter.

- L'ordre des questions est important. Elle influence les réponses. Il est d'usage de commencer avec des questions attirent l'intérêt du lecteur. Pour Javeau (1990), il est préférable de ne pas débuter avec des questions demandant un engagement trop personnel de la part du répondant, car il risque de ne pas poursuivre. Les questions les plus délicates ou personnelles doivent se retrouver dans le milieu du questionnaire. Pour sa part, Mucchielli (2004) propose de disperser les questions susceptibles de produire des réactions.

- La difficulté des questions doit être graduée. Pour aider le répondant, les questions ne doivent pas être perçues comme menaçantes. Les questions les plus faciles, comme celles ayant trait aux données socio-démographiques, devraient être placées à la fin d'un questionnaire. Même si le sujet est fatigué, cela sera facile pour lui de répondre. Il est donc essentiel de bien graduer les difficultés.

- Le questionnaire doit être facile à lire et à remplir. Pour Javeau (1990), l'aspect esthétique du questionnaire est important. Une typographie facile à lire et des points de repères augmentent la motivation du répondant. Afin d'éviter que le questionnaire soit trop compacté ou que des questions soient oubliées, il est préférable de mettre suffisamment d'espaces entre les questions. Platek et ses collaborateurs (1985) suggèrent un minimum de 1 cm pour l'inscription de deux chiffres. Ils proposent de mettre une ligne distinctive pour chaque catégorie de réponse. Si cela s'avère impossible faute d'espace, il faut positionner le petit carré (ou les crochets) à la droite afin de cocher la réponse, comme dans l'exemple ci-dessous :

Oui ☐ Non ☐

Dans le cas de questions ouvertes, il est préférable de mettre des lignes à double interligne pour favoriser l'écriture. De plus, ils proposent de mettre les termes importants en caractère gras. L'utilisation de feuilles de différentes couleurs facilite aussi la discrimination entre les différents questionnaires et donne un sentiment de travail accompli au répondant. La couleur devient aussi un point de repère pour l'enquêteur.

6e étape : Pré-tester le questionnaire : afin de raffiner le questionnaire, Mayer et Ouellet (2000) insistent sur le fait de le soumettre à un groupe restreint d'individus pour le pré-tester. Miller et Salkind (2002) suggèrent de choisir des gens ayant des caractéristiques similaires aux personnes qui seront interrogées. Javeau (1990) mentionne que les qualités attendues de la part du répondant, particulièrement celui participant au pré-test, sont la compétence, la compréhension, la sincérité la fidélité. Ces personnes ne feront pas partie de l'échantillonnage définitif (Mayer & Ouellet, 2000). Le pré-test sert à vérifier plusieurs éléments : la clarté et la précision des instructions ; le niveau de compréhension des termes utilisés ; la cohésion et l'enchaînement des questions; la redondance des questions ; la formulation de questions touchant un sujet délicat;la présentation générale, incluant l'ordre des questions ; le temps de passation du questionnaire.

En somme, la construction d'un questionnaire n'est pas une tâche qui s'improvise, car il existe des règles et différentes conventions à suivre. Également, d'autres étapes sont nécessaires, comme la validation et la standardisation. Il s'agit d'un processus long et rigoureux.

DEUXIÈME MÉTHODE : L'ENTREVUE

L'entrevue est une méthode de collecte d'informations peu coûteuse et facile d'accès pour les ergothérapeutes. Souvent, elle constitue la première étape dans la démarche évaluative. Il importe de bien différencier l'entrevue clinique de l'entrevue de recherche. En effet, cette dernière vise essentiellement à recueillir des données de recherche à partir de déclarations provenant de personnes susceptibles de les fournir (Mayer & Ouellet, 2000). Il s'agit d'une technique associée à la recherche qualitative. D'ailleurs, même si l'entrevue peut se décrire comme étant simplement une conversation avec un but, elle possède plusieurs éléments essentiels à connaître avant de l'expérimenter (Marshall & Rossman, 1999).

CARACTÉRISTIQUES DE L'ENTREVUE

Contrairement aux échanges verbaux qui meublent le quotidien, Mayer et Ouellet (2000) mentionnent que l'entrevue de recherche possède des qualités qui lui sont propres. D'abord, il s'agit d'une communication asymétrique. C'est-à-dire qu'uniquement le chercheur pose les questions, alors que le rôle du participant se limite à y répondre. L'entrevue vise toujours un objectif précis et cherche à explorer une thématique identifiée au départ par le chercheur. Il ne s'agit donc pas d'une conversation libre, mais plutôt d'un entretien organisé (Dooley, 2001). En fait, l'entrevue sert à recueillir la perception ou la vision d'un répondant sur un sujet particulier. Elle nourrit le chercheur en lui fournissant la matière première (le verbatim), qui favorisera sa réflexion sur un phénomène à étudier.

TYPES D'ENTREVUE

En consultant les écrits scientifiques, il existe de nombreuses typologies de l'entrevue. Pour les besoins de ce texte, trois types d'entrevues de recherche seront analysés, soit : 1) ouverte ou non-directive ; 2) semi-dirigée ; 3) structurée ou formelle. Comme le mentionne Miller et Salkind (2002), le degré de liberté ou de structure que détermine le chercheur lors de l'élaboration de l'entrevue amène à la fois des opportunités et des limites.

L'entrevue non-directive favorise l'expression spontanée et libre de la part de la personne interviewée à partir d'une question générale et ouverte. Ici, le rôle du chercheur consiste à écouter avec attention le participant et à être attentif à ses réactions. La spontanéité du discours guide les interventions du chercheur. L'entrevue risque de varier d'un répondant à l'autre (Mayer & Ouellet, 2000). Il faut faire attention car le participant peut s'égarer dans un discours sans lien avec la problématique. Le récit de vie et l'étude de cas sont deux exemples intéressants d'entrevue non directive, car ces méthodes incitent la personne à se confier et à exprimer son vécu de façon libre (Mayer & Ouellet, 2000).

L'entrevue semi-dirigée se fait à partir d'un guide d'entrevue, qui contient les questions et sous-questions. Le chercheur suit le guide avec une certaine latitude. Ce type d'entrevue est plus spontané que l'entrevue structurée. Il s'agit essentiellement de passer un ou des questionnaires à l'intérieur d'une entrevue face-à-face (Adams & Schvaneveldt, 1991).

ORGANISATION DE L'ENTREVUE

* *Élaboration des questions :* les principes énoncés pour le questionnaire s'appliquent aussi. Le langage utilisé doit être clair et simple, exempt de termes trop techniques et adapté à la culture de l'interlocuteur. La question doit être courte et éviter des termes sexistes ou biaisés (Merton, 1997). L'ordre des questions est important et la difficulté des questions doit être graduée. Il est préférable de mettre toutes les questions portant sur les renseignements généraux à la fin de l'entrevue. Ces questions sont habituellement faciles à répondre, même si le participant est fatigué (Mayer & Ouellet, 2000). Lorsque le thème proposé au participant est de nature personnelle ou très délicat (ex. sexualité, euthanasie), il est préférable de débuter par des questions de nature plus générale, afin de développer une relation de confiance avec celui-ci (Bouma & Ling, 2004). Il est possible que l'entrevue comporte des questions redondantes. Ces répétitions sont nécessaires afin d'amener le répondant à préciser son idée. Elles peuvent aussi servir à vérifier la constance d'une réponse (Mayer & Ouellet, 2000). Enfin, il faut éviter de forcer l'interlocuteur à répondre à tout prix et respecter le refus du participant de répondre, et ce, sans essayer de trouver les raisons de ce refus (Bouma & Ling, 2004).

* *Guide de l'entrevue :* afin de bien structurer la rencontre, il est essentiel d'élaborer un guide d'entrevue. Selon Strauss et Corbin (2004), le guide consiste en une liste des thèmes que le chercheur désire aborder. Dooley (2001) spécifie l'importance d'une grille d'entrevue souple, car il faut se laisser des possibilités d'approfondir en fonction des réactions spontanées du participant.

* *Pré-test :* le pré-test de l'entrevue est aussi une étape importante à faire, afin de vérifier la compréhension des questions (clarté et précision des termes, même signification pour tous), l'ordre de passation, le degré de collaboration des interrogés et le temps nécessaire. Idéalement, le pré-test doit se faire dans les mêmes conditions expérimentales que prévues et auprès de 3 à 5 personnes ayant des caractéristiques similaires à celles qui sont visées par la recherche.

* *Choix des participants :* contrairement à la recherche quantitative, les participants ne sont pas sélectionnés au hasard. À cet effet, Stainback et Stainback (1988) soutiennent que les personnes doivent être choisies en fonction de leur expérience en lien avec la problématique de la recherche. Il y a donc une sélection faite à partir des caractéristiques de l'individu qui devient un informateur clé. Cette personne doit être capable de s'exprimer de façon cohérente et être disposée à partager son vécu avec autrui. L'échantillonnage peut être effectué de diverses façons (ex. par boule de neige, de convénience) en fonction du but visé par l'étude. Également, il importe de s'assurer d'une diversité des personnes, que ce soit au niveau de l'âge, des rôles, des fonctions ou des points de vue (Stainback & Stainback, 1988). En fonction des objectifs de la recherche, le chercheur détermine s'il administre l'entrevue à un individu ou à un groupe (Lang & Heiss, 1991).

* *Endroit où se déroule l'entrevue :* l'environnement où se déroule l'entrevue doit être choisi avec soin afin d'avoir un maximum d'efficience (Merton, 1997). Il

doit être confortable et présenter le moins de distraction possible (par exemple éviter les restaurants). Le participant doit pouvoir parler librement, sans contrainte.

* *Enregistrement des données :* il s'agit d'une étape cruciale dans votre démarche de recherche. Un enregistrement inaudible, des piles trop faibles ou tout autre ennui technique entraînent la perte des données. C'est pourquoi l'utilisation d'un magnétophone de qualité supérieure, avec un micro intégré est un bon investissement. Il est important de faire un test et de bien vérifier les piles avant de commencer. Afin de faciliter l'analyse des entretiens, un journal de bord peut être utilisé par le chercheur (Bouma & Ling, 2004). Il devient le témoin de tous les éléments qui échappent à l'enregistrement sonore. Selon Bouma et Ling (2004), il est pertinent d'indiquer les décisions prises et les raisons les justifiant (ex. les événements particuliers entourant la sélection de sujets). Pour que cet outil soit utile lors de l'interprétation des résultats, il faut que les mêmes points soient inscrits.

* *Traitement et analyse des données :* afin de procéder à une analyse des données recueillies, il faut transcrire intégralement les propos des participants. Par la suite, le chercheur procède à une lecture flottante, suivi d'une analyse de contenu. Considérant les nombreuses caractéristiques de l'analyse de contenu, celle-ci fera ultérieurement l'objet d'une chronique. Entre-temps, les lecteurs intéressés à approfondir ce type d'analyse peuvent se référer au livre de Huberman et Miles (2003).

* *Possibilités et limites de l'entrevue :* différents auteurs (Adams & Schvaneveldt, 1991; Marshall & Rossman, 1999) mentionnent que l'entrevue implique une interaction plus intime et volontaire entre deux personnes. La présence du chercheur permet d'expliquer et de clarifier certains termes pour éliminer les ambiguïtés. Il lui est possible d'observer les réactions du participant. Il faut noter qu'à cause du caractère particulier de ce contact, l'individu qui est interviewé, conserve pour lui-même certaines informations. Malgré ce constat, les auteurs soulignent que de façon générale les personnes sont plus disponibles à parler qu'à écrire.

En somme, l'élaboration et la passation d'une entrevue ne s'improvisent pas. Par son travail, l'ergothérapeute utilise quotidiennement l'entrevue clinique. Il suffit de certains ajustement pour qu'il puisse se retrouver en possession d'un outil puissant, qui lui permet de recueillir des informations d'une richesse prodigieuse. Grâce à l'analyse de ces données, il sera possible pour les intervenants d'acquérir des connaissances sur le vécu des personnes et d'avoir une vision plus complète de la réalité qui nous entoure.

TROISIÈME MÉTHODE : L'OBSERVATION

Bien des théories actuellement utilisées dans les sciences sociales se sont basées sur la méthode de l'observation directe (Gauthier, 2003). Différentes méthodes proposées dans les écrits scientifiques sont illustrées afin que l'ergothérapeute s'approprie l'observation comme outil pour une recherche.

DÉFINITION

L'observation est une méthode systématique et structurée pour scruter la réalité (Mayer & Ouellet, 2000). Selon des auteurs (Angers, 2005; Lang & Heiss, 1991), il existe quatre formes d'observation en recherche, soit participante, désengagée, dissimulée ou ouverte. Ces catégories sont influencées par deux facteurs : **1)** le degré auquel le chercheur participe dans la situation qui est observée ; **2)** le niveau de dissimulation (ou de secret) entourant la période d'observation. En fait, l'observation permet une mesure directe provenant du rapprochement entre le chercheur et l'objet de recherche.

L'observation participante permet au chercheur de s'insérer dans la vie des personnes qu'il se propose d'étudier (Angers, 2005). Cette méthode de collecte des données est largement utilisée par les anthropologues. Elle favorise un contact direct avec des situations particulières et de tenir compte de l'atmosphère, de l'environnement et de l'action des gens (Neuman, 1999). Par exemple, un ergothérapeute qui désire mieux comprendre l'impact de l'arrivée pour une personne âgée dans une maison de retraite pourrait partager la vie quotidienne d'une nouvelle arrivante afin d'observer et d'étudier ses comportements selon différentes sphères qu'elle a déterminé au préalable (ex. activités de la vie quotidienne, contact avec la famille, les autres personnes âgées, intérêt face à l'activité). L'observation participante va plus loin que la simple observation, car elle vise à dégager le sens que donne les participants à leur réalité. Elle demande à l'observateur de pousser sa réflexion. Pour Angers (2005), une compréhension profonde de la situation observée et de ses significations, permettra de favoriser une prise de conscience du vécu et d'expliquer le phénomène observé. Si l'observation se fait de l'extérieur de l'objet de recherche, par exemple, si le chercheur observe les jeux des enfants fréquentant une crèche sans intervenir auprès d'eux, il s'agit d'une observation désengagée (Angers, 2005). Les interactions entre les enfants (coopération, compétition, communication), les jouets utilisés, la façon de les manipuler, le contexte entourant le jeu, les relations avec l'éducatrice sont quelques-unes des variables qui peuvent être notées. Dans ce cas-ci, l'observateur base sa compréhension de la réalité uniquement sur ce qu'il a vu et entendu (Angers, 2005).

QUATRE ÉTAPES DE L'OBSERVATION

Une bonne observation demande de la part du chercheur de la structure et de l'organisation des données. Il y a quatre étapes. La première concerne le *choix du sujet* et du terrain d'observation. Comme le mentionnent Wimmer et Domonick (2006), l'observation peut se faire autant dans des laboratoires que dans le milieu naturel de l'individu. Deuxièmement, il faut *déterminer le matériel à utiliser*. L'observation peut se faire sur du matériel verbal (enregistrement), non-verbal (texte, etc.) et productions graphiques de l'individu observé (Christians & Carey, 2003). Troisièmement, la *prise de note* est vitale pour la recherche. Il importe de saisir une multitude de détails sur les gens et l'environnement observé (Berg, 2004; Neuman, 1999). Pour Wimmer et Domonick (2006), il existe deux systèmes pour recueillir les faits: la grille d'observation et le cahier de bord. La grille est un instrument très précis et structuré avec laquelle il faut enregistrer des données. Il y a peu de texte, car il faut cocher ou encercler l'item observé (soit un événement, une action, une situation particulière). En ergothérapie, il existe de nombreuses grilles d'observation utilisées pour les évaluations (ex. développement de l'enfant, autonomie dans les A.V.Q.). Afin de rédiger des notes personnelles, plus factuelles, le chercheur peut opter pour un cahier de bord. Ces observations (ie. atmosphère, attitude, collaboration du participant, plan de l'appartement, type de communication verbale ou non-verbale) sont notées au fur et à mesure qu'elles apparaissent. Pour Neuman (1999), il est possible de consacrer autant le même temps à prendre des notes que pour observer. Également, le cahier peut servir à recueillir toutes sortes d'impressions, des illustrations, des schémas ou des idées en vrac (Neuman,

1999; Wimmer & Domonick, 2006). Il faut noter ces éléments tout de suite après la période d'observation, afin de ne pas les oublier (Neuman, 1999). Malgré l'absence de règles concernant les cahiers de bord, il faut déterminer à l'avance les éléments que l'on désire retrouver dans ce document. Également, des notes complémentaires peuvent être indiquées dans ce cahier. La quatrième étape concerne *le traitement et l'analyse des données*. D'un point de vue qualitatif, l'activité symbolique est centrale aux expériences personnelles et sociales. Pour comprendre les pensées de quelqu'un d'autre il faut utiliser les mêmes références symboliques. La conceptualisation est la deuxième phase de ce processus de recherche. Ici, la compréhension n'est pas déterminée par des statistiques, mais par le contexte (Christians & Carey, 2003). L'observation amène le chercheur à recueillir une multitude de données de différentes origines.

POSSIBILITÉS ET LIMITES DE L'OBSERVATION

La confiance que l'on peut placer dans les conclusions d'une recherche basée sur l'observation est directement proportionnelle à l'élimination de variables qui pourraient influencer les observations (Wimmer & Domonick, 2006). Voilà pourquoi l'observation, comme toutes les méthodes, possède des possibilités et des limites. Il importe d'abord de bien comprendre le pouvoir de l'observation et d'identifier, les éléments qui peuvent la biaiser.

En somme, l'utilisation de l'observation comme technique de recherche a très peu été utilisée en ergothérapie, pourtant elle constitue parfois la base de la démarche clinique. Comme le mentionnent Adams et Schvaneveldt (1991), l'observation permet de comprendre ce qui se passe dans la vie d'un individu en lien avec son environnement régulier.

QUATRIÈME MÉTHODE : L'ÉTUDE DE DOCUMENTS

La collecte des données, qui se fait en consultant des documents privés ou publics, porte parfois le nom d'analyse d'archives. Il s'agit de puiser des informations à partir de textes écrits, d'images, de bandes sonores ou visuelles. Plusieurs raisons peuvent guider le choix de cette méthode (Giordano, 2003, Payne, 2004). D'abord, à cause du sujet traité, il est possible que les répondants soient réticents à partager certaines informations confidentielles ou encore le matériel est difficilement accessible par l'observation, par passation de questionnaires ou d'entrevue. Par exemple, DePoy et Gitlin (2005) mentionnent le cas où le chercheur, désirant connaître la consommation d'alcool dans un quartier, évaluait le nombre de bouteilles d'alcool vides dans les poubelles ! Le matériel recueilli peut permettre d'avoir des informations précises sur des sujets parfois délicats... Également, l'utilisation de documents déjà existants permet d'éviter l'effet Hawthorne (c'est-à-dire le changement dans la réponse du participant comme conséquence directe de sa participation à l'étude) (DePoy & Gitlin, 2005). Une autre possibilité concerne l'utilisation de documents pour une étude rétroactive d'un phénomène ou son évolution à travers le temps. Mayer et Ouellet (2000) rapportent l'étude faite en 1985 par Saint-Armand et visant à comprendre l'internement en psychiatrie dans une province canadienne. À partir de l'étude des dossiers des personnes internées depuis fort longtemps, il constate l'utilisation comme contrôle social à l'époque de l'internement, car plusieurs admissions en psychiatrie proviennent d'un désir social de se débarrasser de quelqu'un de dérangeant. En fait, l'étude de documents représente une méthode de recherche simple et facilement accessible pour l'ergothérapeute. La grande force de cette approche repose sur son caractère non-intrusif et non-réactionnaire (DePoy & Gitlin, 2005; Marshall & Rossman, 1999). Elle se réalise sans perturber le déroulement des événements ou du programme d'interventions. Un autre avantage concerne le fait que le matériel soit accessible au moment qui lui convient. Comme les documents sont déjà existants, il y a une économie de temps et d'énergie au plan de la collecte des données (Creswell, 2003).

CHOIX DU MATÉRIEL

Les possibilités quant au choix du matériel sont très variées. Dossiers médicaux, lettres, journaux, prises de position officielle, procès-verbaux, textes scientifiques, journaux de bord, livres, dessins, photos, vidéos sont autant d'exemples de documents pouvant être utilisés à des fins de recherche (Marshall & Rossman, 1999). Lorsque ces documents sont trop nombreux, il est possible de faire un échantillonnage probabiliste (Angers, 2005). C'est la personne qui choisit un certain nombre, de façon aléatoire, parmi l'ensemble des pièces disponibles. Pour Angers (2005), la méthode scientifique de type historique permet de reconstituer le passé par l'étude de documents anciens et d'archives. Cette approche est valable pour un chercheur qui, par exemple, s'intéresse à l'évolution dans les écrits scientifiques d'un concept ou de la représentation sociale d'un phénomène particulier.

Plusieurs thématiques peuvent être explorées à l'aide de l'étude de documents. Il suffit de déterminer le sujet et d'évaluer si du matériel documentaire existe. Depuis quelques années, plusieurs recherches en ergothérapie utilisant cette approche (Harvey-Krefting, 1985; Reed, 1992) se retrouvent dans les écrits scientifiques. Par exemple, dans le but d'acquérir plus de connaissances sur les événements entourant le suicide, un chercheur pourrait procéder à l'analyse des lettres écrites par les personnes avant leur décès. Une autre étude pourrait s'intéresser aux justifications utilisées par les ergothérapeutes pour recommander des aménagements domiciliaires. Un autre exemple se rapporte à la compréhension de l'évolution de différents concepts dans la société, comme l'utilisation de la place de la personne handicapée dans les sphères décisionnelles. Une étudiante à la maîtrise (Trahan, 1992) a consulté de dossiers médicaux dans l'objectif d'identifier les facteurs associés à l'inaptitude à la marche pour les enfants ayant une infirmité motrice cérébrale et âgés de six ans. Dernier exemple, un ergothérapeute pourrait faire l'analyse des médiums thérapeutiques utilisés au cours des dix dernières années en ergothérapie auprès des individus ayant une maladie mentale sévère et persistante.

TRAITEMENT ET ANALYSE DES DONNÉES

De façon générale, c'est surtout le contenu manifeste qui est analysé lors de l'étude de documents (Angers, 2005; Marshall & Rossman, 1999). Il s'agit d'examiner ce qui est réellement formulé dans le texte ou ce qui ressort de l'image. C'est-à-dire obtenir une description objective et quantitative du contenu. Le chercheur doit mettre l'accent sur ce qui provient explicitement du document (Merton, 1997). Par exemple, l'ergothérapeute s'intéressant à l'évolution de la pratique libérale en France, pourrait contacter les différentes cliniques, lire les documents publicitaires et analyser les arguments évoqués par les professionnels pour justifier ce service. Il faut, cependant, être prudent face aux interprétations trop faciles et respecter vraiment le sens du contenu que l'individu apporte (Mayer & Ouellet, 2000).

Une autre façon d'analyser les données provenant de documents consiste à s'intéresser au contenu latent. C'est-à-dire à découvrir le sens caché des propos sous-entendus (Angers, 2005). Cette orientation comporte de la subjectivité de la part du chercheur, car l'analyse repose sur sa propre interprétation des mots ou des illustrations. L'utilisation de juges externes pour valider l'analyse s'avère nécessaire pour diminuer ce risque. Mayer et Ouellet (2000) soulignent qu'en recherche sociale, l'analyse du contenu latent demeure rare.

De manière plus générale, le chercheur doit organiser le matériel de façon à procéder à l'analyse. Pour cela, un système de classification est essentiel. Une fois les documents regroupés, chacun est numéroté et identifié sur une fiche. Il faut alors suivre un protocole pour analyser les informations (Creswell, 2003), celui-ci comporte huit étapes :

1) Prendre connaissance de l'ensemble de la documentation recueillie. Écrire sur une feuille à part toutes les idées qui émergent de cette lecture.
2) Prendre le document qui semble le plus intéressant. De quoi s'agit-il ? Quel est le sens du message contenu dans ce document ? Quels sont les éléments qui ressortent ? Relire et indiquer des notes sur les côtés.
3) Faire cet exercice pour plusieurs documents et établir une liste des thèmes qui émergent. Regrouper ensemble ceux qui sont similaires. Mettre ces idées en colonnes et identifier les thèmes dominants.
4) Maintenant, prendre la liste et retourner aux documents consultés. Pour chaque thème, identifier un code. Puis relire les documents et indiquer les codes appropriés aux segments de texte correspondant. Vérifier si aucun autre thème ressort.
5) Trouver les mots décrivant le mieux les thèmes et les transformer en catégories, voire à réduire la liste de catégories en regroupant ceux qui sont pareils. Si cela peut s'avérer utile, dessiner des lignes indiquant des interrelations entre les catégories.
6) Prendre une décision finale pour l'abréviations de chaque catégorie et les placer par ordre alphabétique.
7) Assembler le matériel sous chaque catégorie et poursuivre l'analyse.
8) Si cela est nécessaire, codifier à nouveau les données.

Comme le mentionne Creswell (2003), ces étapes permettent d'avoir un processus systématique d'analyse de données textuelles. Il s'agit de décortiquer l'information en unités, de les classer en thèmes ou catégories de les corréler avec le texte et de ressortir le message. Il faut souligner que Mayer et Ouellet (2000) proposent un chapitre détaillé sur l'analyse de contenu. Il est aussi possible d'opter pour une analyse plus quantitative, comme compter le nombre de fois qu'un mot revient dans un texte.

POSSIBILITÉS ET LIMITES

L'étude des documents représente un complément à d'autres techniques de collecte des données et permet d'assurer la rigueur scientifique à une recherche (Angers, 2005). L'analyse documentaire demeure une stratégie qui vise la "triangulation" des données. La triangulation consiste à utiliser une multitude de moyens pour recueillir des informations sur un sujet précis (Pourtois & Desmet, 1988). Par la triangulation, diverses sources de données permettent d'assurer une convergence en lien avec la compréhension du phénomène étudié (Angers, 2005). Fait à noter, malgré la notion de "triangle" dans le mot triangulation, ceci ne signifie pas obligatoirement l'utilisation de trois mesures, mais indique plutôt que le chercheur est encouragé à en faire plus qu'une seule (Rubin & Babbie, 2006).

Peu d'écrits scientifiques abordent directement les limites de cette méthode de collecte des données. À partir des connaissances acquises sur l'analyse des documents, quelques limites peuvent être mentionnées. D'abord, à cause de la composante subjectivité lors de l'analyse des données, les résultats peuvent être facilement contestés. Voilà pourquoi l'analyse doit être faite de façon rigoureuse. Le processus demande du temps et de l'intuition afin d'identifier les éléments les plus pertinents (Mayer & Ouellet, 2000). Malgré cela, l'étude documentaire demeure une méthode permettant l'accès à une variété de données non-exploitées et fournit des informations sur la réalité avec une vision différente.

* *
*

Quatre stratégies pour recueillir des données sont proposées aux ergothérapeutes. Ce sont des façons simples et intéressantes à intégrer dans son travail, particulièrement si une intervention est introduite. Il s'agit d'un bref survol et les personnes désirant les approfondir sont invitées à consulter les livres en référence.

BIBLIOGRAPHIE

ADAMS G.R., & SCHVANEVELDT J.D. – *Understanding research methods.* White Plains, NY: Lonman (1991). — ANGERS M. – *Initiation pratique à la méthodologie des sciences humaines.* (4e éd.). Anjou, QC: Éditions CEC (2005). — BERG B.L. – *Qualitative research methods for the social sciences* (5e éd.). Blackwell H. (2004). — BOUMA G.D. & LING R. – *The research process* (5e éd.). Melbourne, Aus: Oxford University Press (2004). — CHRISTIANS C.G., & CAREY J.W. – The logic and aims of qualitative research. Dans G.H. Stempel III, & B.H. Westley, *Mass communication research and theory,* (pp. 354-374). Englewood, NJ: Prentice Hall (2003). — CRESWELL J.W. Research design. Qualitative, quantitative and mixed approaches. Thousand Oaks, CA: Sage Publications (2003). — DE KETELE J.M., & ROEGIERS X. – *Méthodologie du recueil d'informations.* Bruxelles: De Boeck Université (1996). — DEPOY E., & GITLIN L.N. – *Introduction to research. Understanding and applying multiple strategies* (3e éd.). St-Louis, MO: Mosby (2005). — DOMHOLDT E. – *Rehabilitation research: Principles and applications* (3e éd.). Philadelphia, PA : Saunders (2004). — DOOLEY D. *Social research methods.* Upple Saddle River, N.J.: Prentice Hall (2001).

GIORDANO Y. – Conduire un projet de recherché : Une perspective qualitative. Colombelles, FR : Éditions EMS (2003). — HUBERMAN A.M. & MILES M.B. – *Analyse des données qualitatives.* Bruxelles, BEL: De Boeck Université (2003). — JAVEAU C. – *L'enquête par questionnaire.* Bruxelles: Les Éditions de l'Université de Bruxelles (1990). — LANG G. & HEISS G.D. — *A practical guide to research methods.* Lanham, MD: University Press of America (1991). — MARSHALL C. & ROSSMAN G.B. – *Designing qualitative research.* Thousand Oaks, CA: Sage Publications (1999). — MAYER R. & OUELLET F. – *Méthodologie de recherche pour les intervenants sociaux* (2e éd.). Boucherville, QC: Gaétan Morin (2000). — MERTON R.K. – *Éléments de théorie et de méthode sociologique.* Paris : Colin (1997). — MILLER D.C. & SALKIND N.J. – *Handbook of research design and social measurement* (6e éd.). Thousand Oaks, CA: Sage Publications (2002). — MUCCHIELLI R. – *Les entretiens face à face dans la relation d'aide* (18e éd.). Paris : Issy-les-Moulineaux (2004). — NEUMAN W.L. – *Social research methods.* Boston, MS: Allyn and Bacon (1999).

PAYNE G. – *Key concepts in social research.* Thousand Oaks, CA: Sage publications (2004). — PLATEK R., PIERRE-PIERRE F.K., & STEVENS P. – *Élaboration et conception des questionnaires d'enquête.* Ottawa, ON: Statistiques Canada (1985). — POURTOIS J.P. & DESMET H. – *Épistémiologie et instrumentation en sciences humaines.* Bruxelles: Pierre Mardaga Éditeur (1988). — REED K.L. *History of federal legislation for persons with disabilities.* American Journal of Occupational Therapy, 46, 397- (1992). — RUBIN A. & BABBIE E. – *Essential research methods for social work.* Belmont, CA: Thompson Publishing Compagny (2006). — STAINBACK S. & STAINBACK W. – *Understanding and conducting qualitative research.* Dubuque, IO : Kendall-Hunt Publishing Compagny (1988). — STRAUSS A. & CORBIN J. – *Social research methods: A reader.* New York : Routledge (2004). — TRAHAN J. – *Facteurs associés à l'inaptitude à la marche à l'âge de six ans chez l'enfant infirme moteur cérébral.* Mémoire de maîtrise non-publié. Université Laval, Département de médecine sociale et préventive (1992). — WIMMER R.D. & DOMONICK J.R. – *Mass media research: An introduction* (8e ed.). Belmont, CA: Wadsworth Publishing Company (2006).

TECHNOLOGIE ET PERSONNES ÂGÉES AVEC UNE DÉMENCE : QUELLES INFLUENCES SUR LA VIE QUOTIDIENNE EN MILIEU FERMÉ ?

I. MARGOT-CATTIN*

La démence est une maladie dont les populations vieillissantes doivent tenir compte. Ses conséquences perturbent la performance des activités de la vie quotidienne et viennent mettre en question les systèmes de santé ainsi que les professionnels (Wimo, Winblad & Grafström, 1999). Beaucoup de capacités cognitives déclinent (Allen, 1985; Thomas, 2001; Liu, Gauthier & Gauthier, 1991 ; Agüero-Torres, Fratiglioni & Winblad, 1998), alors que d'autres sont considérées comme ressources, tels la mémoire procédurale, décrite par Josephsson (1994) en tant que "mémoire du corps", car elle permet à la personne avec une démence avancée la réalisation de la plupart des tâches quotidiennes et des mouvements habituels. Le but d'une prise en charge de la démence est bien sûr la qualité de vie (Woods, 1999; Mozley *et al.*, 1999; Hasselkus, 1992).

Les activités humaines offrent des dimensions temporelles, psychologiques, sociales et symboliques, spirituelles, physiques, et contextuelles, qui sont toutes liées au bien-être (Christiansen, Clark, Kielhofner, Rogers, & Nelson, 1995). Dans le cas de la démence et d'une dégénérescence cognitive, le composant de la performance occupationnelle fait défaut. Lorsqu'on s'intéresse, en tant qu'ergothérapeute, à la performance occupationnelle des personnes avec une démence, il faut redéfinir le sens et le but des activités proposées. Le sens de l'activité est à la base de la motivation à agir, alors que le but va aider à organiser les comportements (Trombly, 1995). Les deux aspects sont nécessaires à la participation aux activités (OMS, 2002). Les êtres humains ont un besoin fondamental d'activités (Wilcock, 1998), et ceux qui vivent avec une démence avancée en sont privés.

Ainsi, au lieu d'essayer de remédier aux incapacités (Fisher, 1998; Nygard, Borell & Gustavsson, 1995), les professionnels doivent maintenant promouvoir des stratégies de compensation et d'adaptation (Nygard, & Borell, 1995; Schkade & Schultz, 1992). La participation à des activités habituelles offre un sentiment de répit et de calme pour les personnes démentes (Nygard & Ohman, 2002; Nygard & Borell, 1998). C'est pourquoi les activités dans le contexte de la démence peuvent revêtir des propriétés "soignantes", en faisant émerger le bien-être et un sentiment d'appartenance (Hasselkus, 1991).

Le sentiment de bien-être est favorisé par une perspective holistique des activités humaines (Hasselkus, 2002; Green & Cooper, 2000) et du rôle joué par l'environnement de vie (Rowles, 1991). Zgola (1988 p. 28) le dit : *"Un environnement calme, prévisible, et tolérant peut offrir la sécurité nécessaire au client d'utiliser ses compétences au maximum de ses possibilités"*. Ainsi, le bien-être, l'image de soi et de ses compétences, sont renforcés par un environnement adéquat (Rowles, 1991;

* Responsable de formation filière ergothérapie HES-SO, éésp, Lausanne, Suisse et Ergothérapeute-cheffe, Puzzle-Consulting Sàrl, Les Crosats, CH-1474 Bollion
i.margot-cattin@puzzle-consulting.ch

Carswell, Carson, Walop & Zgola, 1992). Cet environnement, que la personne avec une démence peut ressentir, est appelé *"life world"* ; il est unique pour chaque personne (Rowles, 2000). Se plonger dans cet environnement permet de se *"sentir à sa place"* (being in place) et d'améliorer son bien-être (Hasselkus, 2002).

En résumé, donner du sens dans les activités quotidiennes est essentiel pour le bien-être et la qualité de vie des personnes avec une démence (Hasselkus, 2002; Bamford & Bruce, 2000; Green & Cooper, 2000; Mozley *et al.*, 1999) et peuvent être utilisées dans les unités de soin ou d'accueil temporaire. Ainsi, donner du sens et réussir des activités habituelles devient plus important que le résultat produit, qui est souvent inatteignable sans aide pour la plupart des personnes avec une démence avancée. Les activités sont donc à la source d'une bonne image de soi et de pouvoir se sentir à sa place (Hasselkus, 2002 ; Rowles, 2000). Elles contribuent directement au bien-être et à la qualité de vie. Ainsi, l'environnement de soins, notamment lorsqu'il encourage le bien-être chez les personnes avec une démence avancée, est un sujet d'intérêt vital. Le but de cette étude est d'explorer l'impact d'une technologie de contrôle des accès sur la création d'un environnement favorable à la qualité de vie.

DÉAMBULATION ET TECHNOLOGIE

La désorientation spatiale est à l'origine de plusieurs questions sociales et éthiques, car les personnes avec une démence peuvent se mettre en danger lorsqu'elles partent de chez elles et se perdent (Liu, Gauthier & Gauthier 1996; Liu, Gauthier & Gauthier 1991). La déambulation est difficile à vivre, notamment pour les proches qui anticipent le danger. La réaction habituelle est de réduire l'autonomie afin d'assurer la sécurité (Graneheim, Norberg & Jansson 2001; Woods, 1999). Pourtant, il existe d'autres solutions, tels qu'une approche environnementale avec des programmes de marche (Colombo *et al.*, 2001) ou l'utilisation d'une technologie électronique de contrôle des mouvements et des accès (McShane & Hope 1994; McShane *et al.*, 1998). La déambulation est une cause importante (Gallais J.L. 2000) et fréquente (Kiely, Morris & Algase, 2000) d'hospitalisation en milieu psychiatrique fermé, les techniciens et le personnel médical ont créé des technologies pour suivre les déplacements des personnes à travers l'utilisation d'un transmetteur électronique, souvent attaché aux vêtements (McShane & Hope 1994).

Plusieurs définitions de la déambulation existent. Pourtant, il existe un consensus dans la littérature pour reconnaître l'importance du problème pour les proches et les institutions (Devereaux Melillo & Futrell 1998). Les technologies de contrôle des mouvements ne sont reconnues que partiellement comme efficaces, notamment à cause de problèmes éthiques, tels que l'acceptation de la technologie par les personnes concernées (McShane & Hope 1994). En réalité, plutôt que d'empêcher la déambulation, cette technologie diminue la durée pendant laquelle la personne est perdue, ce qui implique moins de risques d'accident (McShane & Hope 1994). D'une part, une technologie de surveillance apporte une solution pour créer un environnement plus sûr, d'autre part elle met en évidence des considérations éthiques de respect des droits fondamentaux et de la dignité humaine. Il est donc important de bien évaluer l'utilisation qui est faite de cette technologie (Welsh, Hassiotis, Mahoney & Deahl 2003).

La Fondation Suisse pour les Téléthèses (FST) a développé une technologie devant permettre de répondre au problème de la déambulation. La première génération (Quo Vadis I) est de type contrôle des mouvements. Une alarme sonne lorsque la personne franchit un périmètre déterminé. Quo Vadis II, de la deuxième génération, s'utilise à l'intérieur d'une habitation et a l'ambition de contrôler les accès, en débloquant les portes seulement pour les personnes autorisées (Renard 1997; Gabus 1998). Chaque porte de l'unité de soin est équipée d'une antenne qui bloque ou débloque la serrure. Lorsque quelqu'un portant la bonne carte à puce électronique s'approche de la porte, celle-ci se débloque et l'accès est possible. Ainsi, Quo Vadis II influence directement l'environnement de vie des personnes concernées.

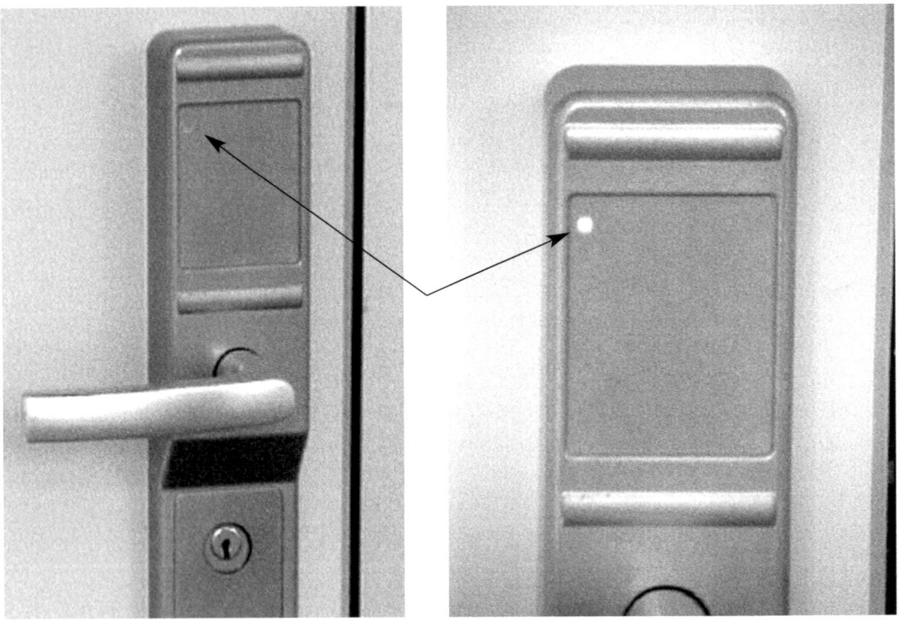

Fig. 1 : Système de blocage de porte Quo vadis II
La lumière au-dessus de la poignée indique l'état de la serrure. Rouge est fermée à clé, orange indique la détection d'une carte à puce dans la proximité de l'antenne et vert annonce le déblocage de la serrure.

Comme Quo Vadis II ne fait l'objet que de peu d'études d'évaluation et aucune utilisant une perspective qualitative, il semble important de mieux comprendre comment les personnes avec une démence utilisent et interagissent avec cette technologie.

Le but de la présente étude est de décrire et de mieux comprendre les influences de Quo Vadis II sur les activités de la vie quotidienne de personnes avec une démence avancée dans une unité de soin fermée.

MÉTHODOLOGIE

Le lieu choisi pour l'étude est une unité de soins fermée, spécialisée dans la prise en charge de personnes avec une démence, présentant des troubles du comportement. L'unité contient 16 lits, dont deux chambres à 2 lits. L'accès à l'unité se fait par des escaliers ou un ascenseur, les deux sous contrôle de Quo Vadis II. Le lieu de vie central de l'unité est la salle à manger et salon, d'où partent deux ailes avec les chambres d'un côté et vue sur le jardin de l'autre. L'accès aux chambres est contrôlé par Quo Vadis II. Il est possible d'amener des effets personnels afin de décorer les chambres. Les familles ont un droit de visite à toute heure pour autant qu'ils possèdent une carte électronique leur permettant de ressortir de l'unité.

Les participants : Les participants à l'étude sont d'une part des personnes hospitalisées dans l'unité, et d'autre part le personnel travaillant dans l'unité. La participation est volontaire et un consentement éclairé est demandé. Pour les personnes avec une démence, le consentement des familles est également nécessaire, car la fiabilité de leur accord était difficile à évaluer (Kim *et al.,* 2001).

Concernant les personnes hospitalisées, le critère principal de participation est d'être diagnostiqué avec une démence selon les critères de la CIM-10 (OMS, 1994). Trois personnes ont été impliquées de manière plus soutenue dans les observations, afin d'enrichir les données recueillies de manière générale dans l'unité. Sur 6 mois de recueil des données, 15 personnes ont été observées, dont 3 plus précisément. Nous les appellerons Liliane, Valentin et Rose, qui sont des noms fictifs. Leur MMS (Folstein, Folstein, & McHugh, 1975), utilisé de manière habituelle dans l'unité, se situe entre 0 et 14 points. Les 3 participants ont bénéficié de visites fréquentes de leur famille.

Concernant le personnel, 13 membres ont été interviewés (infirmière, aide, médecin, femme de ménage, animatrice, ergothérapeute, etc.). Pour des raisons de confidentialité, la profession et les tâches des personnes ne sont pas signifiées. Les participants membres du personnel devaient avoir travaillé dans cette unité depuis au moins 6 mois au moment du début de la récolte des données.

RECUEIL DES DONNÉES

La forme choisie pour le recueil des données utilise une méthodologie qualitative de type ethnographique (de Laine, 1997; Garfinkel, 1984; Krefting, 1989). De fréquentes observations et deux tours d'entretiens ont été menés. Des sessions d'observation d'une heure, commençant dans le lieu central de l'unité, à savoir la salle à manger, ont permis de suivre les habitants dans leurs activités habituelles. Les observations ce sont d'elles-mêmes organisées autour de courtes "histoires de vie" de l'unité, cela étant dû aux troubles de la mémoire et cognitifs des personnes avec une démence (Rowles, 1991). Les entretiens sont de type structuré et durent environ une heure. Les entretiens ont tous été enregistrés puis transcrits, afin d'assurer la conservation des données (Kvale, 1996). Les questions abordées sont en lien avec les observations et traitent principalement des représentations et sens donnés aux comportements (Bogdan & Biklen, 2002).

ANALYSE DES DONNÉES

L'analyse des données commence déjà lors du recueil et il y a un va-et-vient entre le recueil et l'analyse, les deux aspects s'influençant mutuellement (Burgess, 1994).

La phase de comparaison commence par la lecture et la relecture de toutes les données des observations et des entretiens, ceci afin d'assurer une bonne compréhension du contenu (Bogdan & Biklen, 2002). Les données ont ensuite été codées, chaque paragraphe donnant un sens au code choisi. Plus d'une vingtaine de codes sont ressortis de cette phase d'analyse et ont été classés (Bryman & Burgess, 1994). Une hiérarchie a pu être déterminée entre les codes et des liens sont apparus, ce qui a permis de dégager quelques thèmes. La dernière phase d'analyse consiste à organiser ces thèmes afin de les rendre compréhensibles et de pouvoir les présenter dans les résultats de l'étude.

CONSIDÉRATIONS ÉTHIQUES

Cette étude a relevé plusieurs questionnements éthiques, notamment en ce qui concerne la confidentialité des données, notamment lorsqu'on implique une population vulnérable telle que des personnes avec une démence et leur famille. Toutes les indications permettant la reconnaissance de personnes ont été supprimées ou changées dans les résultats. L'implication et l'information des familles dans le processus de recherche ont également été un souci continu. Le secret professionnel et de fonction a également été préservé.

Les personnes atteintes de démence ne peuvent parfois pas donner leur consentement éclairé (Kim *et al.* 2001). Il a été nécessaire, dès lors, de mettre sur pied une procédure permettant d'identifier les signes indicateurs d'une augmentation de l'angoisse ou de tout autre sentiment d'insécurité et de mal-être. Ainsi dès l'apparition de ces signes, différents pour chaque participant, les observations étaient arrêtées (Kim, Karlawish & Caine, 2002).

LES RÉSULTATS

Le premier résultat est de se rendre compte que cette technologie doit remplir 3 conditions importantes avant de pouvoir influencer les activités et la vie des personnes hospitalisées.

Quo Vadis II, étant en phase de test, se devait d'être technologiquement sûr, c'est-à-dire ne pas tomber en panne, où ne pas laisser sortir une personne qui n'y serait pas autorisée. Pendant l'étude, il n'y a pas eu de souci à ce sujet et les participants considéraient que la technologie fonctionnait bien. Le temps de réaction du système à la vitesse de déambulation des personnes a été évalué et la sensibilité de l'antenne améliorée afin de compenser un problème technique. La condition la plus difficile à respecter a été de maintenir la carte magnétique sur la personne. Plusieurs participants hospitalisés perdaient leur carte, la jetaient ou se l'échangeaient.

Les influences déterminées par les participants concernant le système Quo Vadis II sont complexes et méritent d'être présentées sous forme d'un schéma. Les résultats sont organisés en 3 thèmes, chacun ayant plusieurs sous-thèmes.

Thème 1

Le système promeut un sentiment de sécurité à la fois chez la personne hospitalisée que chez le personnel. L'influence du système s'est révélée très complexe, car le sentiment de sécurité a plusieurs composantes, à la fois intrinsèque et extrinsèque, c'est-à-dire lié à l'environnement et à la technologie de contrôle des accès. Le premier thème a deux sous-thèmes : un environnement sécurisé et la sécurité comme combinaison de "privacité", d'autonomie et de sentiment de capacité.

** L'environnement sécuritaire :* Il exprime la relation entre un environnement physique et humain sécurisé et la compétence des personnes démentifiées à "sentir" l'ambiance du service. Une infirmière le dit clairement : *"C'est incroyable comme parfois, lorsque nous (le personnel) nous sommes peu nombreuses, les patients sont tous excités, complètement perdus. J'imagine qu'ils sentent notre état d'esprit, comme si je suis stressée, c'est justement là que M.J. va choisir pour être agressif avec moi et me frapper. Alors je me calme, je me relaxe lorsque je sais que la journée va être stressante et j'essaie de projeter la sécurité, et la plupart du temps ça marche"*. Le personnel peut se "relaxer" car ils savent que leurs patients sont en sécurité dans cet environnement. Ainsi, le système permet d'aider le personnel à transférer un sentiment de calme et de sécurité aux résidents de l'unité de soins.

** La sécurité comme combinaison de l'intimité, l'autonomie et le sentiment de capacité :* La technologie de contrôle des accès, Quo Vadis II, apparaît avoir une influence directe sur les besoins d'intimité et d'autonomie de mouvement des personnes, ainsi qu'une influence moins directe sur le sentiment de compétence.

Le système permet d'assurer à tous les résidents un accès privé à leur chambre, sans que d'autres résidents puissent y entrer, se coucher dans leur lit, fouiller dans leurs affaires ou uriner dans leur chambre. Un membre du personnel rapporte : *"Depuis la mise en place du système, on a moins de problèmes avec ces résidents qui vont dans toutes les chambres, sortent les habits des placards, touchent tout, mangent tout ce qui traîne, urinent dans les chambres. On a eu un Monsieur comme ça qui urinait contre tous les murs de sa chambre. Sans Quo Vadis, il aurait fait ça dans toutes les chambres, imaginez-un peu !"* La présence du système permet aux résidents d'avoir accès à un lieu privé sans avoir à se préoccuper de protéger leurs affaires ou à se protéger eux-mêmes.

L'autonomie exprimée à travers les données recueillies doit être comprise comme la liberté de mouvement et la liberté de choisir dans quelle direction marcher. *"Un des grands avantages de ce système, c'est que le patient est libre de marcher, de déambuler, d'aller où il veut, d'avoir plus de liberté, et s'il est autorisé, d'avoir accès au jardin librement, quand il le désire et sans avoir à nous demander."* En débloquant la serrure, cette technologie permet le mouvement à travers l'unité de soins et surtout laisse le choix aux personnes de la direction à prendre. Un des résidents qui déambulait toute la journée a bénéficié directement du système. Sa chambre ayant été située en fin de corridor, Quo Vadis II débloquait la serrure à son approche et lui offrait l'accès à sa chambre. Il en profitait pour se coucher quelques instants sur son lit afin de se reposer avant de repartir pour de nouvelles déambulations. Cette disposition de la chambre couplée avec l'influence du système a permis à l'un des participants de se reposer dans la journée et d'améliorer sa qualité de vie.

Une personne dit : *"ça [la carte magnétique], ça m'aide à trouver ma chambre, je sais que je peux toutes les essayer, alors je peux sans autre oublier laquelle est la mienne et quand même la trouver, c'est la seule qui s'ouvre"*. La réussite de cette activité a également un rôle à jouer dans le bien-être ressenti. Un membre du personnel raconte : *"C'est beaucoup de frustration pour eux, ils cherchent à ouvrir toutes les portes et n'y arrivent pas, ils sont fâchés. Enfin ils trouvent leur chambre et tout d'un coup, la porte elle s'ouvre, ils ne comprennent pas vraiment, mais je peux le voir sur leur visage, ils sont fiers de leur succès. C'est comme s'ils disaient c'est moi qui l'aie fait, tout seul ! Oui, je pense que le système leur permet de réussir quelque chose de temps en temps et que cela baisse leur angoisse"*. La mise en place du système, d'après le personnel, a diminué le nombre d'essais infructueux pour ouvrir la porte de leur chambre et ainsi fait baisser le niveau d'angoisse des habitants de l'unité de soins.

En résumé, le thème 1 décrit comment la technologie de contrôle des accès influence le mouvement et la déambulation des résidents, en garantissant un environnement sécuritaire, en protégeant leur chambre et leurs objets personnels des autres résidents, en soutenant leur autonomie et en renforçant un sentiment de compétence par la réussite d'une activité simple. Tous ces éléments permettent de réduire l'anxiété ambiante à la fois du personnel et des résidents, et ainsi promouvoir un sentiment de sécurité auprès des deux catégories de participants.

Thème 2

Le système aide à la construction d'un sentiment de territoire chez les personnes hospitalisées : A travers une influence indirecte, le système semble contribuer à la délimitation d'un espace privilégié pour les personnes avec une démence avancée. La chambre prend beaucoup d'importance dans la construction d'un territoire et du sentiment d'appartenance, inhérents à tous les êtres humains.

* *La chambre comme territoire :* Les personnes hospitalisées ont un accès protégé à leur chambre, ils ne peuvent entrer dans la chambre du voisin, ce qui offre une sécurité pour leurs objets personnels, mais aussi pour eux-mêmes. Une personne démentifiée me prenait souvent par la main pour m'emmener dans sa chambre et me montrer ses photos de famille. Elle était capable de me donner le nom de la personne sur la photo. Quand elle avait fini, elle rangeait toutes les photos en une pile et les glissait dans le tiroir de la commode. La possibilité d'accéder librement à sa chambre était très importante pour cette personne. La pièce devenait familière et plus elle l'utilisait, plus elle correspondait à son image. Sa chambre et les activités qu'elle y faisait lui permettaient d'accéder à son image et de se reconstruire à chaque fois. Ses habitudes marquées par ses activités lui offraient une familiarité et par-là un accès à la notion de territoire si importante pour les êtres humains. Quo Vadis II, en assurant un accès privé, facilite la création d'un territoire pour les personnes avec une démence avancée.

* *Le territoire familier est un reflet des habitudes de vie :* La chambre est non seulement vécue comme un lieu privé, mais également comme un lieu familier, notamment à l'aide de la présence d'objets personnels et intimes. Aucun autre lieu de l'unité de soins ne peut être qualifié de familier autant que la chambre privée, car les autres locaux sont communs. La familiarité de la chambre, soutenue principalement pas des objets personnels (photos, habits, tableaux, petits meubles, etc.), contient les activités habituelles et par-là même les habitudes de vie. L'appropriation du territoire s'est ainsi basée sur la possibilité pour les résidents de se sentir confortables dans ce lieu familier.

Un membre du personnel explique : *"ils vont dans leur chambre pour voir si elle correspond à leur image. Et tous les résidents qui vont régulièrement dans leur chambre y ont des objets personnels. Parfois c'est une peluche ou une photo ou un objet familier sur la table de nuit. Je pense que cela représente un attachement au passé ou une appartenance à leur identité, un point de référence familier dans un environnement étranger."* Quo vadis II, en leur permettant d'accéder à leur chambre, offre aux résidents un accès à leur passé dans un territoire se situant dans le présent.

En résumé, la chambre protégée et le territoire privé facilitent l'accès aux souvenirs du passé et améliorent le bien-être grâce au sens personnel attribué aux activités habituelles qui peuvent avoir lieu dans la chambre. En assurant un accès protégé à la chambre, le système contribue à la création de la notion de territoire.

Thème 3

Le système aide à l'adaptation à un nouvel environnement : Le personnel rapporte que les nouveaux résidents ont besoin de moins de temps pour trouver leur place dans l'unité et faire face à leur environnement que lorsque le système Quo vadis II n'était pas installé. Plusieurs facteurs sont mis en avant : l'utilisation du territoire pour faire face au traumatisme de l'hospitalisation, l'utilisation de points de référence et l'utilisation du système pour faciliter l'apprentissage de cheminements permettant de s'orienter dans le nouvel environnement.

* *Le rôle du territoire pour faire face au traumatisme de l'hospitalisation :* Les personnes âgées souffrant d'une démence et hospitalisées doivent surmonter le traumatisme de l'hospitalisation, car leurs habitudes de vie sont complètement changées et leur mémoire défaillante ne leur permet pas de comprendre ce changement. Il s'agit d'une perte supplémentaire que les résidents doivent vivre, en plus de toutes les autres pertes depuis le début de leur maladie. *"Il y a déjà la perte de leur maison, la perte sociale est terrible, aussi. Je dirais aussi le travail, en tout cas pour ceux qui ont une démence présénile, c'est terrible... Mais la perte sociale, les amis, les relations, tous les contacts en dehors de chez eux, ils perdent tout...et puis il y a encore les pertes liées à la mémoire, ils perdent des parts importantes de leur histoire. En fait, ils perdent leur intégrité et leur identité, c'est profond et traumatique. Alors ils le sentent, quand ils sont hospitalisés. Et nous, on leur prend leur liberté."* Le personnel met en évidence des comportements qui se défendent contre ce traumatisme, comme le déni, l'agressivité et l'utilisation de la chambre comme un lieu de ressourcement. *"Ils utilisent leur chambre comme un lieu dans lequel ils peuvent s'isoler pour un petit moment, pour se reposer, ou se ressourcer, trouver de nouvelles forces pour affronter cette situation étrange."* Ainsi, l'accès à la chambre est primordial dans la possibilité que les résidents ont de surmonter le traumatisme de l'hospitalisation.

* *Les points de référence soutenant l'orientation et l'adaptation :* Le système Quo Vadis peut les aider dans l'apprentissage de points de référence dans l'unité et de cheminements toujours identiques pour atteindre les points stratégiques de l'environnement. Ainsi en partant de leur chambre, ils retrouvent et arrivent à s'orienter dans le nouvel environnement. Deux activités de la vie quotidienne offrent des points de référence temporels et spatiaux. D'une part, la prise des repas à heure fixe et lieu fixe permet au résident de structurer sa journée. D'autre part, la chambre devient un point de départ pour la création de cheminements dans l'unité. Des habitudes sont prises et répétées à chaque endroit de l'unité. Par exemple, une des participantes, en sortant de sa chambre, tournait toujours à droite, bien que le corridor continuat sur la gauche. En tournant à droite, elle rejoignait le lieu de vie principal et la plupart des activités d'animation. Une fois cette habitude prise, jamais elle n'a été observée tournant à gauche depuis sa chambre. De plus, la photo de son mari collée sur la porte lui donnait le repère spatial nécessaire à ce qu'elle retrouve sa chambre. L'image de son mari, familière, et l'ouverture réussie et répétée de la chambre lui ont permis de s'orienter dans l'unité de soin.

En résumé, pour faire face à l'environnement de manière adéquate, il semble nécessaire d'apprendre des cheminements et des points de référence. Ainsi, les déplacements sont plus intentionnels, contrôlés et atteignent plus souvent leur but. Le système Quo vadis II a une influence directe sur l'apprentissage des cheminements, car il empêche les résidents de se perdre dans les chambres qui ne sont pas les leurs et en les incitant à se diriger dans la bonne direction, en limitant leurs accès. Il semble que le temps nécessaire à l'adaptation à un nouvel environnement soit raccourci par l'existence de Quo Vadis II.

DISCUSSION

Les résultats montrent que le but de l'étude est atteint, des influences ont été déterminées et expliquées. Ils ne permettent pas, par contre, de généraliser à d'autres situations ou à d'autres hôpitaux. Ils semblent montrer que Quo Vadis II, sous quelques conditions, pourra influencer favorablement les activités et la vie des personnes hospitalisées. Les résultats viennent s'ajouter à d'autres études suggérant que la première influence d'une technologie de surveillance soit d'assurer la sécurité, en empêchant les résidents de déambuler en dehors d'un périmètre donné (Welsh *et al.* 2003; McShane & Hope, 1994; McShane *et al.* 1998). Dans le cas présent, il s'agit de l'unité de soin. Pourtant, la simple existence d'un tel système dans un lieu de soin ne garantit nullement que les résidents démentifiés bénéficieront en terme de sentiment de sécurité, de territoire ou d'adaptation accrue. C'est bien plutôt l'utilisation qui est faite de cette technologie dans le contexte de soin qui va déterminer le type d'influence provoquée (Welsh *et al.* 2003).

Découvrir que les personnes démentifiées ont les capacités de créer un "territoire", au sens ethnographique de "cabanon" (Gontier, 1987; Rosselin, 1994), donne une image positive de leurs compétences et augmente la perception des professionnels quant à leurs ressources et leurs capacités. Comme le territoire est reconnu par l'ethnologie comme un "universo", les participants démontrent que malgré des déficits cognitifs énormes, ils ont la capacité à être à leur place (Rowles, 2002; Rosselin, 1994). De même, Lawton (2001) montre que l'intimité est essentielle pour la qualité de vie dans la prise en charge des personnes avec une démence.

Il est possible de faire un lien entre l'effet de Quo Vadis II concernant l'apprentissage de cheminements et les techniques d'orientation sur la réalité (Base de données Cochrane). Il semble qu'un entraînement spécifique permette d'augmenter l'orientation et aux personnes démentifiées d'apprendre des chemins ou des points de référence, afin de mieux s'adapter à leur environnement (Woods, 1999).

De manière générale, les résultats semblent offrir plusieurs possibilités d'interaction dans l'utilisation d'un système électronique de contrôle des accès, pour autant que les conditions de départ soient respectées. Les résultats montrent également que les personnes avec une démence avancée (MMS entre 0 et 17) ont encore des ressources et des compétences (Mozely *et al.* 1999).

CONSIDÉRATIONS MÉTHODOLOGIQUES

Les résultats ont pu être influencés par une attitude dans l'ensemble positive du personnel travaillant dans l'unité de soin ; les données récoltées reflètent une vision plutôt positive. Pourtant, il est important de noter que le personnel n'avait pas une attitude positive par rapport à la technologie elle-même ou par rapport à tout type de technologie. Certains membres du personnel n'appréciaient pas même d'allumer l'ordinateur de l'unité. De plus, l'installation de Quo Vadis II ne s'était pas faite sans refus et critiques de la part du personnel. A la lumière de ces éléments, les résultats sont bien le reflet de ce que le personnel et les résidents ont vécu comme expérience en lien avec la technologie de contrôle des accès. Par contre, les raisons expliquant pourquoi les résidents ne bénéficient pas d'un tel système ne sont pas explorés dans cette étude, mis à part l'existence des conditions de départ. Des études complémentaires sont nécessaires afin de déterminer plus précisément les conditions optimales dans lesquelles les personnes avec une démence avancée peuvent bénéficier des influences du système.

L'objet de l'étude étant complexe, les choix méthodologiques ont mis en avant une approche également complexe, ce qui entraîne également des risques. Des sources multiples de récolte des données ont permis de montrer plusieurs points de vue et de mieux comprendre la globalité de la situation vécue. Cette variété dans les données a amené une richesse reflétant la vie de l'unité, mais aussi une complexité qu'il a fallu traiter avec précautions dans la phase d'analyse (Aamodt, 1982). Le choix de faire appel tant aux résidents de l'unité qu'au personnel a induit un risque de conflit dans la méthode d'analyse utilisée. Pourtant, se restreindre à l'observation uniquement n'aurait pas fait apparaître la richesse de commentaires, réflexions, interprétations, illustrations et comparaisons. Des entretiens avec uniquement les résidents auraient soulevé des questions de confiance des résultats, car certains résidents n'auraient pas été capables de transmettre leurs expériences à travers la communication verbale. Des entretiens avec uniquement des membres du personnel auraient créé un biais centrant le sujet de l'étude sur l'expérience du personnel de l'unité et non plus des personnes en situation de démence avancée.

Plusieurs considérations éthiques ont été soulevées au cours de cette étude, notamment en lien avec le consentement éclairé nécessaire à la participation, ainsi que la garantie de la confidentialité.

* *
*

La technologie et les démences sont en apparence en opposition à cause de la nécessité d'avoir des capacités cognitives pour utiliser la technologie et du risque d'une mauvaise utilisation. Cette étude révèle les possibilités d'influencer sur la qualité de vie des personnes hospitalisées. Lorsque, consciemment, une technologie de contrôle des accès est installée dans un but précis, il est possible d'influencer le sentiment de sécurité, de territoire et les possibilités d'adaptation des personnes avec une démence avancée. Pourtant il est important d'explorer plus précisément les conditions nécessaires à une utilisation optimale d'un système de contrôle des accès et de développer des lignes directrices permettant une "bonne pratique" (best practice).

Bibliographie

AAMODT A.M. – *Examining ethnography for nurse researchers*. Western Journal of Nursing Research, 4, 209-220 (1982). — AGÜERO-TORRES H., FRATIGLIONI L. & WINBLAD B. – *Natural History of Alzheimer's Disease and other Dementias: review of the literature in the light of the findings of the Kungsholmen project.* International Journal of Geriatric Psychiatry, 13, 755-766 (1998). — ALLEN C.K. – *Occupational Therapy for Psychiatric Diseases : Measurement and Management of Cognitive Disabilities.* Boston : Little Brown and Company (1985). — AMERICAN PSYCHIATRIC ASSOCIATION – *Diagnostic and Statistical Manual of Mental Disorders* (4th ed. rev.). Washington, DC : Author (1994). — BAMFORD C. & BRUCE E. *Defining the Outcomes of Community Care: the Perspectives of Older People with Dementia and their Carers.* Aging and Society, 20, 543-570 (2000). — BOGDAN R. & BIKLEN S. – *Qualitative research for education. An introduction to theory and methods.* Boston: Allyn & Bacon (1982). — BORELL L. – *The Activity Life of Persons with Dementia Disease.* Doctoral Dissertation. Stockholm : Department of Geriatric Medicine, Karolinska Institute (1992). — BRYMAN A. & BURGESS R.G. – *Analyzing qualitative data.* London: Routledge (1994). — BURGESS R.G. – *In the field. An introduction to field research.* Contemporary Social Research: 8. London: Routledge (1984). — CARSWELL A., CARSON L., WALOP W. & ZGOLA J. – *A Theoretical Model of Functional Performance in Persons with Alzheimer Disease.* Canadian Journal of Occupational Therapy, 59, 132-140 (1992).

CHRISTIANSEN C., CLARK F., KIELHOFNER G., ROGERS J., & NELSON D. – *Occupation (position paper).* American Journal of Occupational Therapy, 49, 1015-1018 (1995). — COLOMBO M. *et al. Wanderers : Features, Findings, Issues.* Archives of Gerontology and Geriatry, sup. 7, 99-106. (2001). — DEVEREAUX MELILLO K. & FUTRELL M. – *Wandering and Technology Devices.* Journal of Gerontological Nursing, 24(8), 32-34. — FISHER A.G. – *Uniting Practice and Theory in an Occupational Framework,* 1998 Eleanor Clarke Slagle Lecture. American Journal of Occupational Therapy, 52, 509-521 (1998). — FOLSTEIN M.F., FOLSTEIN S.E. & MCHUGH P.R. – *"Mini-mental state": A practical method for grading the cognitive state of patients for the clinician.* Journal of Psychiatric Research, 12, 189-198 (1975). — GABUS J.-C. – *Aides Techniques pour la Compréhension des Déficits Physiques et Intellectuels des Personnes Agées: Résultats, Limites et Perspectives [Technology as Aid to Understanding Physical and Cognitive Deficits of Elderly People].* Lucerne, Switzerland: 8th European Congrès – Alzheimer (1998). — GALLAIS J.-L. – *Systemic view of Alzheimer's disease: the wholeness as the indicator of the disorder.* Encephale, 26, Spec No 3, 57-58 (2000). — GARFINKEL H. – *Studies in ethnomethodology.* Cambridge : Polity Press (1984). — GONTIER C. (1987). *Définition d'une identité urbaine par le retour à l'état de nature.* In 112e Congrès national des Sociétés Savantes. Lyon, France: Anthropologie, Ethologie françaises, p. 21-43. — GRANEHEIM U., NORBERG A. & JANSSON L. – *Interaction relating to privacy, identity, autonomy and security. An observational study focusing on a woman with dementia and "behavioral disturbances", and on her care providers.* Journal of Advanced Nursing, 36, 256-265 (2001).

GREEN S. & COOPER B.A. – *Occupation as a Quality of Life Constituent: A Nursing Home Perspective.* British Journal of Occupational Therapy, 63, 17-24 (2000). — HASSELKUS B.R. – *The Meaning of Everyday Occupation.* Thorofare, NJ: Slack Inc (2002). — HASSELKUS B.R. – *Beyond ethnography: Expanding our understanding and criteria for qualitative research.* Occupational Therapy Journal of Research, 15, 75-84 (1995) — HASSELKUS B.R. – *The Meaning of Activity: Day Care for Persons with Alzheimer Disease.* American Journal of Occupational Therapy, 46, 199-206 (1992). — JOSEPHSSON S., BÄCKMAN L., NYGÅRD L. & KIELHOFNER G. – *Everyday activities as meeting-places; An outline for occupational therapy intervention in dementia.* In Josephsson, S. (1994). Everyday Activities as Meeting-Places in Dementia. Doctoral Dissertation. Stockholm: Department of Geriatric Medicine, Karolinska Institute. — KIELY D.K., MORRIS J.M. & ALGASE D.L. – *Resident Characteristics Associated with Wandering in Nursing Homes.* International Journal of Geriatric Psychiatry, 15, 1013-1020 (2000). — KIM S.Y.H. et al. – *Assessing the Competence of Persons with Alzheimer's Disease in Providing Informed Consent for Participation in Research.* American Journal of Psychiatry, 158, 712-717 (2001). — KREFTING L. – *Disability Ethnography: A Methodological Approach for Occupational Therapy Research.* Canadian Journal of Occupational Therapy, 56, 61-66 (1989). — KVALE S. – InterViews. London : Sage (1996). — LAINE M. de – *Ethnography: Theory and Application in Health Research.* Sidney, Australia : Maclennan + Petty (1997).

LAWLOR M.C. & MATTINGLY C.F. – *Beyond the unobtrusive observer: Reflections on researcher-informant relationships in urban ethnography.* American Journal of Occupational Therapy, 55, 147-154 (2001). — LAWTON M.P. – *The physical environnement of the person with Alzheimer's disease.* Aging Mental Health, 5 (Suppl. 1), S56-S64 (2001). — LEVESQUE L., ROUX C. et al. – *Alzheimer: Comprendre pour mieux les aider.* Montréal : Ed. du Renouveau Pédagogique (1990). — LIU L., GAUTHIER L. & GAUTHIER S. – *Personal and extrapersonal orientation in persons with Alzheimer disease: reliability and validity of three assessments.* Canadian Journal of Occupational Therapy, 63, 162-172 (1996). — LIU L. & GAUTHIER L. & GAUTHIER S. – *Spatial Disorientation in Persons with Early Dementia of the Alzheimer Type.* American Journal of Occupational Therapy, 45, 67-74 (1991). — MARSHALL M. – *Technology to help people with dementia remain in their own homes.* Generations, 23(3), 85-87 (1999). — MCSHANE R., GEDLING K., KEENE J., FAIRBURN C., JACOBY R. & HOPE T. – *Getting lost in dementia: A longitudinal study of a behavioral symptom.*

International Psychogeriatrics, 10, 253-260 (1998). — MCSHANE R. & HOPE T. - *Tracking patients who wander : ethics and technology*. The Lancet, 343, 1274 (1994). — MOZLEY C.G. *et al.* - *"Not Knowing Where I am Doesn't Mean I Don't Know What I Like"*: Cognitive Impairment and Quality of Life Responses in Elderly People. International Journal of Geriatric Psychiatry, 14, 776-783 (1999). — NYGÅRD L. & OHMAN A. - *Managing Changes in Everyday Occupations: The Experience of Persons with Alzheimer's Disease*. Occupational Therapy Journal of Research, 22, 70-81 (2002).

NYGÅRD L., BORELL L. & GUSTAVSSON A. - *Managing Images of occupational Self in Early Stage Dementia*. Scandinavian Journal of Occupational Therapy, 2, 129-137 (1995). — NYGÅRD L. & BORELL L. *Daily living with Dementia - two cases*. Scandinavian Journal of Occupational Therapy, 2, 24-33 (1995). — RENARD J. - *Aides Techniques au Problème de l'Errance* [Technology as Aid for the Problem of Wandering]. Unpublished Work. Perreux, Neuchâtel, Switzerland : Hôpital psychiatrique cantonal de Perreux (1997). — ROSSELIN C. - *Entrée, entrer: Approche anthropologique d'un espace du logement*. Espaces et Sociétés, 78(3), 83-96 (1994). — ROWLES G.D. - *Habituation and being in place*. Occupational Therapy Journal of Research, 20, Supplement 2000, 52S-66S (2000). — ROWLES G.D. - *Beyond performance: Being in place as a component of occupational therapy*. American Journal of Occupational Therapy, 45, 265-271 (1991). — RUDMAN D.L., COOK J.V. & POLATAJKO H. - *Understanding the Potential of occupation : A Qualitative Exploration of Seniors' Perspectives on Activity*. American Journal of Occupational Therapy, 51, 640-650 (1997). — SCHKADE J.K. & SCHULTZ S. — *Occupational Adaptation: Toward a Holistic Approach for Contemporary Practice, Part 1*. American Journal of Occupational Therapy, 46, 829-837 (1992). — THOMAS D.W. - Wandering: *A proposed definition*. Journal of Gerontological Nursing, 21(9), 35-41 (1995). — TOWNSEND E. - Enabling Empowerment : *Using simulations versus real occupations*. Canadian Journal of Occupational Therapy, 63, 114-128 (1996).

TROMBLY C.A. - *Occupation: purposefulness and meaningfulness as therapeutic mechanisms,* 1995 Eleanor Clarke Slagle Lecture. American Journal of Occupational Therapy, 49, 960-972 (1995). — OMS - CIF : *Classification Internationale du fonctionnement*. Genève, Suisse : Auteur (2002). — OMS - CIM-10 : *Classification Internationale des Maladies*. Genève, Suisse: Auteur (1992). — WELSH S., HASSIOTIS A., MAHONEY G. & DEAHL M. - *Big brother is watching you - the ethical implications of electronic surveillance measures in the elderly with dementia and in adults with learning difficulties*. Aging Mental health, 7, 372-375 (2003). — WILCOCK A.A. - *An Occupational Perspective of Health*. Thorofare: Slack, Inc (1998). — WIMO A., WINBLAD B. & GRAFSTRÖM M. - *The social consequences for families with Alzheimer's disease patients : potential impact of new drug treatment*. International Journal of geriatric Psychiatry, 14, 338-347 (1999). — WOODS B. - *Promoting Well-Being and Independence for People with Dementia*. International Journal of Geriatric Psychiatry, 14, 97-109 (1999). — ZGOLA J. - *Therapeutic Companionship : The Occupational Therapist's Role in a Home Based Program for Clients with Alzheimer's Disease*. Canadian Journal of Occupational therapy, 55, 26-30 (1988).

RÉSUMÉ

La technologie prend une place de plus en plus importante dans la vie de tous les jours, également des personnes âgées. Dès lors que la qualité de vie est un souci de l'ergothérapie, il devient nécessaire de mieux comprendre les influences d'une technologie de contrôle des accès sur les personnes âgées ayant une démence, dans une unité fermée. Les patients et le personnel soignant ont été observés et interviewés. Les données ainsi recueillies ont été analysées par une méthode comparative. Les résultats montrent que certaines conditions techniques sont indispensables à une influence bénéfique. Lorsque ces conditions sont présentes, le système de contrôle des accès permet d'augmenter le sentiment de bien-être et les opportunités de "se sentir à sa place". Surtout, les résultats offrent une image de la personne démente ayant des ressources et des compétences, cela même à un stade avancé de la maladie.

OTDBASE CÉLÈBRE SON XXe ANNIVERSAIRE

L.VAN ITERSON*

Nous sommes en 2006 ; savez-vous où se trouvent vos manuels d'ergothérapie ? Combien d'ergothérapeutes peuvent trouver leurs livres d'ergothérapie, ou même prétendre qu'ils les ont inscrits dans une banque de données ?

Marilyn Conibear, OT(C) le peut. Elle l'a fait il y a vingt ans. Et elle ne s'est pas arrêtée là ! Elle s'est posé une question ambitieuse. "Ne serait-il pas merveilleux si on pouvait créer une banque de données sur la littérature en ergothérapie ?". Elle pensait alors aux ergothérapeutes travaillant en région isolée, loin des bibliothèques médicales, se rappelant des difficultés qu'elle avait elle-même rencontrées lorsqu'elle travaillait à Moose Jaw et qu'elle n'avait pas accès à la littérature en ergothérapie. Puis, ce qui est fantastique pour nous tous, c'est qu'elle a pris l'initiative de créer une banque de données sur la littérature en ergothérapie, à partir de ce qu'elle avait sous la main : des exemplaires de la Revue canadienne d'ergothérapie et de l'American Journal of Occupational Therapy, indexant soigneusement chaque article en tenant compte du "mode de pensée" des cliniciens en ergothérapie.

QU'EN EST-IL MAINTENANT ?

Maintenant, M. Conibear constate avec plaisir que des ergothérapeutes du monde entier s'émerveillent devant son invention ! Sur le site web, vous lirez que OTDBASE...

"C'est comme si c'était Noël tous les jours, comme entrer dans un magasin de bonbons et comme gagner à la loterie !"

"[...] est complète et très facile à utiliser."

"[...] est l'une des bases de données incontournables qu'il faut consulter pour effectuer des recherches en ergothérapie."

Cette année marque le XXe anniversaire de OTDBASE ; pourtant, combien d'ergothérapeutes connaissent réellement toute la richesse de cette ressource ? Comme c'est souvent le cas pour des réussites canadiennes, nous n'en saisissons pas toute leur valeur, jusqu'au jour où le reste du monde nous en informe...

Et bien sûr, ce fut aussi le cas pour l'auteur de cet article. En effet, ce n'est que lorsque j'ai tenté d'effectuer une recherche en ergothérapie alors que j'habitais en France que j'ai découvert un outil du nom de OTDBASE. Pour la première fois de ma carrière, je ne pouvais avoir accès aux bases de données CINAHL ou MEDLINE et c'est alors que j'ai découvert OTDBASE sur le site web de l'Association Canadienne des Ergothérapeutes (ACE).

---

* Ergothérapeute, lauravi@noos.fr

OTDBASE est facile d'accès par internet, à partir du site web de l'ACE et il est gratuit pour les membres de l'ACE. OTDBASE permet de faire des recherches par mots clés ou par sujet et présente des résumés d'articles provenant de 22 revues différentes en ergothérapie et revues pratiques de 11 pays différents.

Les journaux accessibles par l'intermédiaire de OTDBASE sont publiés dans les pays suivants : Canada (RCE, Actualités ergothérapiques); États-Unis (AJOT, OTJR, OTMH, POTG, POTP, OTHC, OTP); Angleterre (BJHT, BJOT, OTI); Irlande (IrJOT); Allemagne (E et R); Suisse (SJOT); Australie (AOTJ, JOS); Nouvelle-Zélande (JOPOT, NZJOT); Afrique du sud (SAJOT); Israël (IJOT) et Taiwan (WFOTB)2. Et la liste ne cesse de s'allonger. Par exemple, j'ai discuté avec l'éditeur de la revue française ErgOthérapies de la possibilité de l'indexer dans OTDBASE et l'éditeur du Indian Journal of Occupational Therapy a accepté que sa revue soit indexée dans notre base de données.

Les personnes qui ne sont pas membres de l'ACE trouveront OTDBASE à : www.otdbase.org. Comme le but de OTDBASE est d'exposer le plus grand nombre possible d'ergothérapeutes à la littérature internationale en ergothérapie, il s'agit d'une stratégie économique. De nombreuses associations nationales en ergothérapie, comme l'ACE, offrent à leurs membres l'accès à OTDBASE à un coût qui n'excède par un dollar par année de cotisation. Pour les autres personnes, le prix pour une année d'abonnement est : de 50 $ USD pour l'abonnement individuel, de 200 $ USD pour un petit groupe et de 400 $ USD pour un établissement. OTDBASE permet d'avoir les connaissances des ergothérapeutes du monde entier au bout de nos doigts, au simple clic d'une souris.

* *
*

Si seulement quelqu'un pouvait m'aider maintenant à retrouver mes notes de première année d'anatomie !

- III -
PSYCHIATRIE

RECHERCHE SUR L'ÉVALUATION EN PSYCHIATRIE

S. DENEQUE*, B. KOCH**

La question de l'évaluation interpelle de plus en plus d'ergothérapeutes qui se voient demander des comptes rendus, une objectivation de leur travail ou bien encore une preuve de l'efficacité de leur prise en charge. Un des facteurs pouvant expliquer cette tendance est l'évolution d'une politique de santé où les considérations sanitaires et sociales s'effacent peu à peu devant des considérations économiques. Il existe encore bien d'autres éléments pouvant justifier cet engouement pour la notion d'évaluation que nous ne les développerons pas ici car le thème de notre propos est davantage ciblé sur un état des lieux des outils d'évaluation en psychiatrie demandés, existants, utilisés ou non par les ergothérapeutes en France.

EVALUATION : LE MOT AUX MULTI-FACETTES

Nous sommes constamment envahis dans notre vie quotidienne de sondages, d'enquêtes de satisfaction ou de qualité de services clientèle et l'évaluation est de plus en plus utilisée pour juger de nos capacités professionnelles au sens d'efficacité. Observation, bilan, cotation, quand nous évoquons le mot évaluation tout le monde s'accorde à dire qu'il s'agit d'un moyen pour déterminer une valeur en termes de qualité ou de quantité. Mais intéressons-nous plus précisément à l'évaluation lors du suivi de nos patients.

---

* Ergothérapeute à l'U.H.P. Romain Rolland - 93200 Saint-Denis
** Ergothérapeute au C.H.U. de Bicêtre - 94275 Le Kremlin Bicêtre

On ne fait pas une évaluation parce que cela pourrait représenter un gage de sérieux en revêtant un aspect scientifique ni pour nous rassurer quant à la reconnaissance de notre pratique. Dans ce sens elle ne revêt aucune valeur. Une évaluation n'a lieu d'être que si elle répond à la pertinence d'un besoin. Pour ce faire, il est nécessaire de savoir ce que l'on cherche à quantifier et d'apprécier l'importance ainsi que le sens du résultat obtenu pour notre démarche de soin.

J.-P. Guihard, cadre de santé, a réfléchi longuement sur cette notion, en témoigne cette définition : "(...) c'est l'évaluation de l'accompagnement du patient dans sa thérapie (la prise en charge) c'est-à-dire l'évaluation de ce qui se fait, se dit dans le cadre de la séance(...)". En effet, l'évaluation permet de mettre des mots sur une situation donnée et grâce à un protocole précis, de comprendre le sens de l'action en cours lors de situation observée limitée en terme de lieu, de temps et de type d'action.

Toute évaluation va comporter une série d'étapes spécifiques signes de rigueur, de fiabilité et de cohérence face à son contenu pertinent (action observée avec justesse).

Les Ergothérapeutes Cadres de la Côte Ouest (groupe ECCO) ont fait état lors d'un article des différentes phases de la démarche d'évaluation dont voici les grands points : - *la demande* : sur qui et à propos de quoi porte-t-elle ? ; - *le recueil de données* : multifactoriel ; - *l'observation* : champs très large mais complémentaires ; - *évaluations spécifiques ou expérimentales* : protocole, outils validés ; - *analyse* : prendre de la distance ; - *synthèse* : première élaboration ; - *transmissions* : équipe pluridisciplinaire.

Mettre en place une évaluation implique donc une organisation, de l'entraînement et une bonne connaissance de la spécificité de l'outil utilisé. Il est aussi nécessaire de savoir analyser les données pour en tirer des résultats probants pour l'avancée de la prise en charge du patient.

Ce constat fait, il semble que seuls les initiés ou les personnes formées spécifiquement peuvent prétendre "évaluer". De ce fait, en France les ergothérapeutes exerçant dans le milieu de la rééducation fonctionnelle, de la réadaptation ou de la réinsertion ont dans leurs bagages professionnels, des protocoles, des méthodes, des outils étalonnés pour rendre compte d'une prise en charge et aider au mieux son patient selon ses besoins, ses difficultés et ses possibilités observées et vérifiées. Ces évaluations servent également à juger l'état de santé de la personne malade et l'évolution de sa situation de handicap. Notons toutefois qu'il existe encore de nombreux lieux de travail où les bilans et autres évaluations restent spécifiques à la structure de soin, le langage commun d'un établissement à un autre n'est donc pas toujours homogène. Ce pourrait-il en être autrement ?

Dans le secteur de la santé mentale, le travail d'évaluation des patients se rapporte au domaine psychologique (spécificité universitaire du diplôme de psychologue) et au secteur médical où, entre autre, J.-D. Guelfi, psychiatre, a répertorié et publié toutes les échelles et leur mode de passation en deux volumes de référence. De nombreuses publications de médecins sont également disponibles. En ce qui concerne les soignants et les paramédicaux, ce travail n'en est qu'à ces balbutiements.

S'aider d'un outil n'a pas pour but de nous aider à tout comprendre et tout décortiquer. L'intérêt n'est pas non plus d'analyser chaque mot ni chaque geste mais d'en saisir un sens général, de capter une différence sur ce qui semble étrange, adapté ou d'y voir un détail, une information essentielle sur la vie psychique et réelle du patient. Toutefois, il est bien ardu d'envisager un protocole d'évaluation là où la relation thérapeutique et la maladie mentale nous échappent et évoluent à chaque instant.

Nous pensons que certains ergothérapeutes ont quand même tendance à "bricole" des outils mais il n'est pas envisageable dans ce cas-là de parler d'évaluation. De prime abord, ils réfléchissent individuellement sur ce qui semble le mieux pour l'exercice de leur pratique dans le cadre précis de leur lieu de travail. Le tout en accord avec la politique de santé de leur service et de ses manières de procéder. Il n'est pas rare alors de voir dans les ateliers un bilan cognitif, une cotation papier/crayon ou bien encore un test neuropsychologique. Chacun a son petit quelque chose, sa différence et ce malgré une formation commune.

Au vu de tous les groupes de travail qui se créent sur le sujet, ces réflexions ne semblent pas si incongrues ni vaines de sens. Des pays travaillent déjà dans cette dynamique d'intégration de l'évaluation. Au Canada francophone par exemple, un modèle validé, la "MCRO", (Mesure Canadienne du Rendement Occupationnel) est utilisable par les ergothérapeutes dans tous secteurs médicaux notamment en psychiatrie. Cette méthode qui est centrée sur le sujet (client pour les Canadiens) où sa participation au soin est primordiale pour souligner de l'efficacité du soin, a suscité beaucoup de recherches et d'écrits. A ce propos M.-M. Mew et E. Fossey constatent que cette approche contribue à augmenter la compréhension du thérapeute face aux besoins du client (...). Le client devient plus acteur dans le processus d'amélioration de sa qualité de vie et de son état de santé. En effet, chaque intervenant auprès d'un patient essaie dans le cadre de son champ de compétences d'apporter une meilleure autonomie et une plus grande indépendance dans la situation de handicap que ressent la personne. Nous travaillons pour lui et avec lui. Cette évaluation se justifie alors pleinement dans le parcours d'une prise en charge et tend en ce moment à être adaptée pour une utilisation française.

En France, l'évaluation en psychiatrie reste un thème relativement sujet à polémiques. Aussi, nous avons voulu en savoir davantage sur ces ergothérapeutes qui travaillent en psychiatrie. Qui sont-ils ? Où travaillent-ils ? Depuis quand ? Comment travaillent-ils ? Et surtout, intègrent-ils ou non un outil d'évaluation dans leurs démarches professionnelles, sont-ils demandeurs ? Autant de questions dont nous allons tenter d'apporter quelques éléments de réponses.

CADRE ET CHEMINEMENT DE NOTRE ETUDE

Nous sommes deux ergothérapeutes faisant partie du groupe de recherche sur l'évaluation en psychiatrie en France, constitué au Département de Recherche et de Formation Continue de l'A.D.E.R.E. (le DRFC) depuis 2,5 ans. Si aujourd'hui nous sommes six ergothérapeutes à nous réunir régulièrement une demi-journée une fois tous les deux mois à Paris, nous étions au départ trois fois plus nombreux à s'être inscrits dans ce projet.

Motivée par la question de l'évaluation, notre idée première était d'élaborer un outil d'évaluation pour les ergothérapeutes travaillant en psychiatrie. En effet, en discutant dans notre entourage professionnel, nous avons constaté que des collègues utilisaient des outils divers et variés (grilles, cotations, items, bilan...) pour objectiver leur travail. Au cours de nombreuses rencontres animées où ce projet a connu et connaît toujours ses détracteurs et opposants convaincus, il nous a bien fallu nous rendre à l'évidence que la notion d'évaluation était un concept vaste et complexe et que nous souhaitions concrétiser un projet ambitieux sans savoir s'il y avait une demande réelle en France, et surtout sans savoir précisément de quoi nous parlions.

Nous avons alors commencé par nous documenter longuement sur les auteurs ayant écrit sur le sujet. Parallèlement, nous sommes parties de l'hypothèse qu'un certain nombre d'ergothérapeutes exerçant en psychiatrie étaient demandeurs d'outils d'évaluation/observation en fonction de leurs besoins, du type de structure, des demandes médicales ou des chefs de service. De là se sont posées de multiples questions telles que : ces témoignages reflètent-ils une réalité de terrain partagée, où il y a autant d'ergothérapies que d'ergothérapeutes ? En France, les ergothérapeutes seraient-ils intéressés par un outil homogène propre à la pratique en psychiatrie ? Quels sont les facteurs pouvant motiver une telle demande ? Peut-on définir un ou des profils de ces ergothérapeutes ?

S'il existe quelques articles très intéressants théorisant sur le concept d'évaluation en ergothérapie en psychiatrie, nous n'avons par contre trouvé aucune étude répondant concrètement aux questions posées ci-dessus. Ainsi, après un long cheminement intellectuel partagé au cours de nos réunions avec les membres du groupe de recherche, une ébauche de questionnaire voit le jour en novembre 2004 dans le but de nous éclairer sur les éventuelles attentes des professionnels en fonction de leur profil. Il sera remanié, mis de côté, retravaillé pour enfin être finalisé et distribué en novembre 2005, lors d'une journée formation à l'ADERE portant sur nos pratiques en psychiatrie aujourd'hui. Cent personnes étaient inscrites, donc cent exemplaires ont été mis à disposition. Ce choix s'est imposé à nous pour plusieurs raisons : l'échantillon de notre étude était suffisamment important en nombre de personnes et spécifique (ergothérapeutes venant se former et s'informer). Il nous a été possible d'exposer directement au public présent les objectifs de notre étude. Et enfin, cette journée était idéale pour distribuer et récupérer rapidement un maximum de réponses. Le nombre de questionnaires retournés a été important ce qui ne fait que confirmer l'intérêt actuel des ergothérapeutes pour la question de l'évaluation. Si le dépouillement est terminé, l'analyse des résultats est en cours, mais nous pouvons déjà communiquer un certain nombre de réponses et de réflexions.

ETUDE

CARACTÉRISTIQUES ET MÉTHODE

Lorsque nous n'avons pas de formation spécifique dans le domaine, réaliser un questionnaire à visée statistique se révèle complexe et nécessite une connaissance minimum de certaines règles intrinsèques. Nous avons volontairement choisi de travailler autour d'un nombre restreint de questions. La majeure partie de ces questions est de type fermé à choix unique ou multiple. Celles ouvertes impliquent des réponses beaucoup plus difficiles à traiter.

Après une saisie globale des informations par le biais du logiciel EXCEL, nous nous sommes appuyées sur un logiciel plus approprié dans la transcription statistique des données : le logiciel "SHINX". Il permet d'obtenir des résultats selon plusieurs paramètres tels des tableaux croisés et nous apporte une finesse et une aide incontestables quant à la lecture de nos données.

Le choix de diffusion du questionnaire s'est fait en fonction de plusieurs critères : des critères d'ordre économique : pas de coûts en enveloppes ni en timbres ; des critères d'ordre logistique : pas de recherche de coordonnées des professionnels et pas de choix à faire (à qui envoyer notre enquête ?) ; des critères d'ordre pratique : nous avons pu distribuer directement le questionnaire aux ergothérapeutes en expliquant oralement les tenants de notre travail. Surtout, cela nous permettait de le récupérer le jour même de sa diffusion. Ceci représentait pour nous un gain de temps et l'espoir de recueillir un nombre important de réponses.

Comme nous l'avons évoqué en première partie, il a été distribué dans le cadre d'une journée de formation où tous ergothérapeutes présents exerçaient en psychiatrie adulte. Cent personnes constituent déjà un échantillon important. Echantillon ayant les caractéristiques d'être aléatoire mais aussi spécifique : en effet, il s'agit d'ergothérapeutes venus se former ce qui révèle d'une certaine façon une dynamique intellectuelle de curiosité et de volonté d'enrichissement sur le plan professionnel.

Il est généralement admis que le taux de retour d'une enquête ou questionnaire avoisine les 14 %, nous pouvons alors être très satisfaites d'avoir eu 64 % de retours. Ce chiffre très important peut s'expliquer par notre méthode de diffusion mais aussi par l'intérêt que suscite la question de l'évaluation. Pour autant que leurs arguments soient tous recevables, les 36 % restants se sont très peu exprimés. Certains ont évoqué clairement leur opposition à l'idée même d'un outil d'évaluation en psychiatrie qui représente selon eux un non-sens de par la nature même de notre démarche en psychiatrie basée sur la relation, notion non quantifiable et intersubjective. Il s'agirait également d'une fuite en avant dans un système de santé où l'on tente de plus en plus à "faire rentrer le patient dans des cases" tel le DSM IV et à déshumaniser le soin au profit d'une logique économique.

RÉSULTATS

Intéressons-nous dans un premier temps aux caractéristiques et aux résultats de l'échantillon. Concernant le sexe, sur les 64 personnes ayant répondu 84 % sont des femmes. L'âge de l 'échantillon s'étend de 23 à 56 ans. La moyenne se situant à 32 ans. La tranche d'âge la plus représentée est celle des moins de 28 ans avec 32 personnes, soit 50 % de l'échantillon. La tranche d'âge la plus faible en nombre est celle des plus de 50 ans avec 2 personnes présentes soit 3 % de l'échantillon. Le nombre d'années d'expérience est également très large puisqu'il s'étend de 3 mois à 33 ans d'ancienneté, la moyenne étant de 9,5 ans. La catégorie la plus importante est celle des jeunes professionnels ayant moins de 5 ans d'expérience soit 54,84 %. La plus faible étant celle des 27 ans et plus soit 4.68 %. Les 40,48 % restant se situent donc entre 5 et 27 années d'expérience. On relève 27 valeurs différentes concernant l'année d'obtention du Diplôme d'Etat qui se situe entre 1975 et 2005. Dans un souci de compréhension et de lisibilité, nous avons regroupé ces valeurs en 3 catégories suivant deux dates charnières : 1993, année de modification du D.E. avec la réalisation d'un document de synthèse et une mise en situation pratique dans un établissement de santé et 2000, date à partir de laquelle les représentants par année sont en nombres significatifs : 1975 à 1992 : 29,03 % des ergothérapeutes ; 1993 à 1999 : 16,13 % ; 2000 à 2005 : 54,84 %.

A niveau de leur lieu d'exercice, la quasi-totalité des ergothérapeutes exerce dans le secteur public, les 5 % restants se répartissent sur des structures telles que des cliniques, des associations ou bien encore en milieu carcéral. Concernant le secteur public 70,31 % des ergothérapeutes se retrouvent donc dans des établissements publics de santé et 15,62 % en hôpital général. 73 % exercent sur l'intra-hospitalier et 89 % sur l'extra hospitalier. Ces 2 chiffres nous montrent que le plus souvent, les ergothérapeutes répartissent en fait leur temps de travail sur deux voire trois types de structures, telles que Hospitalisation, HDJ et CATTP.

En résumé, il n'est pas surprenant de constater que l'échantillon de notre étude est constitué d'une population majoritairement féminine ce qui est représentatif de l'ensemble des ergothérapeutes en exercice, tous domaines confondus. Il s'agit d'une population jeune dont plus de la moitié a moins de 5 ans d'expérience professionnelle. A 6,25 % près, tous les ergothérapeutes ont uniquement exercé dans le domaine de la psychiatrie adulte.

Après cette présentation générale de la population étudiée, nous allons nous intéresser à la question clé de notre questionnaire, à savoir : *"les ergothérapeutes travaillant en psychiatrie sont-ils à la recherche d'une méthode, d'un outil pour évaluer leurs patients ?"* Voici les chiffres :

Recherche d'un outil	**Nbre cité**	**Fréquence**
Toujours	9	14,06 %
Souvent	16	25,00 %
Parfois	29	45,31 %
Jamais	10	15,62 %
Total obs.	**64**	**100,00 %**

Sur la population totale de notre échantillon, nous pouvons observer que 84.38 % des ergothérapeutes sont à la recherche d'un outil ou d'une méthode pour évaluer leurs patients.

A partir de ces résultats nous avons voulu connaître le profil de ces ergothérapeutes selon 4 paramètres et savoir ci ces derniers influencent les professionnels dans leurs besoins d'un outil d'évaluation : l'année d'obtention du diplôme, le nombre d'années d'expérience, le courant de pensée clinique et la pression hiérarchique.

Précisons que nous n'avons pas pris en compte les réponses non valides (semblant plus le fruit d'un oubli ou d'une faute d'inattention) car elles représentent une quantité négligeable.

Voici la présentation des résultats croisés en fonction de l'année d'obtention du DE :

année DE / **Demande outil**	**1975 à 1992**	**1993 à 1999**	**2000 à 2005**	**Moyenne**
Toujours	11.11 %	20 %	23.53 %	18.21 %
Souvent	38.83 %	20 %	17.65 %	25.49 %
Parfois	38.89 %	40 %	50 %	42.96 %
Jamais	11.11 %	20 %	8.82 %	13.31 %
Total	**100 %**	**100 %**	**100 %**	**100 %**

Année en psy / Demande outil	- 5	5 à 11	11 à 16	16 à 22	22 à 27	27 et +	Moyenne
Toujours	17.65 %	16.67 %	14.29 %	16.67 %	0 %	0 %	10.88 %
Souvent	17.65 %	0 %	42.86 %	33.33 %	57.14 %	33.33 %	30.72 %
Parfois	50 %	66.67 %	14.29 %	50 %	14.29 %	66.67 %	43.65 %
Jamais	14.71 %	16.67 %	28.57 %	0 %	28.57 %	0 %	14.75 %

Quelle que soit l'année d'obtention du diplôme d'Etat, nous pouvons noter que les ergothérapeutes restent à 86.69 % demandeurs d'un outil d'évaluation, non pas systématiquement mais occasionnellement pour la majorité (parfois à 42.96 %).

Notons que la proportion la plus importante des ergothérapeutes favorables à notre question se situe dans la 3e catégorie d'année d'obtention du diplôme d'état (2000-2005) où seul 8.82 % ne se montrent pas du tout intéressés par la nécessité d'un outil d'évaluation.

Considérons maintenant la demande en fonction des années d'expérience.

En moyenne et quel que soit le nombre d'années d'expérience professionnelle les ergothérapeutes se montrent à 85.25 % intéressés par une méthode pour évaluer leurs patients. La fourchette s'étend de 71.43 % pour la catégorie 22 à 27 années d'expériences à 100 % pour les catégories 16 à 22 et 27 et plus. La catégorie des jeunes professionnels (- de 5 ans d'expérience) est la plus proche des chiffres moyens énoncés ci-dessus.

Etudions à présent la demande en fonction des courants de pensée clinique. Auparavant, précisons quelques points. Dans notre échantillon, 3 ergothérapeutes travaillent sans courant de pensée, 1 ne s'est pas prononcée sur le sujet et les 60 autres soit 93.75 % s'appuient de temps à autre voire toujours sur un ou plusieurs courants de pensée dans leur pratique.

Courant unique / Demande	Psychanalytique		Humaniste		Comportementaliste	
	Nbre pers.	**Fréquence**	**Nbre pers.**	**Fréquence**	**Nbre pers.**	**Fréquence**
Toujours	2	9.52 %	0	0	2	66.66 %
Souvent	3	14.28 %	0	0	0	0
Parfois	12	57.14 %	1	100 %	0	0
Jamais	4	19 %	0	0	1	33.33 %
Total	**21**	**100 %**	**1**	**100 %**	**3**	**100 %**

Sur la proportion des ergothérapeutes qui travaillent en lien avec un seul courant de pensée, 41.67 % utilisent un unique modèle de référence. Dans cette population, 84 % se réfèrent exclusivement au courant psychanalytique et sont demandeurs à 81 % d'un outil avec il semble important de le préciser, une forte tendance à une émergence importante de la catégorie "parfois" à 57.14 %. A noter aussi que seuls 10 ergothérapeutes affirment toujours utiliser ce modèle de pensée.

Courants multiples / **Demande**	**Nombre de personnes**	**Fréquence**
Toujours	5	14.28 %
Souvent	9	25.71 %
Parfois	17	48.57 %
Jamais	4	11.42 %
Total	**35**	**100 %**

Nous pouvons constater par ailleurs que 35 personnes soit 58.33 % utilisent plusieurs courants pour mener à bien leur travail. 57.14 % d'entre elles allient au moins dans leur pratique les inspirations cognitives et comportementales. Ces dernières se montrent à 90 % réceptives à une proposition d'outil. 94.28 % utilisent et combinent le courant psychanalytique avec un ou plusieurs autres courants que nous avons proposés (cognitif, comportementaliste, et humaniste). 45.71 % de ces ergothérapeutes adaptent leurs prises en charge en fonction des bienfaits spécifiques des 4 courants proposés, répartis de manière égales dans leurs pratiques. Les ergothérapeutes s'appuyant sur plusieurs courants de pensée cliniques sont à 88.56 % favorables à l'utilisation d'un outil d'évaluation.

A la lecture de ces résultats nous pouvons observer que l'orientation de l'ergothérapeute dans ses modèles conceptuels ne semble pas jouer un rôle prépondérant dans le choix et l'envie d'un outil d'évaluation. En effet, les chiffres ne mettent pas en avant de courant de pensée plus susceptible d'avoir recours à un outil pour une approche évaluative comme nous pourrions l'envisager pour les approches cognitivistes et comportementalistes qui se basent beaucoup sur des échelles de cotations validées. Nous pouvons alors imaginer que ces évaluations, inhérentes à ce type de pratique, sont faites par d'autres professionnels. En revanche nous sommes en mesure de nous demander pourquoi autant de personnes qui s'inspirent du courant psychanalytique *a priori* loin d'une préoccupation évaluative, sont plutôt favorables à l'utilisation d'un outil.

Nous allons pour terminer nous intéresser à la demande en fonction de la pression hiérarchique. Par ce terme nous entendons en fait la demande de résultats émanant de la part des médecins. Notons auparavant qu'au vu des chiffres de l'enquête, les médecins sont plus demandeurs de résultats qualitatifs que quantitatifs. En effet, ils sont globalement 93.74 % à demander aux ergothérapeutes un retour qualitatif de leur travail dont 48.43 % à le demander souvent. Par contre ils sont nettement moins nombreux à s'attacher aux résultats quantitatifs car 53.12 % n'en requièrent jamais. Que la qualité prime sur la quantité est rassurant mais surtout essentiel quand on sait que le propre de notre travail se fait sur la relation et que la maladie mentale nécessite du temps et de la patience. Les ergothérapeutes ainsi sollicités sont 89.06 % à pouvoir répondre aux attentes des médecins en termes de résultats, d'ailleurs plus de la moitié le fait souvent (51.56 %).

Etudions tout d'abord ce paramètre selon de la demande de résultats quantitatifs.

Sur les 34 personnes à qui les médecins ne sont jamais en demande de résultats quantitatifs, 88.23 % sont demandeurs d'un outil d'évaluation. Cependant, les 7.81 % pour qui le quantitatif a un caractère incontournable sont à 100 % demandeurs. L'idée d'envisager l'utilisation d'un outil intéresse donc les ergothérapeutes que le facteur quantitatif soit important ou non. Les 2 extrêmes le montrent très bien car les proportions "toujours" et "jamais" sont relativement proches. Aucun signe sur ce critère ne permet de prouver une influence sur le choix et le désir d'utiliser un outil d'évaluation.

Voyons à présent ce paramètre selon la demande de résultats qualitatifs.

Demande de résultats qualitatifs	**Nombre cit.**	**Fréquence**
Toujours	4	6,25 %
Souvent	31	48,43 %
Parfois	25	39,06 %
Jamais	4	6,25 %
Total Obs.	**64**	**100,00 %**

Sur les 48.43 % des ergothérapeutes à qui l'on demande souvent des résultats d'ordre qualitatif 90.32 % sont favorables à une proposition d'outil d'évaluation. Les 6.25 % pour qui ce paramètre rentre systématiquement en compte dans leur travail, sont favorables à 100 % à une démarche évaluative. Par contre, les 6.25 % restant qui ne sont jamais sollicités sur ce paramètre se montrent aussi favorables à 75 %. Cette notion de qualité qui se veut importante et essentielle dans les critères de travail de l'ergothérapeute tend à influencer le besoin d'évaluation. Les ergothérapeutes dont cet aspect est une nécessité (57.86 % de réponses "Toujours" et "Souvent") sont majoritairement intéressés par la proposition d'un outil. En effet, à plus de 90 % d'avis favorables nous sommes au-dessus de la moyenne de l'ensemble de la population, donc la demande médicale de résultats qualitatifs est déterminante et en lien avec une demande de compléments évaluatifs des suivis.

SYNTHÈSE

Au vu de ces résultats, le chiffre significatif des 84.38 % traduisant la proportion des ergothérapeutes favorables à la demande d'un outil est à nuancer car ces derniers ne voient pas ou peu la nécessité d'un outil d'évaluation utilisable de façon systématique. Toutefois, une partie conséquente de l'échantillon étudié, 45.31 %, se montre intéressée par l'utilisation ponctuelle ("parfois") d'un outil pour aider le thérapeute et aider par là même le patient en souffrance psychique. *A priori* la proposition d'un support pour évaluer serait prise en considération, les ergothérapeutes se montrant plutôt réceptifs à une telle démarche dans un cadre déterminé.

Dans ce sens nos hypothèses et nos questionnements se montrent pertinents car la notion de "parfois" dont sa proportion se retrouve en nombre conséquent quel que soit le paramètre pris en compte, indique le possible et répond à la question posée par "pourquoi pas". Les personnes ne s'opposent pas catégoriquement et leurs points de vue laissent entrevoir une souplesse dans l'évolution de leur pratique. Par voie de conséquence, l'inclusion d'un outil adapté peut s'envisager dans la démarche professionnelle. Nous pouvons alors supposer qu'une demande implicite existe quant à l'intérêt porté pour l'amélioration de la qualité, déjà existante, du travail de l'ergothérapeute.

Plus précisément, la demande hiérarchique en termes de résultats qualitatifs quant aux suivis des patients influence et confirme cette tendance à se montrer motivés pour évaluer leurs patients par le biais d'un outil spécifique. D'autre part comme la population étudiée est plutôt jeune en termes d'années d'expériences nous pourrions alors nous demander si l'intérêt pour un outil d'évaluation n'aurait pas cette fonction rassurante. A savoir qu'il pourrait être un support que l'ergothérapeute serait susceptible d'utiliser pour appuyer sa pratique, dans le même temps affiner son observation clinique et ses objectifs thérapeutiques de suivi et pourquoi pas l'aider à rendre compte plus facilement de ses prises en charge.

Nous apprenons également à travers cette étude que la quasi-totalité des ergothérapeutes (93.78 %) s'appuie sur un ou plusieurs modèles conceptuels lors de leurs suivis, et ce, de façon systématique ou occasionnelle. Mais ce paramètre contrairement à ce que nous imaginions au départ, n'influence pas de manière significative les réponses concernant notre sujet. Nous pouvons donc nous interroger sur le sens de cette demande d'un outil d'évaluation. Est-ce pour étayer leurs observations ainsi que l'organisation du plan de traitement ergothérapeutique ? Est-ce que la demande d'un outil d'évaluation et l'utilisation de plusieurs modèles conceptuels reflètent une évolution de notre pratique ?

Dans tous les cas, l'évaluation joue un rôle dans la démarche de l'ergothérapeute quels qu'en soient sa valeur et ses tenants (obligation, évolution des pratiques, conviction personnelle) mais elle ne peut se substituer à l'analyse subjective que l'on se construit à la rencontre du patient. Elle est là pour étayer cette approche thérapeutique.

* *
*

Au fur et à mesure de l'analyse de ces résultats et de leur interprétation, il nous a semblé que des questions auraient gagné à être plus explicites ou complétées. La saisie des données et la pertinence des résultats n'en auraient été que plus approfondies.

Nous n'avons cité par ailleurs qu'un seul facteur hiérarchique dans le cadre de l'exercice professionnel mais il est indispensable de rappeler que si les ergothérapeutes dépendent d'une prescription médicale et doivent par là même rendre des comptes de leurs prises en charge au médecin (et à l'équipe), ils n'en restent pas moins dépendants hiérarchiquement d'un cadre de santé à qui ils doivent aussi rendre compte de leur travail, mais davantage en terme de quantité (cf. le SIM, proche du PMSI en fonctionnel). Résultats quantitatifs exigés par la direction des établissements de santé (elle-même soumise à la tutelle ministérielle) dans une perspective de rentabilité. La réponse des ergothérapeutes à notre question pourrait également s'inscrire dans cette préoccupation.

Quoi qu'il en soit, elle soulève une autre interrogation : faut-il répondre à cette demande indéniable ou davantage en rechercher les raisons ?

BIBLIOGRAPHIE

BONNIOL J.J., VIAL M. – *Les modèles de l'évaluation, textes fondateurs avec commentaires*, Bruxelles, éditions De Boeck - Université, Bruxelles, 1997, 368 p. — BOTOKRO R. – *A la recherche des outils perdus...*, Ergothérapies n° 12, décembre 2003, édition revue scientifique, publication A.N.F.E., 13-22. — BOTOKRO R. – *Evaluer le handicap ? De l'évaluation des handicaps à l'évaluation du fonctionnement du sujet*, Université de Provence -Aix-Marseille 1, mémoire de D.E.S.S., université de Provence -Aix -Marseille 1, juin 2002, 52 p. — CLEMENT H. – *Pertinence de l'évaluation ergothérapique en psychiatrie*, Expériences en ergothérapie n° 3, 1997, dixième série, édition Sauramps Médical., 221-226. – CAHEN P. – *Le service social hospitalier en psychiatrie : de la qualité du service rendu aux patients*, mémoire du diplôme d'état d'assistant social, IRTS Parmentier, Paris, juin 2003, 121 p. — ECCO – *Démarche d'évaluation en ergothérapie*, Ergothérapies n° 12, décembre 2003, édition revue scientifique, publication A.N.F.E., 23-35. — GUELFI J.D. – *L'évaluation clinique standardisée en psychiatrie*, éditions médicales Pierre Fabre, tome I, 1993, 411 p. — GUIHARD J.-P. – *L'évaluation au risque de l'ergothérapie en psychiatrie*, Journal d'Ergothérapie, 22, 3, édition Masson, Paris, 2000, 111-118. — GUIHARD J.-P. – *L'évaluation : le travail à l'œuvre*, Université de Provence -Aix-Marseille 1, mémoire réalisé pour le diplôme de D.E.S.S., juin 2004., 147 p. — GUIHARD J.-P. – *Cogito Ergo Thérapeia*, Ergothérapies n°21, édition revue scientifique, publication A.N.F.E., mars 2006, 15-19.

KAISER M.-L. et BRAUN M. – *Evaluer les effets du traitement en ergothérapie*, Ergothérapies n° 20, décembre 2005, édition revue scientifique, publication A.N.F.E., 49-57. — KALFAT H. – *L'évaluation en ergothérapie : quelles possibilités et quelles règles ?* Ergothérapies n° 21, mars 2006, édition revue scientifique, publication A.N.F.E., 15-19. — KALAFAT H., SANCHEZ-PONTON A., NESPOULOUS R., IZARD M.H. – *Pédagogie en recherche, proposition d'un modèle sur l'évaluation en ergothérapie*, Expériences en ergothérapie n° 4, 2004, dix-septième série, édition Sauramps Médical., 81-87. — MATILLON Y., DEURIEUX P. – *Evaluation médicale : du concept à la pratique*, édition Flammarion, France, 1994. 180 p. — MOREL M.-CH. – *Approches des modèles conceptuels en ergothérapie*, édition ANFE, Paris, 2004, 176 p. — REYNAUD M., LOPEZ A. – *Evaluation et organisation des soins en psychiatrie*, édition Frison -Roche, Paris, 1994, 475 p. — VIAL M. – *Se former pour évaluer. Se donner une problématique et élaborer des concepts*, éditions De Boeck- Université, Bruxelles, 2001, 288 p.

Sites internet
www.omd.ca/publications/telechargements/l'onde-evaluative.pdf
www.psy-desir.com/site/article.php?id_article

RÉSUMÉ

L'évaluation est une notion qui intéresse nombre d'ergothérapeutes quel que soit leur milieu d'exercice. En psychiatrie, l'évaluation reste encore un sujet sensible émaillé par la crainte d'une normalisation et déshumanisation du sujet ainsi qu'une perte de la qualité de la relation thérapeutique. Nous avons entrepris d'aborder ce sujet en posant la question de la demande d'une méthode, d'un outil d'évaluation propre à la pratique de l'ergothérapie en psychiatrie. Les résultats de cette enquête donnent à réfléchir...

ERGOTHÉRAPIE COMPARÉE EN SANTÉ MENTALE ET PSYCHIATRIE : MANUEL À L'USAGE DES CLINICIENS°

M.-J. MANIDI*, C. BRIAND**, I. PANCHAUD MINGRONE***

Cet ouvrage s'inscrit dans un contexte professionnel médical et pédagogique en changement. Professionnellement, l'ergothérapie en psychiatrie est incitée à sortir progressivement des murs de l'institution hospitalière. La formation des ergothérapeutes en Europe francophone est sur le point d'acquérir ses lettres de noblesse en s'ouvrant aux voies des diplômes académiques et de la recherche scientifique. L'équipe des auteurs s'est posée plusieurs questions de départ qui cherchent toutes à réduire les tensions souvent présentes en ergothérapie. Comment articuler les cadres de référence avec les modèles de pratique ? Comment l'ergothérapie en psychiatrie (ou en soins aigus) peut-elle se raccorder à l'ergothérapie en santé mentale (ou en réhabilitation) ? Comment intégrer les données probantes aux diverses approches cliniques ? Comment combiner une compréhension spécifique d'une approche clinique avec la variété de l'ensemble des approches ?

Cet ouvrage est un recueil de neuf approches neuropsychosociales appliquées au processus de l'ergothérapie en santé mentale et psychiatrie. Ses objectifs sont – tour à tour et tout à la fois – didactiques et réflexifs, cliniques et systématiques, intégratifs et éclectiques, rigoureux et scientifiques :

- *Didactique et réflexif :* son premier objectif est d'être un instrument de travail et de référence pour les jeunes ergothérapeutes qui débutent leur profession dans le domaine de l'ergothérapie en santé mentale et psychiatrie. Il est également un document de réflexion pour les ergothérapeutes plus expérimentés qui souhaitent établir des liens avec leur pratique et élargir leurs connaissances.
- *Clinique et systématique :* la deuxième démarche consiste à systématiser l'intervention thérapeutique en suivant le processus clinique en ergothérapie. Chaque approche est présentée dans ce livre en suivant le même fil rouge temporel caractérisé par les étapes du traitement clinique en ergothérapie. Le processus temporel devient ainsi l'unique élément stable au milieu de la variété des personnes impliquées, des contextes psychosociaux et des troubles exprimés. Le principal objectif du processus étant d'accompagner, avec d'autres professionnels et ses proches, le patient dans sa rémission du trouble et sa progressive (ré)adaptation psychosociale.

° En collaboration avec 13 auteurs allemands, canadiens et suisses

* Ergothérapeute, docteure en psychologie, psychothérapeute, professeure, filière ergothérapie Haute école de travail social et de la santé, Chemin des Abeilles 14, 1010 Lausanne, Suisse
** Ergothérapeute, docteure en ergothérapie, professeure adjointe à l'Ecole de réadaptation de l'Université de Montréal, Québec, Canada.
*** Ergothérapeute, licenciée en pédagogie, professeure à la Haute école de travail social et de la santé de Lausanne.

- *Intégratif et éclectique :* le troisième objectif est d'offrir aux ergothérapeutes, professionnels et étudiants, un document de référence, qui permette d'harmoniser différents référentiels théoriques afin de s'y accorder lors d'échanges professionnels et pluridisciplinaires, de s'y référer en présence des assurances sociales ou, lors de l'intervention, de mieux collaborer avec le patient. Une autre intention des auteurs a été de proposer des pistes afin d'intégrer la santé au social ou le pôle individuel au pôle social *(cf. infra, présentation de la CIF)*. Une autre démarche est éclectique, elle consiste à choisir parmi plusieurs approches les meilleurs principes ou techniques. En psychothérapie (Duruz, 2001), des études faites en Europe et aux USA montrent que 40 à 60 % des psychothérapeutes utilisent d'autres méthodes ou techniques que celles de leur école d'appartenance. Cette orientation éclectique se justifie par le souci de répondre spécifiquement aux besoins du patient et à ses troubles.
- *Rigoureux et scientifique :* le dernier objectif a été, d'une part, de transférer les concepts des modèles en psychothérapie (Approches de l'analyse transactionnelle, biopsychosociale, cognitive et comportementale, systémique), des domaines plus généraux de l'ergothérapie (Approches de l'intégration sensorielle, MOHO, de l'âge avancé), et de la psychiatrie communautaire (Approches sociale et ambulatoire) vers l'ergothérapie en santé mentale et psychiatrie. D'autre part, nous avons tenté d'identifier, lorsque cela était possible, les recherches scientifiques correspondant à chacun des domaines, afin d'intégrer les données probantes aux diverses approches cliniques présentées. Ces recherches ont essentiellement porté sur la validation de certains instruments d'évaluation des aptitudes instrumentales et psychosociales des patients ou sur l'estimation de l'efficacité de certaines techniques ou méthodes. D'autres études, plus orientées vers le réseau social, ont un caractère plus descriptif de santé communautaire et ne concernent qu'indirectement l'ergothérapie.

SANTÉ MENTALE ET PSYCHIATRIE

L'OMS considère que les troubles psychiatriques, dont la dépression, l'alcoolisme, les troubles bipolaires, la schizophrénie et les troubles obsessionnels compulsifs, se classent actuellement, en termes de prévalence, au troisième rang des maladies (10,5 % au total). Selon certaines estimations, au niveau mondial, les troubles mentaux constituent dans leur ensemble presque un quart des invalidités ou incapacités (Lopez et Murray, 1998). Suite aux rapports de l'OMS, des études et des décrets ont été appliqués dans divers pays. En France, la circulaire du 14 mars 1990, relative aux orientations de la politique de santé mentale, donne à la psychiatrie la double mission de soigner la maladie psychique et de promouvoir la santé mentale. A la même époque au Canada, le gouvernement finance diverses initiatives qui ont toutes pour mission la réhabilitation des patients psychiatriques et leur réinsertion dans le contexte psychosocial (Lalonde *et al.* 2001). En Suisse plus récemment, un rapport de l'Office Fédéral de la Santé Publique (OFSP) propose une stratégie nationale en vue de protéger, promouvoir, maintenir et rétablir la santé psychique de la population. Le but a été de créer un partenariat impliquant un large cercle professionnel, social et politique. Ce projet a débuté en 2002 et s'est terminé à fin 2004 (OFSP, 2004). Une première étape a consisté à faire un recensement quantitatif et qualitatif des diverses formes de prise en charge, afin de définir les offres en particulier dans le domaine de la réhabilitation et du travail d'équipe interdisciplinaire. Ce vaste dispositif a abouti à deux innovations : d'une part la création d'un observatoire de la santé psychique dont les buts sont le dépistage précoce de maladies psychiques, la promotion de la santé mentale dans les contextes de la famille, l'école et le travail, au niveau des soins, l'encouragement de prises en charge coordonnées et de mesures accrues de réinsertion socioprofessionnelle et de réadaptation psychosociale.

Cet ouvrage d'ergothérapie comparée s'inscrit lui aussi dans cette volonté nationale d'une meilleure appartenance de l'individu à son réseau primaire (informel) et secondaire (professionnel ou psychosocial).

Réadaptation psychosociale et interventions orientées vers l'apprentissage d'habiletés.

L'évolution des pratiques en santé mentale a sans aucun doute favorisé l'émergence des principes de la réadaptation psychosociale (Anthony et al., 2002). Les limites de la médication, les mouvements valorisant davantage les droits des individus, la désinstitutionalisation ainsi que la valorisation de plus en plus grande des interventions extra-hospitalières ont amené la psychiatrie à revoir sa conception de la maladie mentale et des traitements. En se référant à la CIF, la maladie mentale est actuellement décrite en terme de déficiences (pertes ou anomalies des structures), d'incapacités (restrictions des habiletés à réussir une activité de la vie courante) et de handicaps (désavantages qui limitent l'accomplissement des rôles sociaux) et, situe les préoccupations davantage au niveau des conséquences de la maladie sur la personne (Fougeyrollas *et al.,* 1998). Selon le modèle d'Anthony *et al.* (2002), la réadaptation psychosociale a comme but de soutenir les personnes aux prises avec des troubles mentaux graves de façon à ce qu'elles puissent choisir leur environnement, y accéder et s'y maintenir avec succès et satisfaction. Le processus de réadaptation ("rehabilitation" en anglais) permet de faire le pont entre les soins en phase aiguë (le traitement) et la réinsertion socioprofessionnelle ("reintegration" en anglais) afin de faciliter le rétablissement ("recovery" en anglais ou réhabilitation en français) de la personne (Farkas, 1996).

La pratique de l'ergothérapie s'insère parfaitement dans cette évolution de la psychiatrie. En fait, les ergothérapeutes, comme professionnels de la réadaptation, partagent plusieurs principes du modèle de réadaptation psychosociale (Vallée *et al.,* 1997) : l'autodétermination de la personne, l'accent mis sur le potentiel (forces/capacités, droits, aspirations, etc.) plutôt que sur les limites de la personne, la considération pour l'environnement et le milieu de vie de la personne, l'intervention en contexte de vie réelle, l'individualisation des services offerts, adaptés aux besoins spécifiques des personnes, etc. Ces aspects sont d'ailleurs repris et développés dans la classification internationale du fonctionnement (CIF).

Préoccupés spécifiquement par l'ensemble des activités qui permettent à une personne de se réaliser, les ergothérapeutes ont aussi comme objectifs (Crépeau *et al.,* 2003) : l'adaptation de la personne à une nouvelle condition, la réappropriation de ses rôles sociaux et la recherche d'un sens à son histoire de vie. Pour y arriver, les interventions ou modalités thérapeutiques sont variées. La réadaptation psychosociale favorise l'apprentissage d'habiletés et la modification de l'environnement (Anthony *et al.,* 2002). Il va s'en dire, surtout en Amérique, que les ergothérapeutes sont influencés par les interventions axées sur l'adaptation à la maladie et l'apprentissage d'habiletés nécessaires à la vie en société (un des six domaines de pratiques fondées sur l'évidence scientifique pour les personnes atteintes de troubles mentaux graves selon Mueser *et al.,* 2003). Leur capacité à adapter et graduer les activités d'apprentissage, leur préoccupation pour la généralisation des apprentissages en contexte de vie réelle ainsi que leur expertise en thérapie de groupe font d'eux les professionnels qualifiés pour animer ce type de modalités thérapeutiques. La thérapie cognitive classique (Chadwick et Birchwood, 1994; Fowler *et al.*, 1995), les modules d'habiletés sociales et de résolution de problèmes (Bellack *et al.*, 2004), les modules "Integrated Psychological Treatment" (IPT) (Brenner, 1992), pour ne nommer que ceux-là, font partie de ces approches dérivées des théories de l'apprentissage et des nouvelles connaissances sur les déficits et biais cognitifs qui ont influencé plusieurs ergothérapeutes en Amérique. Cependant, pour les ergothérapeutes, ces pratiques novatrices s'insèrent dans un processus individualisé et plus large de réadaptation. Le chapitre 3 sur l'occupation humaine le démontre parfaitement en intégrant des modalités thérapeutiques basées sur l'évidence scientifique à une compréhension plus large de la personne.

LES MODÈLES PSYCHOSOCIAUX EN ERGOTHÉRAPIE

Le terme "psychosocial" n'a pas une définition uniformément acceptée, il est souvent utilisé dans la perspective incluant les aspects psychologiques, cognitifs, sociaux, culturels et spirituels de la personne (American Occupational Therapy Association, 2004). Mosey (1999) le définit comme étant caractérisé par des expériences qui développent les aspects intrapersonnels, interpersonnels et sociaux de la personne, ainsi que les interactions qui influencent le comportement et le développement occupationnel. Les modèles psychosociaux que l'auteur présente centrent leurs interventions sur des dimensions bien spécifiques de la personne telles que l'intégration sensorielle (tactile, posturale, etc.), le fonctionnement cognitif (attention, mémoire, processus de la pensée, conceptualisation, résolution de problèmes, etc.), le fonctionnement psychologique (émotions, motivation, introspection, confiance en soi, etc.) et l'interaction sociale (habiletés sociales et de communication, etc.) (Mosey, 1999). Ces interventions mettent l'emphase sur l'adaptation psychosociale de la personne indépendamment des causes du dysfonctionnement (maladie mentale, deuil, handicap physique ou autres) et se font dans tous les domaines du rendement occupationnel (activités de la vie quotidienne, activités productives, éducation, loisirs, jeu et participation sociale).

Selon Mosey (1999), trois principaux cadres de référence distinguent les ergothérapeutes qui travaillent dans le domaine psychosocial : le cadre analytique, le cadre développemental et le cadre acquisitionnel. Le cadre analytique a comme intérêt le contenu intrapsychique qui guide les comportements et l'activité comme contact avec la réalité pour exprimer (ou amener à la conscience) le contenu latent inconscient. L'approche psychodynamique, non présentée dans cet ouvrage, en fait partie. Le cadre développemental est plutôt influencé par les stades de développement naturels de la personne et utilise l'activité comme moyen compensatoire pour amener la personne à progresser d'un stade de développement à l'autre et répondre à des besoins non comblés. L'approche d'intégration sensorielle (chapitre 1) est un bon exemple. Le cadre acquisitionnel, enfin, considère le comportement comme résultant d'un processus d'interaction avec l'environnement et d'apprentissage. L'activité est alors porteuse d'un potentiel pour permettre le développement d'habiletés et l'expérimentation de succès et réussites. L'approche cognitive et comportementale (TCC) en fait partie (chapitre 2).

Crepeau *et al.* (2003) ajoutent à ces cadres de référence les approches dérivées du comportement occupationnel et des sciences de l'occupation. Le modèle de l'occupation humaine de Kielhofner (chapitre 3) et le modèle canadien du rendement occupationnel (ACE, 1997), non-présenté dans cet ouvrage, en sont de bons exemples. Ils sont propres aux ergothérapeutes et spécifiques à la profession. Ils rendent compte de la conception de la personne comme individu en activité, en constante interaction et adaptation avec son environnement et engagé dans des rôles sociaux qui donnent sens à sa vie.

CADRES DE RÉFÉRENCE ET MODÈLES DE PRATIQUE EN ERGOTHÉRAPIE EN SANTÉ MENTALE ET PSYCHIATRIE

Plusieurs auteurs ont développé les notions de cadres de référence et de modèles de pratique appliqués en ergothérapie tout domaine confondu (Hagedorn, 2001 ; Morel-Bracq, 2004 ; Mosey, 1999, pour citer les plus récentes) et plus particulièrement en santé mentale (Creek, 2002). Plusieurs définitions en ont été données par ces auteurs, ainsi que diverses classifications. Il serait trop long de les présenter ici. Dans le contexte de cet ouvrage, les cadres de référence se différencient radicalement des modèles de pratique :

En santé mentale et psychiatrie, les cadres de référence (fig. 1) sont issus d'approches psychothérapeutiques (La psychothérapie est une activité de nature scientifique qui consiste à traiter des troubles psychiques par une méthode psychologique spécifique [à laquelle s'est formé professionnellement le psychothérapeute] (Duruz 1994 cité in Duruz, 2002). Nous pourrions les qualifier de TOP DOWN, car ils sont générés par les théories ou écoles psychothérapeutiques qui ont reçu le consensus scientifique des communautés de psychologues ou psychiatres. Une partie des auteurs de ce livre se réfère à des modèles psychothérapeutiques en présentant les cadres de références systémiques (chapitre 5, C. Ecuyer), cognitif et comportemental (chapitre 2, M.-J. Manidi), biopsychosocial (chapitre 6, A.-C. Pfister El Maliki) et en analyse transactionnelle (chapitre 4, P. Roberts). Ces auteurs opèrent un transfert de connaissances afin que certains principes psychothérapeutiques spécifiques soient compatibles et applicables en clinique de l'ergothérapie.

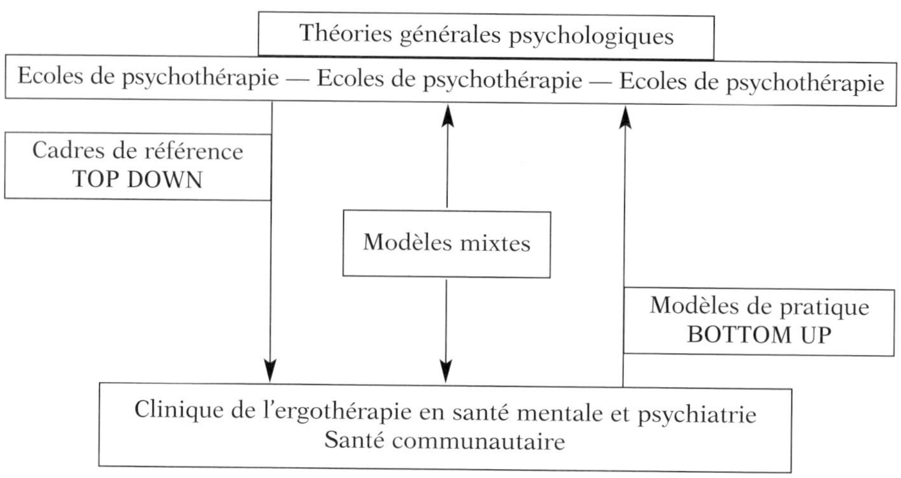

Fig. 1 : *Cadre de référence et modèles de pratique en psychiatrie et santé mentale.*

Les modèles de pratique (fig. 1) quant à eux sont issus, comme leur nom l'indique, de la pratique ou de la clinique en ergothérapie. Ils appliquent une approche BOTTOM UP ou émergente des contextes socio-historiques et géopolitiques particuliers. Les chapitres d'A. Riesen et R. Schüler (chapitre 9, approche sociale et communautaire) ou de J. Chappell (chapitre 8, ergothérapie ambulatoire) rendent compte de deux modèles de pratique différents. Dans ce contexte, les auteurs cherchent à problématiser leur pratique, à la partager et à la rendre compréhensible. L'utilisation de cette démarche d'explicitation de la pratique a facilité l'émergence des concepts. Il s'agit souvent d'une action engagée politiquement, qui place la citoyenneté de la personne au centre du dispositif thérapeutique.

Une troisième catégorie en santé mentale et psychiatrie (fig. 1) s'inspire à la fois des cadres de références et des modèles de pratique. Les deux démarches (top down et bottom up) sont appliquées simultanément. Les cadres de références constituent le référentiel théorique issu de la psychologie ou des neurosciences, par exemple. Dans ce cas, le cadre de référence renvoie à une théorie plus large qu'une approche psychothérapeutique. R. Bélanger, C. Briand et S. Rivard (chapitre 3) présentent le modèle de l'occupation humaine adapté à la psychiatrie; celui-ci s'inspire indirectement des théories de la motivation et des théories des aptitudes et intérêts en psychologie. W. Hesse et K. Prünte (chapitre 1) présentent le modèle de l'intégration sensorielle pour les patients souffrants de symptômes de la schizophrénie. Ce modèle s'inspire des théories neuro-développementales du contrôle perceptivo-moteur. A. El Nadi (chapitre 7), enfin, présente l'ergothérapie en psychiatrie de l'âge avancé ; il s'inspire indirectement de la phénoménologie. Ces trois approches sont également émergentes dans la mesure où elles placent l'activité ou l'occupation au centre du dispositif thérapeutique. En cela, ce sont des approches fondatrices d'une réflexion particulière à l'ergothérapie.

LE PROCESSUS CLINIQUE EN ERGOTHÉRAPIE

Dans son sens général (American Occupational Therapy Association, 2004 ; Crepeau *et al.*, 2003), le processus de l'ergothérapie permet, d'une part, de déterminer les domaines et actions spécifiques à la profession d'ergothérapeute et, d'autre part, de les organiser en tenant compte des contraintes scientifiques qui incitent les ergothérapeutes à une pratique basées sur des données probantes. Crépeau *et al.* (2003) proposent trois domaines :

Le premier domaine se réfère à identifier les besoins et demandes du client ou du patient et de son contexte, à agir en collaboration et à mettre la relation au centre du dispositif thérapeutique. Le deuxième domaine est en lien avec la pratique ou l'évaluation de la performance instrumentale ou occupationnelle (demandes d'activités et leur contexte, les facteurs particuliers au patient et la performance proprement dite). Le troisième domaine se réfère au processus clinique spécifique qui consiste à définir et implémenter une intervention clinique. C'est à cette démarche auquel nous faisons référence dans ce manuel.

Le processus clinique en ergothérapie (American Occupational Therapy Association, 2004) est dynamique et interactif : les performances du patient sont sans cesse modifiées et soumises aux facteurs environnementaux ; les prestations thérapeutiques sont également soumises aux effets du contexte institutionnel et aux différents cadres de référence qui vont ainsi modifier le référentiel et les modalités de l'intervention clinique. Dans cette perspective, le processus clinique en ergothérapie est mis en tension entre deux contraintes : l'une clinique qui est caractérisée par la demande et la performance occupationnelle du patient et la seconde qui est scientifique et soumise aux données probantes.

Dans le troisième domaine, le processus clinique en ergothérapie détermine l'axe temporel central du traitement clinique (Meyer, 1997; Reed, 1980), il s'agit d'un processus de changement (Hagedorn, 2001). Il illustre les aptitudes cliniques de l'ergothérapeute qui est habilité à conduire et à accompagner le patient vers l'acquisition ou la consolidation de compétences psychosociales et d'habiletés occupationnelles et instrumentales. Dans cette perspective, le processus constitue pour l'ergothérapeute un outil stratégique et réflexif. Il est caractérisé par quatre phases (L'évaluation formative, l'élaboration du plan de traitement, l'exécution du traitement et l'évaluation sommative (Reed, 1980, cité par Meyer, 1997) principales qui permettent d'organiser l'intervention auprès du patient de manière linéaire, lorsque l'ergothérapeute a peu d'expérience, et de manière toujours plus circulaire, à mesure que ses compétences cliniques et réflexives se développent. Comme l'évoque Meyer (1997), "le processus est une stratégie d'apparence simple, mais elle cherche à appréhender des phénomènes d'une extrême complexité" (p. 8).

Le processus en psychiatrie (Creek, 2002, Hemphill-Pearson, 1999) met l'accent sur les capacités réflexives de l'ergothérapeute. Il se différencie en plusieurs points du processus général de l'ergothérapie. D'une part, parce qu'en psychiatrie, l'ergothérapeute met le plus souvent en place un processus de réadaptation afin de favoriser la réinsertion psychosociale et, dans certains cas, la réinsertion socioprofessionnelle du patient ; et d'autre part, parce que l'évaluation est continue durant tout le processus. *i)* Une première phase du processus met l'accent sur la détermination du profil de compétences psychosociales du patient. Cette phase aboutit à la détermination de la problématique individuelle ou sociale du patient qui l'empêche de s'insérer socialement de manière stable et satisfaisante et de parvenir à réaliser ainsi ses aspirations. Un cas particulier est l'approche centrée sur les solutions (C. Ecuyer, chapitre 5) où la problématique est remplacée par la formulation d'une solution à cette incapacité. *ii)* Une seconde phase du processus est la formulation des objectifs et la planification du traitement. Dans cette partie sont également décrits les principes et techniques proposés par l'approche particulière. *iii)* Une troisième phase est l'application du traitement et d'un certain nombre de moyens ou de ressources relationnelles et environnementales qui favorisent le processus de compensation psychosociale du patient. *iv)* Une quatrième et dernière étape consiste à évaluer, en collaboration avec le patient et les autres membres de l'équipe, l'acquisition des compétences par le patient, leur stabilité dans le temps et le degré de satisfaction exprimé par le patient. Cette partie inclut aussi des indications et contre-indications de l'approche proposée.

* *
*

Ces quatre phases du processus de l'ergothérapie en psychiatrie constituent la charpente des chapitres du livre, ils en sont le dénominateur commun. Ils systématisent la présentation de chaque chapitre, tout en la rendant plus didactique. L'intention des auteurs a été de favoriser ainsi une démarche comparative d'une pluralité extrême des cadres de référence.

Bibliographie

[1] ANTHONY W., COHEN M., FARKAS M. et GAGNE C. – *Psychiatric Rehabilitation.* (Second Edition), Trustees of Boston University: Center for Psychiatric Rehabilitation (2002). — [2] AMERICAN OCCUPATIONAL THERAPY ASSOCIATION (AOTA) – Psychosocial aspects of occupational therapy. *American Journal of Occupational Therapy,* (2004). Vol. 58, 6, 669-72. — [3] ASSOCIATION CANADIENNE DES ERGOTHÉRAPEUTES (ACE) – *Promouvoir l'occupation. Une perspective de l'ergothérapie.* Ottawa, Ontario: CAOT Publications ACE, (1997). — [4] BELLACK A.S., MUESER K.T., GINGERICH S. et AGRESTA J. – *Social Skills Training for Schizophrenia: A step-by-step guide.* (Second Edition) (2004), New-York : The Guilford Press. — [5] BRENNER H. D., HODEL B., RODER V. et CORRIGAN P. – Treatment of Cognitive Dysfunctions and Behavioral Deficits in Schizophrenia. (1992). *Schizophrenia Bulletin,* 18, 21-24. — [6] BRUCE M. et BORG B. – *Psycho-social frames of reference for occupation-based practice* (3rd Edition). (2002). Thorofare, NJ : Slack. — [7] CARA E. et MAC RAE A. – *Psychosocial occupational therapy : a clinical practice.* (2nd Edition) (2004). Albany NY : Delmar. — [8] CREEK J. – *Occupational therapy and mental health* (4th Edition). (2002). Londres : Elsevier. — [9] CREPEAU E.B., COHN E.S. et SCHELL, B.A.B. – *Willard and Spackman's occupational therapy* (10th Edition), Philadelphia (2003): Lippincott Williams and Wilkins. — [10] DURUZ N. et GENNART M. – *Traité de psychothérapie comparée.* (2002). Genève : Médecine et Hygiène.

[11] EHRENBERG A. et LOVELL A.M. – *La maladie mentale en mutation : psychiatrie et société.* (2001). Paris : Odile Jacob. — [12] FARKAS M. – Recovery, rehabilitation, reintegration: words vs. meaning. (1996). *WAPR Bulletin, 8,* 4, 6-8. — [13] FOUGEYROLLAS P., CLOUTIER R., BERGERON H., CÔTÉ J. et ST MICHEL G. – *Classification québécoise processus de production du handicap.* Québec : RIPPH/SCCIDIH (1998). — [14] HAGEDORN R. *Foundations for practice in occupational therapy* (3rd Edition). (2001). Edinburgh: Churchill Livingstone. — [15] Manidi M.J., Ed. — *Ergothérapie comparée en santé mentale et psychiatrie,* Cahiers de l'EEESP, Lausanne, 2006, 344 p. — [16] MEYER S. – *Le processus en ergothérapie* (2e Edition). (1997). Lausanne : Cahier de l'éésp. — [17] MOREL-BRACQ M.C. – *Approche des modèles conceptuels en ergothérapie.* Arcueil: Association Nationale Française des Ergothérapeutes (2004). — [18] MOSEY A.C. – *Psychosocial Components of Occupational Therapy* (4th Edition). New-York : Raven Press (1999). — [19] RAVAUD J.-F. – Modèle individuel, modèle médical, modèle social : la question du sujet. *Handicap : Revue des Sciences Humaines et Sociales* (1999), *CTNERHI,* 81, 64-75. — [20] REED K. et SANDERSON S. – *Concept of occuapational therapy.* (1980). Baltimore : Williams et Wilkins.

[21] VALLÉE C. – La réadaptation psychosociale et ses impacts cliniques sur la pratique de l'ergothérapie. (1997) *Revue Québécoise d'ergothérapie* 6(3), 114-118.

RÉSUMÉ

L'ouvrage dont il est question (°) présente neuf approches adaptées au processus de l'ergothérapie allant de la psychiatrie en soins aigus à la santé mentale communautaire. Ses apports sont l'explication des principaux termes de chaque modèle, l'organisation de la démarche clinique en fonction de chacune des approches et l'illustration par des situations cliniques diverses et variées.

TROUBLES DU COMPORTEMENT OU VIOLENCE : QUELLES LIMITES, QUELLES ATTITUDES, QUEL IMPACT ?

D. DECHAMBRE*

À l'heure où la "Violence" fait partie de toutes les actualités : violence des quartiers, violence à l'école, violence interculturelle, la tragédie de Pau déjà oubliée de décembre 2004, nous rappelle malheureusement que le milieu de la santé n'est pas épargné par le phénomène. Parler de "Violence" et de "Santé" semble tellement paradoxal, qu'il devient presque gênant, voire tabou de développer le sujet. Pourtant, comme le dit justement M. Michel, l'hôpital n'est pas séparé du reste de la société et par conséquent les problèmes des autres institutions, le sont également dans nos différents milieux de soins. Le terme de Violence lui-même, représente quelque chose de très fort et de difficile à définir. Toutes les littératures s'accordent à dire que la définition revêt pour chacun de nous une grande part de subjectivité. Dans tous nos domaines d'intervention, nous sommes amenés à cohabiter avec différentes manifestations de cette indéfinissable violence, mais qu'en est-il exactement ? S'agit-il davantage de troubles du comportement ou de troubles de la conduite ? Comment ces expériences sont-elles vécues par chacun de nous, et de quelle manière pouvons nous analyser ces phénomènes pour mieux y réagir ?

Durant deux ans, je me suis intéressée à ce "fléau" dans l'idée d'apporter des éléments de réponses à la problématique suivante : *Si les institutions de santé sont des lieux potentiels de violence : comment pouvons-nous en tant qu'acteur de soin nous y préparer pour que nos établissements gardent leur vocation première, celle d'apaiser les souffrances* ?

Mon étude est sans prétention et je vais tout d'abord aborder les données révélées par l'enquête que j'ai réalisée ces derniers mois, avant de définir ce qui, pour nous, évoque le mot violence et ses phénomènes apparentés. Ces deux préalables nous permettront, je l'espère de mieux comprendre ce qui se joue au sein de nos différents domaines d'intervention, afin de mieux les appréhender, voir même de s'en protéger ?

LA VIOLENCE DANS LES INSTITUTIONS DE SANTÉ : ETUDE

Contexte et hypothèse : Cet essai est né de nos échanges suite à mon intervention lors des journées d'ergothérapie de septembre 2004. La présentation de ma pratique auprès de personnes autistes avait semble-t-il fait surgir certaines préoccupations au sujet des troubles du comportement de cette population. "Comment

* Ergothérapeute libérale ; delphine.dechambre@wanadoo.fr
Cabinet la Main Tendue, 10, rue Hoche – 45200 Montargis
lamaintendue@wanadoo.fr

faites-vous face aux crises ? Que faites-vous quand les personnes se montrent violentes ?" Ces questions m'ont amenée à penser que nous étions exposés à rencontrer au cours de notre pratique, des situations difficilement gérables, et parfois même, difficilement tolérables. J'ai émis des hypothèses et me suis demandée si ces interrogations ne dévoilaient pas un certain désarroi devant des situations dans lesquelles nous avons du mal à adapter notre attitude de manière aussi neutre et thérapeutique qu'elle devrait l'être ? J'ai mené cette réflexion en 2005 et en octobre dernier, j'ai diffusé un questionnaire afin d'évaluer le retentissement de la violence dans nos différentes pratiques de l'ergothérapie. Les résultats sont éloquents. Les figures ci-dessous vous permettront de mieux appréhender le phénomène. Les commentaires recueillis m'ont conduite à vous faire partager ma réflexion sur ce sujet sans pour autant en avoir fait une analyse scientifique avec toute la rigueur qu'elle implique.

Le questionnaire : Le questionnaire fut diffusé via les listes et les forums des principaux sites français en ergothérapie. Il comporte 10 questions s'intéressant à la perception des ergothérapeutes au sujet de la violence dans les institutions : Qu'entendez-vous par le mot violence ? Considérez-vous que le mot "violence" soit tabou dans le secteur de la santé ? Il recense également le nombre de personnes ayant été confrontées directement ou non, à une quelconque forme de violence. Il tente de mettre des mots sur leur ressenti dans l'instant et à distance de l'incident. Les derniers points qui concluent le questionnaire mettent en avant les raisons pour lesquelles celui-ci a suscité tant d'intérêt et a précisé que vous étiez nombreux à vouloir trouver des pistes de réponses à des interrogations profondes.

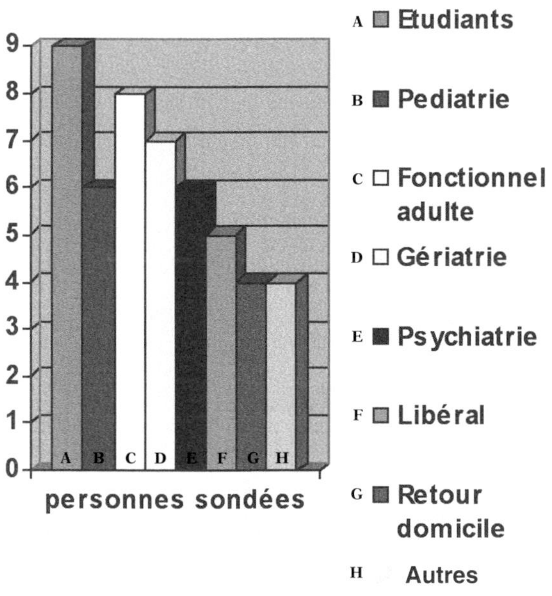

Fig. 1 : 50 Questionnaires remplis.

Des résultats surprenants : Sur 50 retours de questionnaires, beaucoup s'accordent à dire qu'il est important de soulever le problème de la violence pour lever le voile sur une réalité de terrain. Les graphiques ci-dessous transcrivent certains résultats de l'étude. Les données supplémentaires seront abordées dans une seconde partie, au moment de parler des impacts de cette violence.

La figure 2 s'intéresse à l'interprétation que nous avons de la violence en institution de santé. Il semblerait que le sens que nous y accordons soit influencé par notre expérience dans le domaine d'intervention dans lequel nous gravitons : la maltraitance est principalement décrite par les personnes exerçant en gériatrie, la violence physique semble davantage être présente en psychiatrie et la violence psychologique quant à elle se répartit de manière plus ou moins égale selon pour les autres secteurs.

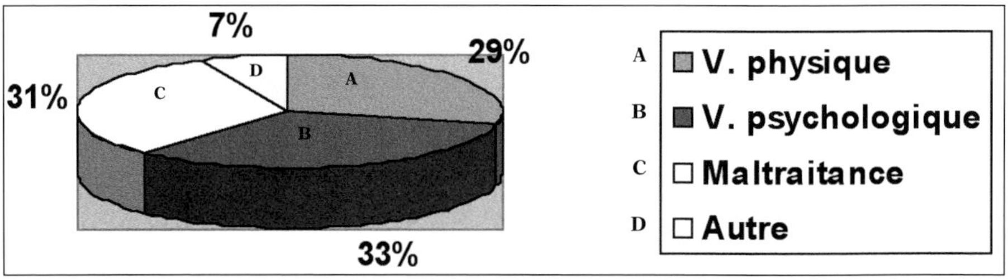

Fig. 2 : Définitions du terme violence en institution de santé ?

Les phénomènes assimilés à la violence, (qu'il s'agisse d'agressions physiques, de pressions psychologiques ou de maltraitance) sont, au vu des résultats, bien plus récurrents que l'on pourrait l'imaginer : 84 % se disent témoins de violence et 62 % se disent victimes de violence (fig. 3 et 4). Les réponses données par les étudiants me laissent perplexe. Alors que l'on pourrait les penser moins exposés, 89 % d'entre eux ont rencontré lors de leurs stages une situation qu'ils qualifient "violente". Certes ces confrontations ne nous touchent pas tous au même niveau, tout dépend de la fréquence et de l'intensité de la violence à laquelle nous faisons face. Nos réactions diffèrent selon les phénomènes constatés et ne présentent aucune logique. Contrairement aux définitions qui semblent se recouper par domaines d'intervention, ici les sentiments éprouvés sont très disparates au sein d'un même domaine d'activité. Nombreux sont ceux qui évacuent leurs difficultés en parlant à leurs collègues, mais presque autant sont ceux qui éprouvent de la colère. Quel que soit notre ressenti, beaucoup de personnes ayant répondu à la question "êtes-vous toujours dans le même établissement" précisent qu'ils ont changé d'emploi même si la violence ne semble pas en être la cause première.

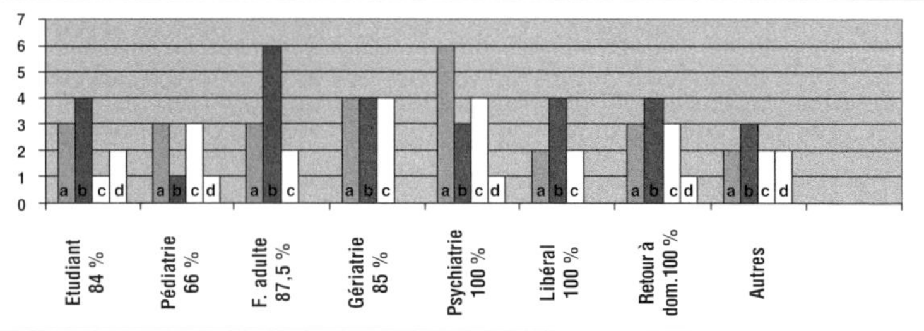

Fig. 3 : Témoins par domaine d'intervention.

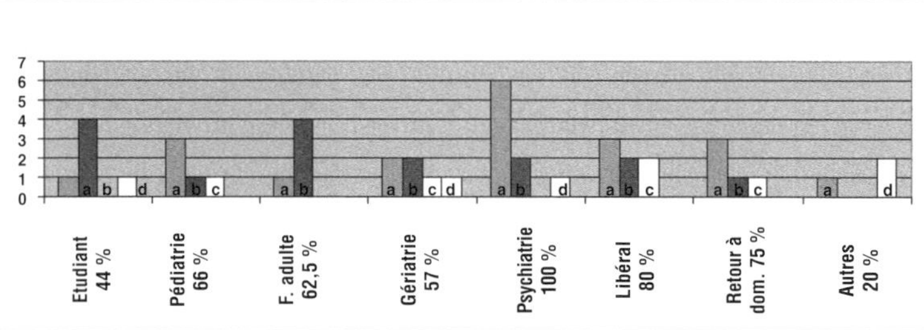

Fig. 4 : Victimes par domaine d'intervention.

a = V. Physique **b = V. Psychologique** **c = Maltraitance** **d = Autre**

Remarque : ces pourcentages incroyablement élevés peuvent s'expliquer par le fait que les personnes ayant répondu au questionnaire se sentaient d'ores et déjà impliquées.

Fig. 5 : *Sentiment immédiat*

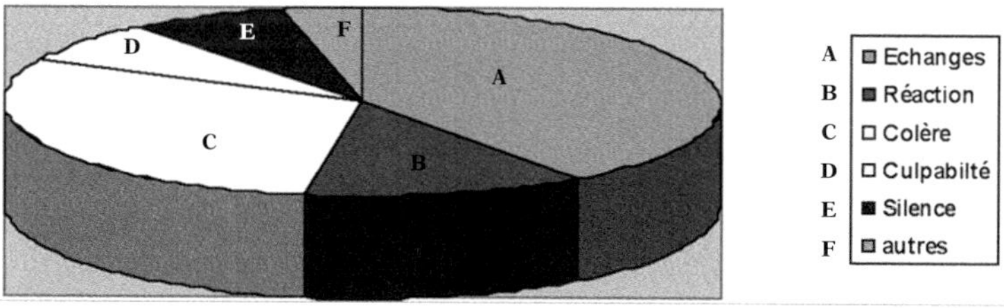

Si ce questionnaire permet de faire l'état des lieux de nos différentes interprétations au sujet de la violence, il ne permet pas à lui seul d'appréhender les actions mises en place par certains établissements. Aussi, pour pouvoir continuer à réfléchir sur le sujet, le questionnaire conçu initialement dans un souci pratique (rapide à compléter pour les personnes sondées) devait être complété par une seconde série de questions, plus détaillée. Celle-ci nous permet dans les paragraphes suivants de cerner les enjeux de cette violence au travers du spectre de nos champs d'intervention en les définissant d'une part et en analysant nos réactions d'autre part.

ESSAI DE DÉFINITION : LES LIMITES

Des termes en question : La question de la violence en Institution de santé suscite beaucoup d'interrogations. La raison pour laquelle tant d'avis divergent à son propos vient de la difficulté à en délimiter les frontières. Quand employer ce terme ? dans quelles mesures ? avec quelles connotations ? Dans leur livre, M. Michel et J.F. Thirion rappelaient qu'il n'y avait pas de réponse théorique et que les limites bien que nécessaires ont toujours un positionnement arbitraire. Aussi, avant de poursuivre, il s'agit donc de nous entendre sur les termes employés et de revenir un temps soit peu sur la nature des personnalités qui nous animent. En effet, connaître les grands types de personnalités permet de décrypter une partie de ce qui conduit une personne à agir d'une manière qui nous déroute, de part la vision qu'elle a d'elle-même et du monde.

Pour définir *la personnalité*, il faut faire une différence entre les traits de personnalité et l'état actuel d'une personne. Les traits sont les caractéristiques presque invariables de notre manière de nous comporter et de notre perception de l'environnement. L'état est davantage lié aux circonstances. On parlera de *personnalité difficile* "quand certains traits de caractère trop marqués, sont inadaptés aux situations et qu'ils entraînent une souffrance pour soi-même ou pour autrui". Toutefois, il faut être vigilant quant aux termes employés. Il ne faut pas confondre troubles de la personnalité et troubles du comportement, dont les répercussions respectives sont différentes. Pour que "le trouble de la personnalité soit reconnu comme tel, il faut que certains comportements soient présents de manière presque constante dans tous les domaines de la vie de l'individu" [5]. Les conséquences néfastes de ces troubles revêtent souvent un aspect psychologique en faisant pression sur la personne et sur son entourage.

Les mécanismes de défense : face aux difficultés de la vie courante, chacun mobilise ses propres ressources pour affronter les obstacles du quotidien. Ces remèdes auxquels nous avons recours de manière spontanée et inconsciente ne sont pas toujours les plus judicieux. Ils semblent dans l'immédiat nous libérer et/ou nous protéger de ce que nous avons interprété comme étant une agression, mais peuvent avoir des conséquences négatives.

Trouble de la conduite, trouble du comportement : Il y a selon moi : trouble du comportement quand dans certaines circonstances la personne montre une attitude qui la conduit à se mettre, ou à mettre autrui en danger. Les répercussions sont davantage visibles que pour les troubles de la personnalité : hématomes, séquelles physiques, cicatrices, etc.

Un état dangereux peut être défini comme "tout ce qui menace ou compromet l'existence d'une personne ou d'une chose". La dangerosité survient suite à une condition déclenchante, elle entraîne un passage à l'acte, une infraction et implique une victime

La violence (dictionnaire Robert) : agir sur quelqu'un ou le faire agir contre sa volonté en employant la force ou l'intimidation. Est violent tout acte destructif intentionnel ou non qui tend à détruire inutilement les fonctions vitales d'un être humain en lui faisant subir des peines physiques, des angoisses émotives ou des problèmes sociaux.

Trouble de la personnalité : Traits caractères trop marqués	=> Souffrance.
Mécanisme de défense : Réactions spontanées	=> Protection immédiate
Trouble du comportement : Acte physique	=> Répercussions visibles traumatisantes
Etat dangereux : Menace liée à une circonstance	=> Compromet l'existence
Violence : Acte de force ou pression psychologique	=> Vise à détruire l'intégrité de la personne.

Différents types de violence : Comme nous l'avons observé dans les résultats du questionnaire, il semblerait que nous considérions la violence de différentes manières et la définition ci dessus ne précise pas les différentes manifestations. La violence peut en effet être : - *physique* : coups portés à autrui souvent donné par les usagers envers les autres résidents et/ou personnel soignant ; - *psychologique* : c'est la confrontation quotidienne avec la maladie et/ou la pression hiérarchique en rapport avec le fonctionnement de l'institution qui nous heurte au point de sentir son travail et sa personne affectée ; - *maltraitance* : par "maltraitance", on entend toutes les formes de mauvais traitements qui concernent les aspects psychologiques, matériel, physique, du droit et de l'environnement de la personne.

LA VIOLENCE : QUELS IMPACTS ?

Tentons à présent de comprendre ce qui se joue à bas bruit quand nous sommes témoins ou victimes de violence. Comment faisons-nous face ? Nos difficultés sont-elles prises en considération par nos établissements ? Comment continuer à travailler sans s'épuiser ? C'est toute la question du Burn out. Le questionnaire diffusé proposait des suggestions quant aux stratégies à mettre en place pour pallier les phénomènes de violences. Trois éléments clés semblent se dégager : - prévention et formation ; - groupes de discussions ; - protocole d'intervention et/ou protocole de déclaration.

Après avoir analysé les données, j'ai le sentiment que les mesures à suivre diffèrent, là encore, selon les formes de violence constatées. Aussi, pour parler de nos ressentiments face à la violence, il me paraît important d'en distinguer ces deux formes principales : violence en tant qu'acte physique et violence en tant que pression psychologique(dont la maltraitance). Dans les deux cas, il faudra tenir compte du retentissement personnel de ces actes en dépit de toutes les défenses professionnelles que nous pouvons adopter sur le moment. Il y a une différence entre ce que je sais (de par mon statut d'ergothérapeute) analyser comme faisant partie de la maladie et ce que je peux tolérer en tant que personne avec les singularités propres à mon vécu.

Réactions et préventions face à la violence psychique : la violence psychique, nous l'avons compris, peut être de différentes natures. Il peut s'agir de violence morale face à l'image de la mort, ou de violence par harcèlement psychologique. Dans le premier cas, c'est la confrontation quotidienne avec le handicap, la maladie, et donc implicitement avec la vulnérabilité de l'homme qui nous bouleverse. Quel thérapeute n'a jamais pensé "et si c'était moi..." ? Qui n'a pas un jour été sensible à la douleur d'autrui ? La souffrance de l'autre nous fragilise puisqu'elle nous renvoie à l'image de notre propre mort. La relation thérapeutique que nous instaurons ne peut pas se restreindre à l'application de méthode donnée, puisque par définition nous y sommes impliqués : "Nul ne possède la boussole qui indique avec certitude le chemin de la relation d'aide parfaite" [11]. Faut-il se protéger, se blinder d'une "trop grande compassion", faut-il risquer de devenir sourd à la souffrance de la personne que nous avons face à nous ? À cette question, 75 % d'entre nous pensent que des groupes de discussions devraient être mis en place à titre préventif et 66 % à titre curatif. De tels groupes de paroles ont de l'intérêt si les échanges se font sans risque de jugement. Leurs mises en place doivent avoir un objectif donné : celui de soutenir les thérapeutes dans leur accompagnement quotidien en leur prêtant une écoute attentive. "Personne n'est là pour chercher à établir une vérité [...]. L'expérience individuelle est offerte aux autres pour que chacun s'enrichisse de la pluralité des approches" [5]. Ces groupes permettent de donner du sens à une expérience difficile car "ce qui est insupportable, c'est la souffrance insignifiante" [4]. A l'heure actuelle, trop peu d'établissements proposent cet espace de parole. Pour quelles raisons ? Par faute de moyens, par faute de temps, ou du fait de la non-considération du problème ? Ce point me conduit à parler du deuxième cas de violence psychique : La pression exercée par l'institution. Cette situation peut à tout moment nous concerner quel que soit notre seuil de sensibilité. En effet, parmi les 31 % de personnes se disant victimes de violence psychologique, bon nombre d'entre elles me précisaient que la conduite aveugle des règles administratives empêchait les établissements de fonctionner avec leur objectif premier : celui d'aider la personne en respectant sa dignité d'être humain. Certains témoignent de la mise de contention abusive, d'un sentiment de rendement, de l'absence de dialogue et de procédures négligeant les choix de la personne accueillie. La mise en place d'un groupe de parole dans ce contexte s'avère être extrêmement délicate et malheureusement il faut souvent attendre un incident, pour que l'administration permette à ses employés la mise en mots de leurs difficultés et la remise en cause d'un fonctionnement défectueux [5].

Réaction et prévention face à l'acte physique : les gifles, les coups et les morsures sont les manifestations physiques les plus communes de la violence dans les institutions de santé. D'ailleurs ne devrait-on pas parler dans ce contexte, de troubles du comportement ? Les personnes sont-elles vraiment responsables de leurs actes dans le cas des pathologies psychiatriques ? En tout cas, ces actes visibles accréditent le phénomène d'insécurité et semblent avoir plus de poids quant à la considération de la violence dans les établissements. Les institutions ont selon moi tout intérêt à établir des protocoles d'intervention pour ces situations que l'on pourrait qualifier à risques. En effet, si le seuil de ce qui est acceptable ou non diffère selon nos propres discernements, il faut pouvoir s'assurer que l'attitude à adopter serait la même pour toute l'équipe au vu d'éléments précurseurs donnés qui donneraient "l'alerte".

Mon expérience professionnelle auprès d'adultes atteints d'autisme m'a persuadée de la nécessité de prendre en considération 3 points essentiels lors d'une intervention en période de crise : - protection de soi ; - protection de la personne accueillie ; - mise en place d'une structure apaisante pour l'individu. Le premier point peut vous paraître surprenant, égoïste peut-être, mais c'est l'élément fondamental de toute formation aux premiers secours. Je ne suis pas en mesure d'aider autrui, si je ne suis pas moi-même en sécurité. Les deux points suivants demandent un important travail d'équipe qui peut difficilement être anticipé. Il faut pouvoir réfléchir sur les situations à l'origine de désordres internes conduisant à un "débordement physique". Il faut ensuite trouver une stratégie commune d'intervention pour protéger la personne et être d'accord sur la mise en place du cadre qui viendra l'apaiser. Nous avons conscience que la violence des usagers relève de différents facteurs : leur pathologie et leur défense. Toutefois, il est important de reconnaître les moments où nous n'arrivons plus à nous "résonner". Repérer le moment où nos capacités d'adaptation ne sont plus optimum pourrait en effet éviter d'éventuels dérapages professionnels et préserver notre sphère personnelle en évitant les formes pathologiques du stress.

Pour gérer ou affronter des comportements qui parfois nous échappent, il existe deux grands courants de pensée : la psychanalyse d'une part et les thérapies cognitives d'autre part. La première est basée "sur le principe qu'une prise de conscience progressive par le sujet de l'origine et des mécanismes de ses difficultés, et est de nature à l'aider à les surmonter". Les thérapies comportementales quant à elles estiment que "pour modifier un comportement ou une façon de penser, le plus efficace reste de comprendre comment ils ont été appris et d'aider activement le patient à en apprendre d'autres" [1].

* *
*

La diversité de nos interprétations vis-à-vis des comportements d'autrui ne nous permet pas d'établir de règles imparables pour faire face à toutes situations. Elle laisse au contraire ouvertes de multiples questions à ce sujet. Ainsi, cette étude a permis le recueil de nos opinions les plus variées et l'analyse faite aujourd'hui, renvoie à chacun de nous une image dans laquelle il se positionne.

Il serait utopique de croire que seule la mise en place de protocoles suffirait à protéger nos établissements et à nous "vacciner contre des affects traumatisants". Pourtant, j'espère que ces quelques paragraphes pourront permettre la mobilisation de réflexions personnelles et d'initiatives pour la mise en place de stratégies préventives contre des sentiments de découragement dont résultent parfois des phénomènes d'échappement.

Bibliographie

AUSSILLOUX C. – L*a maltraitance psychologique*, Chapitre les professionnels au cœur de la violence psychologique, Editions Fleurus, Paris, 1996, 360 p. — COMITE D'ORIENTATION DU PLAN CONTRE LA VIOLENCE ET SANTE – *Communiqué, Remise du rapport "Violence et Santé"* à Xavier BERTRAND ministre de la Santé et des solidarités, Paris le 18 octobre 2005. — LELORD F., ANDRE C. – *Comment gérer les personnalités difficiles,* Edition Odile Jacob, Paris, 2000, 367 p. — VIOLENCE ET MALTRAITANCES POSSIBLES EN INSTITUTION POUR PERSONNES AGEES - http://membres.lycos.fr/papidoc/15violentinstit.html — DUPART A. – Le management des groupes de parole, Décideurs en gérontologie, n° 60, mars 2004, p 41 — DOHOUX G., LE QUEFFETEC O., SECONDI A., AALBANESE J. — M*anque de communication et sentiment d'échec,* Revue de l'Elsevier : l'infirmière, Janvier 2005, n° 107. — GENY C. – La *neuroanatomie des troubles du comportement progresse* dans neuroanatomical correlates of behavioural discorders in dementia., Brain, 2005. — LANDEVILLE P., VENIZA J. ET GOSSELIN N. – L*es comportements excessifs dans la démence,* Psychologie clinique de la personne âgée, Edition Masson, Paris, p. 127-149. — MESIBOV G. – Lors du groupe de formation dans les établissements ARIA le 22 avril 2004. — MICHEL L.M. ET THINION J-F. – *Faire Face à la violence dans les institutions de santé,* Edition Lamarre, paris, 2004, 237 p.

PRIEUR C. – *Le trouble des conduites de l'enfant, concept psychiatrique discuté*, Le monde édition du 23/09/05. — RENAULT M. – *Le désarroi hospitalier ; Patients et thérapeutes en mal de parole*, Edition L'harmattan, Paris, 2000, 124 p. — SABOURIN G. – *Le burn-out ou quand rien ne va plus à cause du travail.*

UNE CERTAINE MANIÈRE D'ÊTRE ERGOTHÉRAPEUTE DANS UNE UNITÉ DE SOINS POUR ADOLESCENTS

M.C. FESQUET-LOCECERE*

L'Unité de Soins pour Grands Adolescents (USGA) reçoit des jeunes de 15 à 25 ans. Nous travaillons majoritairement avec les 15-20 ans. Ils sont admis après une ou plusieurs rencontres avec le docteur Bres qui a créé cette unité, unité dont la spécificité est de ne recevoir que des jeunes ayant donné leur accord à l'hospitalisation, accord qui les engage à participer aux différents soins proposés, élément évidemment très important pour la pratique de l'ergothérapie.

Les adolescents arrivant dans le service reconnaissent avoir des difficultés. Ils présentent des signes, qui sont parfois très inquiétants pour l'entourage, déroutants pour eux-mêmes : tentatives de suicide, prises de produits illicites, scarifications répétées, échec scolaire parfois chez de "bons" élèves accompagné de signes divers de dépression ou d'angoisse.

Leur entrée, leur demande, est souvent timide, mal située, adolescente. Ils sont d'accord pour essayer de venir voir s'il peut se passer quelque chose pour eux. Et ils n'en sont pas convaincus. Mais on ne sait jamais... Ils souffrent cependant réellement.

Essayer : c'est-à-dire, séjourner dans l'unité, parmi d'autres jeunes, rencontrer les soignants qui vont leur proposer différentes situations de soin passant par la parole (en groupe ou individuel), le corps, les activités d'expression et de créativité. Ces différents soins vont, par leur diversité et leur rythme, mettre en jeu psychisme et corps, ceci pour leur permettre de prendre du recul face à leurs actes, d'y porter un regard différent, une moindre intensité émotionnelle. Certains pourront cheminer vers le sens de leurs symptômes, vers une symbolisation possible qui ferait que certains passages à l'acte ne soient plus nécessaires. Ils vont aérer l'écheveau aux nœuds multiples, la pelote embrouillée avec laquelle ils se promènent douloureusement ou explosivement. Car l'adolescent en crise patauge dans ses affects, assume mal les contradictions qui l'habitent, sentant qu'une part de ses certitudes d'enfant se dérobe, sans avoir idée de ce qui va advenir à la place. Si les uns souffrent avant tout de mal d'adolescence, d'autres arrivent après avoir vécu soit récemment, soit longtemps auparavant, des traumatismes : viols, maltraitances, situations incestueuses, décès d'un parent ou d'un frère... L'adolescence vient alors réactiver ce réel traumatique, et laisser l'adolescent en panne. C'est parfois au détour de l'hospitalisation, qu'une parole pourra pour la première fois "se mettre dessus", permettant à l'adolescent de poursuivre ou reprendre son parcours.

Dans l'unité, il faut aller vers ces adolescents, c'est-à-dire les rencontrer un par un. Pour ma part, cela se passe au cours d'un premier entretien pour lequel je prends le temps nécessaire. Rencontrer, signifie que nous sommes deux, que j'y

* Ergothérapeute, Unité de Soins pour Grands Adolescents - Polyclinique de Psychiatrie, CHU - 34295 Montpellier Cedex 5.

suis présente en tant que sujet c'est-à-dire avec ce que viendra interpeller aussi chez moi cet adolescent particulier. L'adolescent, par sa révolte, sa perte de confiance dans les repères, son peu de civilité parfois, m'a particulièrement invitée à ce temps nécessaire à toute prise en charge. A tenter de laisser se tisser ce petit bout de lien, ce quelque chose qui est de l'ordre du transfert suivant les psychanalystes, à partir de quoi une relation va exister. Relation qui engage les deux protagonistes, dans leurs places respectives. Lors de cet entretien, il ne s'agit ni de convaincre ni de séduire, mais plutôt de donner envie à l'ado d'essayer, essayer de venir en séance d'ergothérapie, sans qu'il sache trop ce qu'il va y trouver. Ce n'est jamais gagné d'avance, mais cela fonctionne quand même assez souvent. Car l'ado ne veut rien... puis peut-être... mais quand même... Il faudra le surprendre un peu.

R. Bres [2], exprime bien la relation au désir et à la demande propre à cette période : il y parle de la manière dont l'adolescent (nommé dans ce texte "l'ânon de Mende") "braie" sa présence ou sa demande plus qu'il ne l'articule. Cette "demande" qu'il adresse soit à d'autres semblables qui n'auront pas à répondre (non responsables) soit "à quelqu'un qui saura répondre en décalant ses propos par le détour de l'humour par exemple... quelqu'un qui est là quand-même, sans réponse, mais avec du répondant". Je pars donc à la pêche, voir un peu là où le flotteur commence à bouger, je me décale.

Par quoi cela passe-t-il ? Demander à l'adolescent de quoi il souffre, d'emblée, n'est pas la solution que j'ai choisie. Je connais les raisons de son entrée, je le lui dis, justifiant ainsi ne pas avoir à le lui demander, ne pas lui faire redire, tout en me situant en lien avec l'équipe soignante. C'est une chose pour le soignant de savoir, s'en est une autre pour le patient d'en parler. C'est ce qui différencie un entretien clinique d'un recueil de données. Je choisis donc de leur dire que j'ai envie de les connaître, mais pas forcément sur ce qui les amène ici. A travers quelques questions non conventionnelles, loin des bilans et évaluations préétablies, je les invite à dire qui ils sont, au-delà de ce qui ne va pas : quelle musique les intéresse, à quel moment ils l'écoutent, s'ils vont en concert. Ont-ils des copains, des amis. Ont-ils des rêves, des désirs, même s'ils leur paraissent irréalisables ? J'aborde aussi la question scolaire ou la formation de manière souple. Est-ce que l'orientation actuelle leur convient, est-ce qu'une matière les intéresse plus particulièrement, ont-ils une idée de ce qu'ils veulent poursuivre ou arrêter ? Ceci sans jugement ni conseil. Il y a donc "décalage", ce qui occasionne bien souvent la rencontre au sens d'un intérêt réciproque.

A CETTE OCCASION D'AUTRES CHOSES S'EXPRIMENT

Sur le rapport de cet adolescent aux autres, sur son isolement éventuel, autour de la dynamique de son désir, ou de son absence de désir... Comment en parle-t-il de tout cela ? Le ton, la voix, les mimiques, l'attitude corporelle, le regard suivant le moment de l'entretien, le sujet abordé. Entendre également s'il parle spontanément de sa famille ou s'il se recroqueville dès que l'on aborde cela. Si je rencontre des résistances, je l'invite à en reparler à un autre moment, ou bien à l'exprimer par d'autres moyens. C'est alors une porte ouverte pour introduire l'ergothérapie et ses supports à l'expression. Bien souvent cette forme d'entretien rassure l'adolescent, il est moins sur le qui-vive sur la défensive, il se dévoile finalement plus aisément et l'ergothérapie peut alors lui apparaître comme un espace différent et qui s'ouvre. Autrement dit, il m'a paru plus intéressant de me pencher sur le sujet qui porte ces symptômes que de me fixer sur ces derniers. Les symptômes, dans cette période de processus d'évolution psychique qu'est l'adolescence, c'est ce qui se montre, ce dont on parle, ce qui inquiète l'entourage, ce qui a finalement pris toute la place.

En fin d'entretien, j'explique ce en quoi consiste ma place d'ergothérapeute dans l'unité, ce que j'y propose. Je le fais de manière à accrocher quelque chose chez cet adolescent en fonction de ce que j'ai déjà perçu de lui ou d'elle. Question d'attirance ou de résistance aux médiateurs proposés, de capacité à saisir l'intérêt de ces ateliers, mais aussi parfois des angoisses que cela fait éveille.

L'atelier est un lieu et un moment (temps et espace) où ce qui ne peut se dire peut s'exprimer autrement. Il est très rare qu'un ado refuse tout à fait. Et il est étonnant de constater le nombre de fois où mes paroles sur “ce qui ne peut pas passer par les mots” font mouche. Acquiescement, intérêt subit, quelque chose se passe.

Donc l'entretien est une rencontre, et l'entretien va engager l'adolescent.

Cette rencontre se terminera en effet par la prise d'au moins un rendez-vous ou interviendra le choix de l'adolescent entre les 3 ateliers, choix sur lequel je pourrais intervenir s'il ne me paraît pas judicieux, afin de le guider vers un autre plus adapté. Je lui présente les médiateurs utilisés Je travaille autour de trois modes d'expression, sur des temps et jours différents : Atelier Expression libre, avec du matériel de graphisme ; Atelier Modelage, autour de représentations corporelles ; Atelier Récit, création d'un texte imaginaire écrit par l'ado à la première personne du singulier.

Les ateliers se passent en groupe de 4 à 5 participants. Le déroulement en trois temps des ateliers est expliqué à chacun : un temps d'expression (1 heure), une pause à l'extérieur de l'atelier (10 à 15 minutes) ; un temps de parole autour de ce qui a été vécu et créé (temps variable).

LA QUESTION DU CADRE

Elle s'est posée, dès le début comme essentielle dans la mise au travail, de manière encore plus pertinente avec des adolescents en cours séjour : Les horaires, le lieu, ma présence, et la leur sur le temps complet de l'atelier. Ce cadre est présenté à l'adolescent lors de l'entretien, paisiblement et il est rappelé brièvement en début de séance au groupe.

Les adolescents ont une grande propension à créer des liens (identificatoires) très forts entre eux qui limitent “le risque” de se trouver seul face à soi-même. La recherche mais aussi la confrontation à l'autorité est en jeu. En tant qu'ergothérapeute il m'a paru important que la question du rapport à l'autorité ne soit pas au centre de mon travail (tout en n'excluant pas l'éventualité qu'elle vienne s'y jouer à l'occasion), l'essentiel ici étant de s'interroger sur : “Comment mettre les ados en groupe en situation thérapeutique ?” ou “Comment favoriser lors de la mise au travail en groupe, l'implication subjective ?”

José Bleger [1], psychanalyste, définit le cadre comme de l'ensemble des éléments constants qui permet que le processus (c'est-à-dire les éléments variables, ce qui bouge) se déroule. Le cadre d'une séance d'analyse ou de thérapie est “une institution” (étymologie : ce qui permet d'établir à l'intérieur). J. Bleger s'intéresse à la fonction du cadre dans l'espace psychique : “le cadre agit comme un support, comme un étai”. C'est le “rempart” le plus puissant, le plus durable, et en même temps le moins apparent. C'est une chose que nous ne percevons pas en tant que telle, qui n'en est pas moins présente. Il renvoie, comme d'ailleurs les institutions, à "un monde fantôme, celui de l'organisation la plus primitive et la moins différencié". Plus loin "Les relations stables organisent et préservent le Non-moi et servent de base à la construction du Moi."

Comment mieux dire que le cadre n'est pas qu'une loi, mais une institution qui préserve l'intégrité tout en favorisant une expression de l'inconscient, de l'inconnu à soi-même.

LA NOTION DE LIEN EST ÉGALEMENT AU CENTRE DE CES HOSPITALISATIONS

Ce lien est à créer avec le patient, mais aussi entre les membres de l'équipe, dans un travail de réunion clinique hebdomadaire. En effet, 3 heures par semaine se réunissent médecins, psychologue, cadre de santé, assistante sociale, arthérapeute, infirmiers et infirmières, étudiants en formation. Ce temps est consacré aux 9 jeunes hospitalisés, à ceux qui viennent en hospitalisation de jour, à ceux qui sont attendus dès qu'une place se libère. C'est le moment où chacun va, de sa place, professionnelle et subjective, parler autour de chaque patient. On prend le temps et l'ensemble des approches peut donner une idée de là où en est le patient. Nous ne travaillons pas à un diagnostic mais plutôt à relancer tel jeune dans sa vie, dans le processus d'adolescence qui lui est propre. Etre là, communiquer ce qui se passe en ergothérapie est tout à fait essentiel. Ecouter ce qui se passe ailleurs, prendre part aux décisions de fin ou de poursuite d'hospitalisation. Il arrive qu'un adolescent donne à l'équipe le sentiment qu'il ne se passe rien pour lui, alors que dans le contexte des ateliers, j'aurais constaté une mise en jeu suffisamment significative pour pouvoir en parler. D'autres fois, ce sera avec d'autres soignants que des éléments significatifs se passent, question de techniques mais aussi de transfert.

Différentes théories s'affrontent sur les approches en psychiatrie. Le travail dans cette unité s'appuie sur une approche clinique. On y aborde le patient comme un sujet singulier dont les symptômes s'inscrivent dans une histoire qui lui est propre. Il ne s'agit pas tant de faire disparaître les symptômes par différentes techniques que de permettre au jeune de trouver du sens dans son histoire ou de soutenir une relance du désir. Le symptôme diminuera ou disparaîtra ou du moins ne sera plus au centre de ses préoccupations, d'autres choses auront pris vie. Il est toujours impressionnant de voir la grande mobilité psychique propre à l'adolescence, celle qui occasionne aussi sa fragilité. Cette grande plasticité psychique permet qu'une situation de soin bien posée puisse participer à un changement rapide. La perméabilité avec laquelle les adolescents fonctionnent, leur permet de se saisir des opportunités qui sont offertes dans l'espace thérapeutique. Il s'agit ici de s'adresser au sujet en évolution, en souffrance, mais en devenir.

UNE RENCONTRE CLINIQUE

Une rencontre clinique vécue au moment de l'écriture de ce texte me semble illustrer certains de mes propos : Une jeune fille entre en urgence suite à un événement dramatique dont elle a été le témoin le plus direct. Sa camarade est passée sous un train alors qu'elles traversaient ensemble une voix ferrée. L'événement occasionne un vif émoi de l'institution qui les hébergeait, et l'adolescente reste quelques jours en attente dans le service. Elle est accueillie par l'équipe mais ne commence aucun soin proprement dit, son entrée ne procédant pas d'une demande mais d'une situation très particulière. Je ne la rencontre pas à ce moment-là. Après son retour au foyer, elle demande à revenir dans l'unité en hospitalisation de jour pour participer à des soins. Il semble que lors de son bref séjour, elle ait perçu quelque chose d'intéressant pour elle.

Je la reçois alors en entretien. Je n'aborde pas l'événement, mais pars à sa rencontre, ailleurs sur d'autres sujets. J'apprends ainsi qu'elle a été évincée de l'école mais qu'elle aimait bien certaines matières, et y avait de bonnes notes. Elle s'anime en parlant de cela et dit avoir envie de poursuivre des études. Le plus important ce sont les ami(e)s, dit-elle, car les adultes ne sont pas fiables. Elle me confie avoir toujours dessiné. Je lui parle alors de l'atelier expression, mais aussi du déroulement précis et du cadre. Elle décide de participer, le mardi suivant. Elle se présente à l'heure. Sont présentes deux autres participantes et une étudiante ergothérapeute. L'atelier se déroule sur un fond musical. Du matériel graphique est mis à disposition, chacun venant se servir. Pas d'échange verbal pendant le premier temps d'atelier (1 heure). Cette jeune adolescente observe pendant un moment ce que font les autres, puis, sur sa grande feuille, elle trace un cadre assez large d'un bleu ciel au pastel. Elle me demande une règle. Des lignes irrégulières apparaissent sur la feuille m'évoquant une vitre brisée. J'ai à ce moment-là, le sentiment qu'il se passe quelque chose d'important pour elle. Chaque temps de travail intervient entre des pauses où elle semble penser (élaborer) la suite. Peu à peu, une main dans un morceau de verre, un pied dans un autre coin de la feuille, un cou avec un mince collier, détails personnalisés, apparaissent tour à tour sur la feuille, épars. Puis des mots, "je t'aime, on t'aime" plus loin "la mort". Pas de morbidité dans son expression. Sans lever les yeux cette adolescente dépose avec pudeur et sensibilité ce qu'elle peut de cette confrontation brutale avec le réel.

Dans le temps de parole, elle n'a "rien à dire". Il semble qu'effectivement la situation du groupe n'ait pas été adaptée à aller au-delà et que d'autre part son dessin parle. Les autres participantes d'ailleurs n'ont pas paru comprendre ce que contenait ce dessin. Histoire sans parole mais pas sans mots ni sans émotion. Par contre, le regard que cette adolescente m'adresse, ainsi que l'attention toute particulière que je lui consacre dans ce moment, ont confirmé la valeur thérapeutique de cette séance. Elle est seulement venue, à la fin, me demander d'emporter son dessin, c'était important pour elle. Il semble qu'elle ait choisi ce service, suffisamment à distance émotionnellement, mais ayant su l'accueillir. L'ergothérapie, préparée par la rencontre, sa propre demande, un cadre défini, est l'espace qu'elle a choisi pour commencer ce travail. Ce n'est sans doute qu'un début qui pourra se poursuivre ici ou ailleurs, ne sachant pas à l'heure où j'écris si l'hospitalisation se poursuivra.

* *
*

Ce qu'il va se passer pour chacun, je ne le sais pas à l'avance, eux non plus. Toutes les rencontres ne sont pas aussi marquantes et marquées de tels événements, heureusement. Mais ouvrir ainsi un espace d'expression, après ce travail attentif d'entretien, en étant très présente lors des séances, me laissant surprendre par ce qui peut advenir, tout ceci laisse à l'adolescent une place pour être, découvrir, parler... d'autre chose.... de lui, d'elle... autrement.

Mireille Gebelin, ergothérapeute, m'a précédée dans cette unité. Elle avait déjà mis l'accent sur le travail d'entretien et sur la grande importance du cadre. Je lui dois d'avoir à mon tour retravaillé ces questions-là dès mon arrivée. Je peux ici en confirmer l'efficacité. Une étudiante ergothérapeute est également venue me trouver pour un mémoire de fin d'étude. Cela m'a donné envie d'écrire à mon tour.

BIBLIOGRAPHIE

[1] BLEGER J., KAËS R. - *Crise, rupture et dépassement: psychanalyse du cadre psychanalytique*, Coll. Inconscient et culture, Dunod Ed. Paris, 2e édition, 2004, 336 p. — [2] BRES R. - *La non-demande de l'adolescent*, in "Petit cahier Pharfado", numéro 1, Montpellier, Mars 2005, 4 p. — [3] DELAROCHE P. - *Psychanalyse de l'adolescent*, Coll. Cursus, Armand Colin Ed. Paris, 1re édition, 2005, 195 p. — [4] FREUD S. - *Cinq psychanalyses: Dora*, Coll Bibliothèque de psychanalyse, PUF Ed, Paris, 18e édition, 1993, 422 p. — [5] LACAN J. - *Le séminaire, livre VIII, Sur le transfert*, Coll Le champ freudien, Le seuil Ed, Paris, 1991, 471 p. — [6] WINNICOTT D.W. - *Jeu et réalité*, Coll Folio essais, Gallimard Ed, Mesnil-sur-l'Estrée, édition 1975 pour traduction française, 276 p.

RÉSUMÉ

Le travail auprès de grands adolescents participe de la prévention. Il s'agit d'inviter le jeune en difficulté vers une fin d'adolescence, maturation nécessaire à l'assomption du jeune adulte. L'ergothérapie y a sa place. Je mets ici l'accent sur les éléments essentiels qui me permettent de mettre l'adolescent en situation lors d'une hospitalisation de 2 à 3 semaines : un premier entretien, le cadre, et le déroulement des séances.

DE L'ATELIER ÉCRITURE À LA PUBLICATION D'UN JOURNAL EN PSYCHIATRIE

C. DE LÉPINE*

Du papier, des stylos. La simplicité du matériel nécessaire à l'écriture ne doit pas pour autant occulter la diversité des ateliers utilisant ce médiateur. Jeux littéraires, jeux visuels, mots d'espoirs, cris de douleur, les lettres s'assemblent, les phrases se forment, sorties de l'imaginaire ou tirées du vécu, soutenues par les consignes initiales, mais aussi par la destination de l'écrit. Car écrire pour soi, en conservant ses productions rangées dans un dossier personnel, n'a pas la même incidence sur leurs contenus qu'écrire avec, au bout, l'éventualité d'une publication commune.

C'est en réunion de service que nous avons analysé et créé l'activité journal. Elle a été structurée en plusieurs phases, le temps d'écriture et de parole, le temps de choix des textes à publier, pour réaliser une parution lisible par tous. Chaque phase nous a semblé avoir un intérêt particulier dans le suivi des patients.

- L'atelier d'écriture propose un moyen d'expression de sa réalité interne, et de commentaires de la réalité extérieure ; permet de dépasser un vécu difficile en le projetant sur le papier ; favorise la structuration de l'expérience personnelle ; stimule la confiance en soi ; met en jeu la prise d'initiative personnelle, la construction d'argumentaires ; canalise la prise de parole et l'écoute ; suscite la créativité linguistique tout comme la créativité visuelle, puisqu'il est possible de passer aussi par le dessin illustratif.

L'activité journal concerne l'ensemble du service et a lieu en intra-hospitalier, et en extra-hospitalier dans nos deux C.A.T.T.P. Les trois ateliers d'écriture s'affirment avant tout comme des lieux de reconnaissance du vécu et de la parole du patient. A chaque nouveau venu, il est expliqué que l'atelier débouche sur un journal, mais que ce n'est qu'en fin de séance qu'il décidera s'il laisse son texte pour le comité de rédaction. Ainsi, le choix de demander ou pas la publication de son texte garantit à chacun la liberté d'expression au cours de la séance d'écriture. L'utilisation d'un thème choisi en groupe favorise l'échange l'opinion, le débat, l'expression spontanée, l'évolution de ses rapports aux autres. La pauvreté du langage et l'incapacité de maîtriser l'écrit ne sont pas des freins à l'expression, car les animateurs peuvent pallier ces lacunes en écrivant sous la dictée ou en interviewant les patients concernés.

D'autre part, la co-animation permet la répartition des rôles tels l'écriture productive en même temps que les participants, l'écriture sous la dictée ou en interviewant, la régulation des échanges entre soignés au moment de la lecture à haute voix.

- La publication favorise la structuration de l'expérience personnelle et la faculté de jugement autour de la production d'une œuvre socialisée ; procure un moyen de faire passer des messages pour les médecins, les familles, ou pour les équipes, par l'intermédiaire d'un média lisible par tous ; permet de prendre conscience du chemin parcouru et de reconstruire son histoire personnelle, au fil des numéros.

---

* Ergothérapeute, service du docteur Boitard, C.H.I. - 60607 Clermont

La portée de la parole apparaît en évidence, car ce qui est publié dans le journal sera lu par d'autres et par conséquent, il peut y avoir un retour. Le droit de réponse à un article reste ouvert à tous. Nous avons fondé un comité de rédaction, véritable pilier de la publication. Il se tient hebdomadairement en présence du Chef de Service qui assure la fonction officielle de Directeur de la publication. La participation conjointe des soignants et des soignés y est valorisée. Tous les textes proposés sont lus à haute voix et le choix des textes publiés est soumis au vote. Chacun détient une voix, à charge pour le Directeur de trancher en cas d'égalité. L'intérêt de la publication commence par ce comité. En effet, il est aussi un lieu de parole, qui nécessite parfois un véritable cadrage de la part des soignants pour éviter la dispersion vers d'autres sujets ou la comparaison systématique à son histoire personnelle. C'est tout un travail de respect du fonctionnement d'un groupe, de communication dans un groupe qui se joue là. Il faut émettre un avis personnel sur les textes des autres, éventuellement défendre le sien. La motivation des participants est d'ailleurs de deux ordres, écouter ce qui se dit – en particulier l'appréciation de l'autorité, et vérifier que ses propres textes sont bien proposés et compris. Le comité est un accès direct au Médecin Chef, et certains attendent de lui une reconnaissance de leur histoire, de leur souffrance, de leur revendication éventuelle. C'est l'approbation suprême de leur valeur personnelle. L'ambiance d'un comité varie en fonction des présents, puisque la participation y est libre, tout comme à l'atelier d'écriture. La ligne éditoriale tourne autour de l'expression du vécu, du ressenti, mais des textes qui pourraient paraître très distanciés, voire de simples rédactions, vus de l'extérieur, sont aussi choisies pour leur importance dans l'évolution de leur auteur.

Les participants choisissent de signer comme ils le désirent – prénom, initiales, pseudonyme, anonyme. Nous supprimons volontairement tous les noms de famille, au vu de la diffusion à l'extérieur dans les C.A.T.T.P., et d'autant plus depuis l'officialisation de la parution, pour rester dans l'esprit du secret médical. Mais il s'avère que, pour les habitués des ateliers, les pseudonymes ou le terme *anonyme* sont eux-mêmes de véritables signatures, au même titre que le style littéraire ou l'histoire personnelle transmise par bribes :

"Je signe *anonyme* parce que je ne veux pas être reconnue, mais je pense que le médecin me reconnaîtra. Mais cela fait du bien de se lâcher un peu, de pouvoir exorciser toutes mes pensées. J'en parle en séance journal, et je me sens plus légère. Mais je veux publier parce qu'il y a des gens qui vont sûrement se reconnaître dans mon écrit, parce qu'ils vivent la même chose. C'est plus important d'être publié que le risque d'être reconnue".

Les contraintes de temps, de mise en page et d'impression du journal fini, entraîne un décalage d'un ou deux mois entre l'écriture et la sortie du numéro mensuel. Certains s'enquièrent de l'acceptation de leur texte après le comité, mais c'est surtout la parution qui intéresse, car chaque sortie donne l'occasion aux participants de se relire, de lire les auteurs des autres sites, dans une relation hors du temps et de l'espace, mais relation importante tout de même. Car être publié est vécu comme une marque de reconnaissance de sa valeur, un moyen de ne pas être oublié, une occasion de faire partager son expérience "pour que cela serve à d'autres". Certains vérifient en tout premier lieu *si j'y suis bien*, voire comptent combien de fois. Nous avons proposé le thème de la publication par deux fois, à quatre ans d'intervalle.

Les auteurs analysaient l'intérêt du journal pour eux selon plusieurs aspects :

- Le premier aspect touche à l'identité, à la valeur aux yeux des autres : "si je donne mon texte à publier, c'est parce qu'il y a toujours une histoire qui se cache derrière, à découvrir, un récit qui m'est personnel, une trace qui ressort de moi", "c'est une belle trace qui m'expose au grand jour" ; "Je laisse une trace écrite de ce que je ressens"; "Le journal permet que tout le monde existe à travers ses pages à lire ou à relire" ; "Avant je ne faisais pas voir ce que je valais aux gens" ; "C'est aussi un orgueil et une fierté quand notre texte est imprimé dans le journal de la *5e dimension de Fitz-James* ; "Quand je pense et que je l'écris, j'essaie de l'écrire du mieux possible, en espérant que ça plaira aux autres" ; "j'en suis fière quand je suis dans le journal. Je sens un petit plaisir en moi, car je sens que je ne suis pas si bête que je le pense et mes petites aventures ne sont pas nulles" ; "Quand mes textes sont publiés cela m'est très agréable et me redonne confiance pour la suite de l'écriture. Je suis contente car cela me donne envie de continuer davantage" ; "je m'aperçois que j'ai toutes sortes d'idées intéressantes qui sont toutes soigneusement consignées ; en somme un patrimoine, mon patrimoine".

- Le deuxième aspect aborde la communication avec les autres : "c'est tout ce chagrin, les épreuves rencontrées, le malheur de certains, la peine profonde. Des histoires qui ressemblent à la vôtre, des réactions semblables à moi. Tout cela m'a aidé, je me suis senti moins seul, mieux compris" ; "Le journal me donne un panel d'ouvertures, une autre manière de communiquer, avec toujours une certaine création, et récréation, que je ne pouvais imaginer de moi-même" ; "Je ne me soupçonnais pas aussi sensible aux histoires des autres" ; "je m'aperçois qu'un thème peut être abordé de plusieurs façons" ; "J'aime l'atelier journal, même si j'ai des sujets de revendication souvent, car je ne peux les garder pour moi, il faut que je les partage avec le personnel concerné" ; "certains textes que j'ai publiés intéressent ultérieurement certaines personnes" ; "dans le journal à publier je m'efforce de dire des faits intéressants. Je suis poli, aimable, bon camarade" ; "C'est une façon de me découvrir et de découvrir les autres sur leurs peines, leurs angoisses ou tout simplement leurs avis" ; "Tout individu qui écrit le fait pour être lu", "alors, s'il m'arrivait de recevoir une de tes réponses, j'en serais tout guilleret" ; "Quand j'écris, c'est pour le plaisir de passer dans le journal, de pouvoir me relire et pour être lu", "quand je ne suis pas publié, je fais un peu la gueule" ; "Moi en lisant le livre des autres, je comprends aussi ce qu'ils veulent nous dire, nous donner un espoir ou du moins à réfléchir" ; "J'aime lire dans le journal les aventures ou la vie, le plaisir des autres patients. Cela me fait rêver, il faut de la place pour tout le monde dans la vie, pour mieux se connaître" ; "Ecrire pour moi c'est transmettre sa vision de son existence. Aussi je tiens à être publiée pour partager cette vision avec mes proches".

- Le troisième aspect est centré sur la personne, qui se soulage et évolue en se racontant, se redécouvre en se relisant : "Ecrire me donne des forces" ; "J'espère être choisi, que mes mots soient publiés pour pouvoir écrire ce qui n'est pas dit", "le journal est un exutoire, on se confie à lui" ; "pour le plaisir d'écrire et de voir mon prénom dans le journal !" ; "J'ai accepté de publier des thèmes qui sont peut-être plus personnels, mais je suis pour, d'accord qu'ils passent au comité de rédaction : pour moi ça me libère un peu" ; "j'aime bien me relire car ça me soulage aussi" ; "Avant de me relire dans *la 5e dimension*, je compte combien [de fois] j'y suis ; il y a des textes que je m'en rappelle plus que j'ai écrit" ; "Moi j'aime bien que ça soit publié comme ça, je vois tous les progrès que je fais et aussi si j'avance ou si je recule et ça m'aide à comprendre des choses en les relisant". "Je trouve que quand c'est publié ça me donne de l'assurance car je parle de moi et des fois ça me rapporte plein de choses" ; "C'est avec une émotion que j'ai pu relire tous les textes que j'avais écrits au journal depuis des années. Un seul regret est qu'il manque ce que je pensais ou avais envie de penser, ce qui aurait été certainement plus confus mais plein de ma vérité. Je me suis rappelé bizarrement presque mot pour mot la plupart de mes textes. Preuve que le système a toujours fonctionné, et j'ai pu apprécier quelques touches littéraires à ma façon qui m'ont fait sourire. Le plus beau de mes textes c'était celui où le thème était *Dites 33* et j'ai énuméré 33 fois les choses une à une que j'appréciais le plus en commençant par *J'aime...* Il y avait aussi le texte qui répartissait les *Millions* que je n'avais pas gagnés au loto et bien d'autres, sans compter le nombre de fois où je suis venu au journal incapable d'écrire, mais écoutant avec intérêt tous les commentaires. Tout ça pour dire merci, non, "un grand merci" à cette activité et à ceux qui s'en occupent."

- Le quatrième aspect envisage la complémentarité avec le suivi médical : "Une fois j'avais reproché dans le journal qu'il y avait des docteurs qui ne lisaient pas les textes, et c'était un tors" ; "Pour beaucoup c'est leur misère et leurs tracas qu'on ressent dans leurs textes, pour vous médecins, c'est l'essentiel : comment faire pour soulager chaque malade si vous ne connaissez pas leurs problèmes, les angoisses, les pulsions ?", "Et pour Monsieur Boitard à la tête du journal, c'est vraiment une bonne prise de conscience de l'histoire de chacun d'entre nous" ; "Et puis mon médecin, lui aussi peut me suivre par le biais du journal, puisqu'il ne me voit en consultation que quand *j'ai un coup de bourre*".

Nous constatons que, malgré l'échange de thèmes, chaque atelier d'écriture est indépendant, et que la cohésion s'effectue lors du comité de rédaction, finalisée par la parution. L'activité d'édition s'avère donc une véritable activité de socialisation, en complément du travail réalisé lors des séances d'écriture.

La publication de *La cinquième dimension de Fitz-James* s'effectue selon un protocole qui respecte la réglementation française sur les publications. Elle a été officiellement déclarée à la Préfecture, au Tribunal de Grande Instance, à la Bibliothèque Nationale, où chaque exemplaire est déposé. En interne, elle est également transmise au Directeur du C.H.I., au service des archives, au Directeur de l'I.F.S.I. Cette décision a été prise pour pouvoir continuer en toute légalité la publication, et grâce à l'investissement du Médecin Chef qui supporte la responsabilité pénale des écrits. Le journal n'a jamais eu à subir de poursuites judiciaires en huit années d'existence, mais cette éventualité aurait pu en décourager plus d'un. Il fallait donc que l'intérêt de la publication pour les patients motive toute l'équipe intervenante pour qu'elle choisisse de continuer cette activité, quand l'administration a attiré l'attention de tous les services sur la réglementation.

Le premier numéro comportait six feuilles en format A4, le numéro 94 en comporte vingt-deux. Nous recevons une allocation spéciale de l'hôpital pour régler notre éditeur, le Syndicat Interhospitalier de l'Oise.

* *
*

L'activité journal du secteur 60G06 s'est donc ancrée dans le tissu institutionnel, au fil du temps, en s'appuyant sur les soignants intervenants, mais aussi sur toute la logistique déployée pour son existence. Pour les patients, elle est inscrite au long cours dans leur suivi : "Le journal est l'activité la plus importante" ; "cela me dérangerait s'il n'y avait plus du tout de publication ; je crois que ce serait bien triste. Il faut que le journal continue et vive le journal et toujours le journal... c'est un très bon moyen d'expression, de communication" et s'il venait à disparaître : "nous n'existerons plus, il n'y aura plus d'échange".

Bibliographie

[1] de LEPINE C. – *Expérience de création d'un journal en psychiatrie adulte*, in *Expériences en ergothérapie*, 14e série, éd. Sauramps Médical, Montpellier, 2001, 99-102. — [2] de LEPINE C., ARMAND M. – *Les réponses au cours d'une activité journal*, in *Expériences en ergothérapie*, 15e série, éd. Sauramps Médical, Montpellier, 2002, 246-255.

LA CRÉATIVITÉ EN ERGOTHÉRAPIE : "J'AURAIS VOULU ÊTRE UN ARTISTE" !

M. MÉNARD*

L'ergothérapeute, quand il propose dans ses ateliers des médiations artistiques, ne risque-t-il pas de venir réveiller ou de voir éclore des élans mégalomaniaques auprès des patients ? Ceux-ci n'auraient-ils pas la tentation de se leurrer ? Leur capacité de déni connue, ne risquerait-elle pas d'ouvrir une brèche en confondant les lieux ? Le patient se verrait inviter par nous à dévoiler ses désirs gardés secrets, de *j'aurais voulu être un artiste,* il s'autoriserait à affirmer : *Je suis un artiste.* Nous aborderons cette problématique en revenant sur les origines et les processus de la créativité en général. Ces recherches mettent en évidence les liens étroits entre la créativité et la construction du Moi, que nous rappellerons succinctement, avant de développer plus largement ce qu'il en est dans la psychose. Comment, en effet, les failles du Moi psychotique s'illustrent dans les processus créatifs ? La quête identitaire est grande, le statut d'artiste séduisant, alors ne sommes-nous pas provocateur ? Autour d'exemples cliniques, nous analyserons cette question, nous tenterons de comprendre ce qui se produit de particulier dans la psychose et enfin nous chercherons des amorces de réponses quant à notre attitude thérapeutique dans de telles situations.

LES ORIGINES DE LA CRÉATIVITÉ

Pour appréhender cette question les travaux de D. Winnicott nous semblent incontournables. Dans son livre Jeu et réalité, Winnicott démontre l'importance de la créativité pour tout individu. Il présente l'idée de créativité au sens large, "*... une attitude face à la réalité extérieure... qui donne à l'individu le sentiment que la vie vaut la peine d'être vécue*". Selon lui, les individus privés de cette capacité vivent selon un mode pathologique, "*...comme s'ils étaient pris dans la créativité de quelqu'un d'autre*". L'hypothèse de Winnicott est que : vivre sa propre créativité témoigne d'une bonne santé et que la soumission constitue est une mauvaise base de l'existence. Cette théorie ainsi posée ne peut que séduire, sorte de recette de la bonne santé. Apparemment simple et pourquoi pas accessible à tous. Et pourtant on peut se demander pourquoi tant de personnes sont malades. Et quels seraient les facteurs indispensables pour que la recette s'applique ?

Pour tenter de répondre à cette question, poursuivons plus loin notre réflexion en nous appuyant sur les travaux de Winnicott, concernant les origines de la créativité. Il situe les origines de la créativité au tout début de la vie, à ce stade "*...l'apport de l'environnement*" à un rôle déterminant. Rappelons ici que l'être humain à sa naissance est le mammifère le plus fragile, son état de grande prématurité com-

* Ergothérapeute, D.U. d'Art et Médiations thérapeutiques. CSMRP MGEN,
83- 85 rue Lauriston - 75116 Paris

paré aux autres espèces le rend totalement dépendant de son environnement. Il lui faudra plusieurs années pour acquérir son indépendance physique et psychique d'adulte. Alors nous pouvons dire que la créativité de tout individu, gage de bonne santé, se développe dès les premiers moments de la vie au contact de l'environnement, composé de la mère, la famille, etc. La qualité de cet entourage est donc primordiale. C'est aussi à cette période que s'opère la formation du Moi, origines de la créativité et construction du Moi étant indissociables. Nous nous proposons donc de résumer brièvement ici la construction du Moi en puisant nos références auprès de Freud, Winnicott, M. Klein et D. Anzieu.

CONSTRUCTION DU MOI

Dans Le malaise dans la culture, Freud décrit le nourrisson comme un être indifférencié du monde extérieur, *"Le nourrisson ne fait pas le départ entre son Moi et un monde extérieur"*. Ce sont ses sensations corporelles internes et externes, agréables et désagréables qui lui permettront d'accéder *"...à la reconnaissance d'un dehors, d'un monde extérieur."* Tout particulièrement les sensations désagréables : *"...parmi elles ce qui est le plus désiré : le sein maternel- et ne sont ramenées à lui que par des cris d'appel à l'aide"*. Le principe de plaisir du nourrisson pour échapper à ce déplaisir va tenter : *"...de le jeter à l'extérieur, de former un Moi-plaisir pur auquel s'oppose un dehors étranger et menaçant."*

Concrètement cela peut se manifester par des colères, des mouvements de succion des poings, du pouce où l'on voit le bébé s'auto apaiser quelques instants. Winnicott parle *"d'hallucination du sein"*. Le bébé se recrée avec tous ses sens, pas seulement la vue, la présence du sein, dans un mouvement de toute puissance. Ce que Winnicott nomme *"l'omnipotence"*. A ce moment-là, le bébé croit que c'est lui qui crée le sein, il ne fait pas la différence entre son imaginaire et la réalité, entre son monde interne et le monde externe. C'est la phase *d'illusion*. Mais *l'illusion* n'est possible que si le bébé a reçu antérieurement de sa mère de nombreuses satisfactions, quand au tout début de sa vie elle répondait à cent pour cent à tous ses besoins. La mère en symbiose avec son enfant, devinant, précédant même ses manques. *L'illusion* n'est possible que si la mère peut assurer un rôle de contenant, de soutien, le *holding*. Puis la mère *"Bonne mère bienveillante et suffisamment bonne"* tentera d'accompagner son enfant du principe de plaisir au principe de réalité en le frustrant progressivement, *"...le bébé connaîtra la désillusion"*, (position dépressive selon Mélanie Klein). Pour supporter la frustration, il se représentera l'objet de satisfaction en *hallucinant* le sein, c'est *"l'illusion"*, (position schizo paranoïde selon M. Klein.). *"La tâche principale de la mère, tout de suite après qu'elle ait donné la possibilité de l'illusion, est de désillusionner."* La théorie winnicottienne, *"illusion/désillusion"* nous permet de comprendre comment le bébé intégrera les limites d'un dedans et d'un dehors, d'un Moi et d'un non Moi, au travers de la relation. Le bébé capable de supporter la *désillusion* pourra survivre à la séparation sans être détruit par ses angoisses. *"Un peu plus tard, il s'attachera à un objet à portée de ses mains ou de sa vue comme une peluche, un bout de couverture en matière moelleuse et douce... c'est l'objet transitionnel"*, le doudou. Son doudou lui permet de supporter la dépression dans les moments de séparation d'avec sa mère, objet ni tout à fait externe ni tout à fait interne à son Moi. Les phénomènes qui se joueront au travers du doudou, sont appelés les *Phénomènes transitionnels*. Ils s'exprimeront dans un espace situé entre la mère et le bébé, dans *L'espace transitionnel*. *L'objet transitionnel* permet à l'enfant tout en dépassant ses angoisses de séparation, d'accéder à son imaginaire. Plus tard, il élargira cette capacité au Jeu, à L'espace Potentiel, espace de créativité. Pour Winnicott, *L'espace Potentiel "subsistera tout au long de la vie dans le monde d 'expérimentation interne qui caractérise les Arts, la religion, la vie imaginaire et le travail scientifique créatif."*

Didier Anzieu, psychanalyste, auteur de plusieurs ouvrages consacrés à la création, nous dit que : *"L'enfant humain est à la fois voué aux crises et à leur dépassement créateur : il invente (plus qu'il n'apprend) le maniement des objets et des mots même quand ils lui sont proposés par l'entourage...".* Toutefois, il insiste fortement lui aussi sur le fait que le bébé ne peut vivre cette expérience que dans un cadre contenant et bienveillant qui saura s'adapter à ses besoins de maturation. Ces caractéristiques du cadre peuvent être des éléments précieux de réflexion dans la pratique de l'Ergothérapie tout particulièrement dans l'élaboration du cadre thérapeutique. Parlant des créateurs, D. Anzieu nous dit que c'est pour sortir d'un état de crise, source de déplaisirs que le sujet va inventer, innover dans la création afin de rétablir son équilibre de vie, *"...de retrouver sa confiance dans sa propre continuité, dans sa capacité d'établir des liens, entre lui-même, le monde, les autres, dans sa faculté de jouer, de symboliser, de penser, de créer."*

Afin de construire son Moi, le sujet pour se réaliser pleinement et être l'auteur de son existence, devra développer sa créativité tout au long de sa vie dans un mouvement permanent de recherche d'équilibre, ajustant ses désirs et la réalité. Les facteurs favorisant sa capacité à être créatif sont multiples et s'acquièrent très précocement, ils sont intimement liés à la qualité de son environnement au tout début de son histoire.

Mais si la créativité est un gage de bonne santé, elle reste liée à la souffrance quand bien même elle permet de sortir d'un état de crise. Elle oblige le sujet à être actif pour combattre ses doutes, ses peurs, le monde extérieur. Vincent Van Gogh dans sa lettre à son frère Théo du 15 octobre 1879 lui confie ceci : *"Mais dans le chemin où je suis, je dois continuer, si je ne fais rien, si je n'étudie pas, si je ne cherche plus, alors je suis perdu. Alors malheur à moi."* Ce témoignage du peintre, illustre la tourmente et l'effet de spirale du parcours de sa vie, comme si pour se trouver, ne pas se perdre, il était poussé par une force involontaire qui l'envahit en permanence. Cette attitude face à la vie suppose un Moi solide, des capacités d'adaptation et de construction efficaces, de nombreux facteurs essentiels qui font défaut dans la maladie mentale et plus intensément dans les psychoses.

COMMENT SE MANIFESTE LA CRÉATIVITÉ DANS LA PSYCHOSE ?

La psychose ou les psychoses se caractérisent par une fragilité extrême du Moi. *"Il se produit tout d'abord une rupture entre le Moi et la réalité qui laisse le Moi sous l'emprise du Ça"*, le Ça étant le monde des pulsions. Le sujet rejette la réalité extérieure ou une certaine partie de cette réalité, pour lui le contact avec le réel est source de trop grandes souffrances. La faillite de la construction du Moi, n'a pas permis au sujet de dépasser les phases *"D'illusion/désillusion"*, (position shizo-paranoïde/position dépressive) décrite par Mélanie Klein, et d'accéder à l'épreuve de la réalité. Ne s'est pas construite non plus, la frontière entre le Moi et le monde extérieur, entre un dedans et un dehors, imaginaire et réel sont mal différenciés. Le sentiment d'existence est perturbé. Pour survivre et échapper à l'angoisse sans nom de désintégration totale du Moi, la dissociation, ou à la *"Crainte d'un effondrement du Moi"*, le sujet inconsciemment met en place des stratégies : des mécanismes de défense (Le déni, le clivage, la projection, le retrait schizoïde, le délire, etc.) mécanismes de défense connus et repérés chez tous les nourrissons et qui perdurent ou sont réactivés par la maladie, ils sont le signe d'un mode de relation au monde de type régressif.

Auprès de nos patients, souvent nous observons un mouvement d'oscillation entre des phases dépressives et des phases délirantes, persécutrices. Dans les premières, on assiste à une tendance au retrait massif (Apragmatisme, clinophilie, aboulie) où le sujet quand il peut en dire quelque chose est terriblement désespéré, tétanisé par l'angoisse massive ou si torturé par la souffrance qu'il envisage d'en finir avec la vie. Dans les secondes, le sujet est persuadé d'être réellement menacé, il se méfie de nous, il se dit non malade, d'ailleurs il ne veut plus prendre ses médicaments, il va chercher du travail, reprendre ses études, on cherche à le manipuler. Il a tout compris, à sa manière il reconstruit sa réalité pour échapper à sa souffrance, il la dénie et projette ses angoisses vers le monde extérieur. Parfois, il exprime des idées de mégalomanie, de grandeur : les médecins sont des idiots, ils n'ont pas voulu voir qu'il était un être exceptionnel, un grand artiste, un inventeur génial, le descendant d'une dynastie royale, etc. Il n'est pas rare qu'il s'identifie à des artistes au destin tragique, artistes maudits, tel Antonin Artaud, Camille Claudel ou Rimbaud. Ces mêmes noms qui baptisent étrangement les allées de l'hôpital St-Anne à Paris !

DEUX PATIENTES

Pour illustrer notre propos, nous avons choisi deux exemples cliniques où l'expression de la souffrance est très différente. Tout d'abord Gaëtane, patiente d'une cinquantaine d'années, célibataire, sans enfants, en invalidité. Elle fréquente assidûment l'hôpital de jour depuis une dizaine d'années, d'une absolue discrétion, elle ne fait aucun bruit, aucune vague, ne formule jamais de demande, docile, elle répond à toutes nos questions par un *"Oui !"* appuyé et explosif sans que nous puissions savoir si elle a perçu notre message, elle prend rarement la parole. Quand nous la croisons, elle nous salue systématiquement par un *"Bonjour"* de sa voix si singulière accompagnée d'un large sourire grimaçant découvrant sa dentition détériorée en partie par la nicotine et les méfaits des neuroleptiques administrés. Son pas est silencieux, régulier, extrêmement mesuré, le dos bien droit, le regard lointain. De sa main gauche, elle garde toujours collé contre elle son sac à main gonflé de ses documents administratifs, dans la droite, son poing serré cache un mouchoir en papier usagé, chiffonné, dont elle ne se sépare presque jamais y compris dans certaines activités en ergothérapie. Gaëtane met tout en œuvre pour être en paix, mettre l'autre à distance, se faire oublier. Discrétion et obéissance à l'institution lui assurent un rempart. Rempart derrière lequel elle semble vivre repliée dans un auto-érotisme oral (tabagisme) et tactile (mouchoir, sac à main). Georges Pous dit que *"Le corps devient le donjon, là où se replient en dernier recours les assiégés, là où les murs sont les plus épais"*. Il invente l'image *"d'organisation tampon"* nécessaire à l'auto conservation dans le but de limiter les excitations venant de l'extérieur, les tenir à distance et aussi de réduire au maximum l'expression des excitations internes. Pour Gaëtane, le rempart est d'autant plus efficace que s'y rajoute une incurie vestimentaire et corporelle. Cet aspect de sa personne ne laisse pas indifférent le personnel soignant. De nombreuses tentatives ont échoué. Gaëtane garde ses doigts tâchés de nicotine, ses vêtements odorants et maculés de saletés incrustées qui résistent au lavage. En ne disant rien de sa souffrance, elle nous oblige à nous intéresser à elle avec nos sens, pas seulement nos yeux mais aussi notre nez, notre pensée, nos affects. La tentation est grande de demeurer aveugle. Aller à sa rencontre nous demande un effort, nous pouvons ressentir une gène, un dégoût. Gaëtane fait partie de ces personnes qui depuis longtemps, peut-être depuis toujours, ont appris à se protéger d'un extérieur trop menaçant. Dans son monde rétréci, elle semble se laisser couler dans une existence dépressive, dépression sans plainte, muette. Nous souhaiterions voir se réveiller chez elle un soupçon de vie, de désir, et de colère, plutôt que d'assister à un état de renonciation apparente.

Le second exemple clinique est bien différent. Annabelle, depuis plusieurs années, nous la rencontrons chaque semaine dans notre atelier Terre Modelage en séance individuelle de 45 mn. Jeune femme de 35 ans à l'allure androgyne, la silhouette fine, le corps délié, la chevelure coupée à la garçonne, elle nous mange de ses yeux verts. Un courant d'anxiété permanent émane de sa personne, avidité constante, ouverte vers l'extérieur, vers moi, vers les autres. Une fébrilité de corps à corps difficile à décrire. Dans la glaise, elle imprime avec violence sa force. Elle malaxe, déchire, pétrit bruyamment avec tous ses doigts dans la masse gluante. Elle accompagne ses gestes d'une parole ininterrompue, interminable, où elle déverse son trop plein. Trop plein d'angoisse, angoisse de mort, projetée en mots épars et en formes éclatées sur lesquelles elle détecte, reconnaît, retrace son existence et ses douleurs béantes d'hier et d'aujourd'hui. Formes éclatées advenues souvent dans la précipitation, la brièveté. Elle ne se pose que quelques instants dans la gestuelle du modelage, la recherche d'une représentation, d'un chemin à parcourir pour faire naître une image, une figuration précise lui est impossible. Formes éclatées où tout peut se dire et se redire sous mille versions, un chaos incessant qu'elle nous donne à partager avec elle. Il lui arrive fréquemment d'évoquer le devenir de ses productions, elle revendique une place d'artiste, dans une absolue conviction de ses talents. Précisons que les modelages restent crus, techniquement ils ne survivraient pas à la cuisson, risqueraient de se fendre ou d'imploser dans le four. Annabelle ne revendique pas la cuisson, cette étape vers une matière plus solide, plus durable ne semble pas l'attirer. Pour elle, la forme existe en terre crue, cela est suffisant pour qu'elle existe en tant que sculpture. Dans un mouvement de toute puissance, l'épreuve de la réalité, l'épreuve de la cuisson ne la concerne pas. Annabelle, cherche en dehors de l'institution un lieu d'exposition. Auprès de moi, elle insiste pour que je lui donne un avis d'initiée sur la valeur artistique de ses modelages, elle me propose de rencontrer la galeriste où elle espère exposer. A d'autres moments, Annabelle est effondrée, incapable de toucher l'argile. Elle se couche à demi sur la table, laissant couler ses larmes de désespoir. Ses bras et ses mains se tordent de douleur, elle maudit la terre entière et elle avec. Elle fait d'elle et de son histoire un constat d'échec, plus rien ne peut la retenir auprès de nous, sa famille, l'institution, moi. Elle n'a rien pu faire de sa vie sur cette terre, se sent incapable de modeler à cet instant. Personne ne peut l'aider, la soulager. La rage ne tarde pas à venir, il nous faut avec des mots tenter de l'envelopper, la rassurer dans un bain de paroles sur la constance de notre présence, sur notre croyance en un avenir meilleur pour elle. Ces moments sont difficiles et délicats, il nous faut résister à la tentation de lui offrir nos bras, un trop grand rapprochement pourrait être vécu comme une intrusion dans son espace psychique si fragilisé ou susciter des émois trop excitants. Il nous faut être là et garder une distance thérapeutique, rester en contact avec la voix, des mots rassurants. Inventer des réponses quand elle nous dit : *“Aidez-moi à sortir de la psychiatrie ! Je ne suis pas comme les autres patients, eux ils sont timbrés ! Moi c'est un problème existentiel, je sais que je suis foutue d'abord !"* ou encore : *"Je suis une incomprise, j'embête tout le monde mais je m'en fous, je sais que je suis douée, n'est-ce pas ? Et vous qu'est-ce que vous en pensez ? Dites-moi, je vous en supplie !"* Face à sa détresse, comment réagir ? Serions-nous responsables, involontairement, de lui proposer l'illusion de trouver une identité d'artiste en l'accueillant dans notre atelier de modelage ?

ANALYSE ET COMPARAISON DES DEUX EXEMPLES

Annabelle, vit tout à l'extérieur d'elle-même en exposant sans pudeur tout l'intérieur d'elle-même à l'extérieur. C'est pourquoi après plusieurs tentatives d'intégration dans des groupes, il a été envisagé un suivi en relation duelle. Tellement avide, avec une expressivité démesurée qu'elle suscitait trop d'angoisse pour les autres patients. Tellement dans une demande excessive envers les soignants qu'elle ne laissait plus de place pour autrui. Tellement affectée en permanence par l'extérieur qu'elle interprétait tout par rapport à elle, aussi bien ce qui se passait là dans la séance que les évènements de l'actualité. Excessive en tout, Annabelle passe d'un état d'euphorie intense à un état dépressif profond très rapidement. Elle n'est jamais en paix, comme si *les phases d'illusion et de désillusion* se succédaient à un rythme accéléré. De même, elle ne laisse jamais au repos son entourage dans l'institution et en dehors. En quête de re-construction du Moi, elle multiplie les tentatives : elle sera ou elle est poète, écrivain, sculpteur ou photographe. A la recherche d'une identité artistique pour ne pas se laisser happer par son versant dépressif et destructeur. Elle projette aussi sur le monde extérieur ses affects négatifs pour ne pas les retourner contre elle-même. Le pseudo statut d'artiste lui est utile à la manière d'un "antidépresseur". Il se rapproche de ce que Winnicott nomme le "*Faux self*", une sorte de manteau psychique, venant protéger le Moi trop faible, retenir ses morceaux pour lutter contre l'éclatement. L'activité modelage dans un cadre contenant et bienveillant peut lui permettre de canaliser ses pulsions en les traduisant dans la terre, ses modelages peuvent devenir des substituts de l'objet transitionnel dans sa relation avec nous. Certaines conditions sont pourtant nécessaires, elles se rattachent au cadre. Nous portons une attention toute particulière aux règles, aux objectifs et moyens mis en place pour élaborer notre cadre de travail. Avec Annabelle, ses repères ont eu un rôle structurant. Il serait trop long de les détailler, néanmoins nous citerons quelques points importants à nos yeux : permanence du cadre, assurer une contenance une protection c'est-à-dire s'organiser pour qu'il n'y ait pas de visiteur pendant les séances. Pour les modelages, donner à Annabelle un lieu de dépôt personnel à l'abri des regards extérieurs en dehors des séances. Créer un espace de confiance et de respect, ce qui se passe dans la séance reste confidentiel, exception faite pour des informations de caractère grave. Engager notre disponibilité pour être totalement présent, de même annoncer nos absences (vacances, formation). Jouer un rôle de pare-excitation afin de limiter ou temporiser les pulsions qui viendraient ébranler le cadre. Lorsque Annabelle nous propose de rencontrer sa galeriste, nous avons refusé, justifiant notre attitude en rapport avec la symbolique du cadre. Dans l'institution nous sommes dans le soin, le soin c'est intime et précieux, il n'est pas envisageable de mélanger le dedans et le dehors. La fonction de pare-excitation dont nous avons dû user de nombreuses fois, vient structurer et recentrer le sens de nos rencontres et lutter contre la dispersion, la désorganisation d'Annabelle.

Gaëtane, elle, semble vivre dans sa bulle, très schizoïde. Elle ne nous demande rien sinon de faire partie de son décor familier, elle nous reconnaît poliment en nous saluant de sa manière stéréotypée. Chez elle, tout paraît lisse, permanent dans le temps, aucune expression apparente de la souffrance. On pourrait imaginer une anesthésie des émotions, un vide affectif, un détachement en la voyant vivre tel un petit robot. Gaëtane nous donne à voir un fonctionnement relativement stable, une patiente stabilisée comme nous disons, mais stabilisée sur un mode plutôt dépressif, appauvri. Pourtant, il lui arrive d'être "décalée" de sa routine, les manifestations sont infimes : son regard est plus lointain, elle oublie son sac à main, elle sort sans rien dire de l'atelier et nous la retrouvons en train de fumer sur le trottoir. Lorsque nous essayons de discuter avec elle, nous nous apercevons qu'elle est perdue dans le temps, ce qui lui occasionne de rater ses rendez-vous. Quand nous la cherchons dans l'institution nous la retrouvons dans la salle fumeur, assise là depuis longtemps, elle est en train de fumer cigarettes sur cigarettes, elle les consomme jusqu'au tiers de leur longueur et les dispose ensuite en petit fagot sur le cendrier. Geste insensé pour nous dont nous n'avons pas la clef. Comportements étranges que nous repérons sans les comprendre, mais nous savons qu'ils expriment une angoisse massive. Quand nous lui demandons ce qui lui arrive, elle répond qu'elle ne sait pas. Une attention plus soutenue, des rendez-vous plus rapprochés parfois suffisent à la rassembler de nouveau. En équipe, nous formulons l'hypothèse que ce tableau de confusion est lié aux absences des soignants qui lui sont proches, confusion qui pourrait être le signe d'une angoisse d'effondrement consécutive d'une angoisse de séparation, la disparition même temporaire des repères est insupportable. Gaëtane ne peut dépasser la désillusion sans tomber dans un état de dépersonnalisation. Depuis 3 années, elle fréquente très régulièrement l'atelier d'Expression Théâtrale, suite à une proposition de l'équipe multi-professionnelle. Lors des improvisations, elle nous surprend, elle a plaisir à jouer des personnages cabotins, agressifs, colériques ou clownesques. Nous découvrons la richesse de son imaginaire. Elle compose aussi avec des éléments biographiques dont elle nous fait part, ainsi nous apprenons à la connaître en même temps qu'elle se dévoile auprès d'autres patients. Par le jeu, elle ose s'ouvrir à nous, au groupe. Elle nous dira *"Ici, j'apprends à m'exprimer et je m'amuse, c'est du théâtre. C'est différent ailleurs où il faut faire attention aux autres, ne pas blesser, comme avec ma mère et ma sœur…"*. L'espace de la scène remplit pour elle la fonction d'espace transitionnel, dans le jeu elle peut laisser tomber un instant ses remparts.

- Ces deux exemples voudraient démontrer l'intérêt thérapeutique de médiations artistiques, autant auprès de patients non "demandeurs" et dans le retrait que de patients très avides et qui extériorisent leur souffrance. Ces derniers relevant plus de notre problématique, nous paraissent pourtant pouvoir bénéficier de médiations thérapeutiques sous certaines conditions. Conditions qui demeurent nécessaires, longuement mûries au travers de l'expérience professionnelle, du partage en équipe de nos doutes (sorte de régulation de notre travail) de formations et de notre curiosité naturelle. Ces conditions sont relatives aux qualités du cadre que nous avons évoqué plus haut, notre référence étant la psychanalyse. Concevoir et élaborer un cadre solide, vivant, capable de s'adapter aux variations peut permettre de limiter les élans de vocations artistiques démesurés. L'Ergothérapeute devra trouver un équilibre en se situant clairement, respecter partiellement le déni derrière lequel se dissimule peut-être le désir de vivre, le désir de rentrer en relation, le désir de venir nous voir, de faire quelque chose avec nous, avec d'autres. Les patients dépourvus totalement de ce type de dynamique sont réduits à une existence bien douloureuse, les remparts se consolident, deviennent des forteresses impénétrables ou bien ils sont constamment habités par la persécution, incapables d'établir une relation suivie même *a minima*.

* *
*

L'Ergothérapeute ne peut faire l'économie d'une réflexion profonde de sa place de soignant. Et que dire de ce professionnel de la santé flirtant avec les Arts ? N'est-il pas soumis à la tentation d'y projeter ses propres ambitions artistiques ? Ne prendrait-il pas plaisir à être lui aussi, ou lui d'abord, reconnu comme artiste, admiré de ses patients et de ses collègues ? Sorte d'artiste à demi réussi ou à demi raté, exploitant l'espace institutionnel pour qu'on lui reconnaisse ses compétences ou son manque de compétences ? Son espace de créativité peut-il tenir tout entier dans son espace de travail ou doit-il trouver en dehors de sa vie professionnelle un lieu adapté pour entretenir et enrichir son intérêt artistique qui lui est nécessaire ?

Bibliographie

[1] ANZIEU D. – *Le corps de l'œuvre,* Coll Gallimard, PUF Ed. Paris, 1re ed., 1981, 22 p. — [2] ANZIEU D. – *Le corps de l'œuvre,* Coll. Gallimard, PUF Ed. Paris, 1re ed., 1981, 23 p. — [3] FREUD S. – *Le malaise dans la culture,* Coll Œuvres complètes Psychanalyse, PUF Ed. Paris, 1re Ed. 1994, 193 p. — [4] FREUD S. – *Le malaise dans la culture,* Coll Œuvres complètes Psychanalyse, PUF Ed. Paris, 1re Ed. 1994, 252 p. — [5] MENARD M. – *Les animaux ventre à terre ou les défaillances de la représentation dans la schizophrénie, Mémoire D.U. d'Art et Médiations Thérapeutiques*, Paris 7, septembre 2000, 6 p. — [6] LAPLANCHE J., PONTALIS J.-B. – *Vocabulaire de la psychanalyse,* PUF Ed. Paris, 2e Ed. 1998, 358 p. — [7] POUS, GEORGES. – *Thérapie corporelle des psychoses,* l'Harmattan Ed. Paris, 1re Ed. 1993, 49 p. — [8] VAN GOGH V. – *Lettres à Théo,* Gallimard Ed. Paris, 1re Ed., 1956, 34 p. — [9] WINNICOTT W.D. – *Jeu et réalité, l'espace potentiel,* Coll Gallimard, PUF Ed, Paris, 1975, 23 p. — [10] WINNICOTT W.D. – *Jeu réalité, l'espace potentiel,* Coll Gallimard, PUF Ed, Paris, 1975, 192 p.

DE LA SOMATISATION : FORME SANS NOM... SIGNE "D'EXISTENCE"

F. MORESTIN*

"Tout comme la peinture, la terre ou bien d'autres choses encore, l'objet-corps se prête à certains moulages, certaines sculptures, certaines formations et (ou) déformations, lesquelles simultanément rendent compte et constituent trace des formes, et même de l'informe, qui se meuvent à l'intérieur du sujet"

N. Dumet [5]

Les symptômes sont éléments d'expression... lorsque les mots manquent, ce sont parfois les maux qui viennent alors à nous dire quelque chose du sujet... Au travers de la somatisation, une voie s'entrouvre... E. Ionesco, dans sa pièce *"Exercice de conversation et de diction Française pour étudiants américains"* [7], nous partage son plaisir à évoquer la plainte. Entre ceux "qui sont sur les genoux" ou bien "ceux qui ont le cœur brisé", chacun de nous trouve dans la parole, une manière de dire et de restituer les états du corps. Là, réside une énigme de l'homme, le corps parfois nous raconte quelque chose. Psyché et soma font lien...

Dans un article intitulé *"Structure de l'activité Humaine"*, I. Pibarot rappelle un des paradoxes de la dualité sujet-objet que comporte le soma. Elle nous fait part également de la place que peut prendre le symptôme dans cette dyade : *"L'être humain est une unité fondée dans la dualité du corps "qu'on a" et du "corps qu'on est". Le "corps qu'on a" et ses symptômes re-présentent "le corps qu'on est"* [8]. Elle en profite du coup pour interroger la fonction du symptôme, qui pour elle *"exprime quelque chose qui n'a pas pu s'exprimer autrement et qui est un gain en même temps qu'une lésion – et c'est souvent la lésion même qui est le gain "recherché", la défense momentanément nécessaire"* [8]. Nous pouvons imaginer dans ce contexte que le symptôme prend la fonction de "béquille", ce qui permet au sujet de tenir, de se défendre face à l'insupportable. Il est fondamental dès lors, de travailler au repérage de ce symptôme, à l'observation et à sa description, puis au fil du temps à sa compréhension. Il est peut être, avant tout, important de l'accueillir et de ne pas le mettre à la marge. Ne rien vouloir en faire... Laisser à l'autre le temps de venir le déposer, laisser le temps d'en dire quelque chose, laisser le temps de le regarder et de s'interroger. Prendre le temps et être disponible pour observer comment le symptôme vient à "s'exposer", à prendre forme dans le travail ergothérapique. Comment dans la matière qui lui est proposée, le sujet y inscrit quelque chose de lui, au-delà du mot, puis dans le mot, et parfois même dans l'innommable... voire l'indicible... Comment dans la matière qu'il trouve dans nos ateliers d'ergothérapie, le sujet trouve un espace pour déposer des signes d'existence [11], mais surtout aborder parfois une nouvelle voie d'expression au-delà des maux, au-delà du mot, un nouvel entre-deux... où l'"inquiétante étrangeté" [6] que le sujet éprouve ne l'empêche pas de se mettre au contact ou en contact avec cet autre, cet

* Ergothérapeute, Coordinateur du Département de Recherche et de Formation Continue, ADERE - 52, rue Vitruve - 75020 Paris

extérieur… L'ergothérapeute, tout au long de l'accompagnement thérapeutique ouvre le champ de l'interrogation, de ce qui lui échappe, pour accueillir l'autre, le sujet… dans sa différence, dans ce qu'il nous paraît incompréhensible… Il n'y a qu'à lire M. Donaz, pour ce rendre compte de la complexité de cette approche : *"En effet, l'histoire de l'ergothérapie en psychiatrie s'inscrit dans des représentations souvent paradoxales : lieu du faire, du faire faire, mais pourquoi faire, pour représenter quoi, comment et pour qui ?… l'ergothérapie a toujours été et restera toujours le lieu où une réflexion s'impose autour de l'ambiguïté de cette proposition de soin à la fois défensive et élaborative, elle demeure avant tout le lieu du geste, geste en souffrance, geste pétrifié, suspendu à sa fonctionnalité par le traumatisme psychique ou physique, geste en mal d'émergence mais dont la richesse expressive et communicative ne cessera d'advenir au détour de nos rencontres thérapeutiques"* [3].

Comment faire avec l'étrange, l'indicible, l'innommable ? Comment l'accueillir lors de la séance ? Voilà des questions essentielles à notre pratique, pour lesquels j'essayerai de vous proposer mes réflexions en vous faisant part de l'accompagnement d'un jeune garçon dénommé Gill.

Gill est un jeune garçon de 27 ans d'origine camerounaise, incarcéré pour vol depuis trois semaines en Maison d'arrêt. Après signalement des autorités pénitentiaires pour repli à l'un des médecins psychiatres du SMPR (Service Médico-Psychologique Régional), il est rapidement adressé en Ergothérapie pour observation et accompagnement. Le médecin évoque lors des premiers entretiens une somatisation massive, le patient évoque des douleurs abdominales et des maux de têtes. Le contact est pourtant de bonne qualité, mais les échanges sont altérés profondément par la présente de cette plainte, qui au fils du temps s'expose et se dépose lors de chaque rencontre. Les différents examens médicaux ne donneront aucun résultat sur le plan somatique. C'est dans un tel contexte que Gill m'est adressé afin que nous puissions ensemble, envisager un accompagnement. Le suivi sera de courte durée pas plus deux mois, à raison de deux séances de 45 minutes par semaines en individuel. Après avoir énoncé le dispositif thérapeutique et le cadre, Gill est invité à chercher la matière avec laquelle il souhaite entreprendre le travail. Il choisit comme matériau la terre…

Par commodité et afin de faciliter la compréhension du cas de Gill, j'ai fait le choix de m'attarder sur deux étapes de son suivi.

Le premier temps que je souhaite explorer avec vous, est celui de l'innommable. Il s'agit des toutes premières rencontres avec ce jeune homme et de ses premiers contacts avec le médium malléable [6], la terre. Les trois premières séances vont se dérouler globalement de la même manière. Gill, après avoir pris le temps de s'installer, commence à évoquer des douleurs, soit à la tête soit au ventre. Il m'interpelle, me montre où cela fait mal… Je lui laisse un temps pour exprimer ses douleurs et lui demande ce qu'il avait prévu de faire avec la terre aujourd'hui. Il dit qu'il n'a "pas trop d'idées". Ne semblant pas trop fermé, je lui propose de prendre un morceau de matière, de la toucher et d'explorer ce qu'il souhaiterait en faire. A ma surprise, Gill accepte… Il l'a bat avec force, au début la matière reste informe, molle… Aucune forme, rien ne se présente, rien ne se représente… Puis au fil de la séance, Gill bat puis aplatit la terre et en fait une "galette", "cela me fait du bien…". Cet "agir" durera presque deux semaines, inlassablement les mêmes étapes se reproduiront. Gill aura dû passer par cette étape pour en arriver à l'émergence de la forme. Première étape, consacrée à l'éprouvé, première étape du "je n'ai pas d'idée", première étape où la plainte somatique envahit le champs du langage. Comme englué, il y a peu d'espace pour autre chose, Gill n'est pas dans le récit… Prisonnier d'un corps – douleur, où l'expression des difficultés internes ne peut trouver que pour seule issue les maux. Gill explore la matière qui lui permet au-delà du langage, d'aborder un nouveau rapport à l'expression, une nouvelle façon d'"être" au monde.

Il ne s'agit pas dans le suivi de Gill d'un temps où rien ne se dit, bien au contraire, c'est un temps bruyant, lors duquel, il dit par la somatisation. Le corps y est décrit comme malade, douloureux, il n'y a pas d'espace pour aborder Gill dans ce qu'il est, d'où il vient, pour évoquer ce qui s'est passé pour être incarcéré en Maison d'Arrêt. Ce discours tient Gill, comme si la plainte prenait au fils du temps une fonction d'étayage, à la fois tutrice et protectrice de l'autre. Omniprésence des maux qui immobilisent le thérapeute, impossible d'en sortir. Gill nous prend à témoin, il n'y a rien à "faire", nous nous retrouvons devant notre impuissance à soulager ces "maux" qui l'envahissent... Nous sommes ainsi à distance, loin de lui. La proposition de travailler avec la terre est alors une ouverture extraordinaire dans le fonctionnement de Gill. La terre et le modelage vont être notre espace d'échange. Un espace intermédiaire, où l'autre n'est pas vécu comme dangereux, où sa présence est de l'ordre du supportable ou du moins de l'acceptable.

Les trois premières séances sont singulières peut-être parce qu'il n'est pas question pour Gill de construire ou de faire. Il est avant tout essentiel pour lui de retrouver une capacité à se mettre au contact de la matière, puis au contact du thérapeute. Gill se confronte à "l'agir" et à l'éprouvé. Il expérimente, touche, caresse... Il sort lentement d'un corps englué dans le mot et la plainte. Il éprouve un corps tactile, un corps sensoriel, un corps dynamique. Il y redécouvre le plaisir d'explorer sa sensorialité en la présence du thérapeute. Expérience archaïque, où l'on découvre le plaisir d'exister en la présence d'un autre. Winnicott évoque très bien cette étape fondatrice du sujet dans un de ces textes intitulé, "La mère ordinairement dévouée". Il vient à nous partager sa première idée, on ne peut être que si on a été avec un autre, la mère et le dit en ces propos *"Il est important que le je suis ne signifie rien d'autre au début que : je suis avec un autre être humain qui n'est pas encore bien différencié"* [10]. Premier temps de l'accompagnement ergothérapique, où Gill expérimente le plaisir de "l'agir". Temps de la rencontre avec la matière, temps dédié à la reprise du contact, temps où l'objet n'a pas pour vocation à être nommé.

Le second temps, que je nommerai signe "d'existence" en référence aux travaux de D.W. Winnicott, concerne plus particulièrement deux séances.

Gill est depuis plusieurs semaines en train de confectionner un objet en terre, qu'il a nommé guitare. Il permet à Gill de commencer à se distancier des plaintes somatiques. Tout d'abord, il fait souvent référence à sa vie en Hollande et à une jeune femme qui serait son amie. Il dira quelques mots de l'Afrique, son pays natal, mais ne rentrera pas dans les détails de ce moment de la vie. Il évoque également un psychiatre, un "bon psychiatre" qui "le comprenait et qui l'avait beaucoup aidé" ainsi qu'une hospitalisation dans une clinique psychiatrique. Il en parlera de nombreuses fois lors du suivi, sans pour autant faire part des raisons pour lesquelles il l'avait rencontré. Il s'agit là d'une étape importante où l'agir et la parole s'entrecroisent, et permettent de se décoller du corps, objet de la plainte. Lentement, Gill se relie à nos bonnes représentations, rassurantes et réconfortantes.

La première séance qui retiendra notre attention est consacrée au lissage de son objet en terre. Travail entrepris la séance suivante et que Gill décide de poursuivre avec une minutie toute particulière. Comme fixé sur cette étape, il prend un temps extrêmement long. Inlassablement ses doigts viennent sur le corps de la guitare, il vérifie que le trou représentant le cœur de celle-ci est bien obturé. Gill semble vouloir consacrer toute son énergie à cette activité de lissage. Puis il récupère quelques morceaux de terre afin de les transformer en une petite boule, surgissement des séances du début, il "joue" avec. Objet archaïque, il la façonne... Il prend un peu d'eau, dépose quelques gouttes sur cette boule, et la regarde couler. Il renouvellera cette expérience plusieurs fois, ce qui retiendra mon attention. Qu'est ce que représente cette activité ? Gill, est-il en train de vérifier que l'eau ne s'infiltre pas ? Je me permets en fin de séance, de dire quelques mots sur ce jeu avec la boule. J'évoque à Gill qu'il me semble important pour lui de vérifier "si l'eau ne pénètre pas à l'intérieur". Il me regarde, sourit et acquiesce... Rien d'autre ne sera évoqué dans ce temps, nous nous quittons sur cette remarque... Ces quelques mots portaient sur cette activité, et le parti pris de prendre en considération cet objet-forme ont eu des effets extrêmement importants. La séance suivante, Gill, bien qu'il ait choisi de travailler sur la guitare et d'y mettre des cordes "cassées", commence à partager le souvenir de son hospitalisation en clinique. Le récit bascule par l'évocation d'une promenade dans un bois, où il fait du jogging... Puis comme surgissant, d'un espace où les mots manquaient, Gill raconte l'insupportable, la barbarie d'un viol dont il a été la victime... Il décrit mécaniquement, comment un groupe s'est jeté sur lui, l'ont "tabassé", puis au paroxysme du récit, fait part de l'horreur du viol... Récit froid, l'affect est partiellement de côté, tant il est sans doute davantage nécessaire de raconter, de sortir du silence, de l'innommable. Corps objet, corps outragé, comme s'il était temps pour Gill, là où la barbarie humaine avait fait taire le sujet, de retrouver par les mots et dans l'agir de son "être", d'un sentiment d'existence.

Ce second temps est également celui de la résurgence et du traumatisme. Telles des eaux qui réapparaissent du plus profond des entrailles de la terre, cette petite boule nous raconte combien lors du traumatisme, il fut vital pour Gill "d'être imperméable à la violence et la monstruosité du passage à l'acte". Temps paradoxal où la seule issue pour le sujet et sa survie, est de disparaître entièrement. Objet de l'autre, le sujet est en prise avec des craintes de désintégration et d'anéantissement. Temps du traumatisme qui se réactualise lors du travail ergothérapique, mais surtout qui trouve un espace, une ouverture, une matière pour se figurer, se représenter et enfin s'énoncer.

Voilà en partie restitué l'accompagnement de Gill, je souhaiterai à partir de cette histoire, interroger trois éléments qui me semble important dans cet accompagnement thérapeutique.

Tout d'abord la notion de somatisation, qui bien quelle soit simple à comprendre, nous paralyse dans nos capacités d'accueil voire d'écoute du patient. Effectivement, comment tenir face à l'envahissement de la plainte somatique ? Somatisation d'ailleurs pour laquelle le thérapeute ne peut rien, si ce n'est "écouter"... Au risque de penser que si l'on accueille celle-ci, on ne puisse plus s'en défaire, qu'elle devienne un obstacle au travail de la relation. M. Baudin, dans un texte "Un malaise sans nom", le décrit en présentant le cas d'une jeune file unijambiste pour qui elle évoque la mise à mal du travail relationnel et les difficultés de l'équipe dans l'accompagnement de la plainte : *"L'agressivité et la violence retenue dans ces non-dits, ressurgissent-elles, retournées par les patientes sur leur corps propre ?... L'alliance thérapeutique sur laquelle se fonde un principe la relation malade-soignant est alors brisée ou pour le moins distordue"* [2]. Imaginons peut-être avant tout que la somatisation est un premier pas vers le dehors. Ce qui était à l'intérieur sans mots, ni forme trouve une voie d'expression à partir du corps-interface. Il s'agit d'une voie de décharge économique pour le sujet, pauvre en terme de symbolisation. C'est d'ailleurs peut-être cette pauvreté qui est le plus dur à accepter et à accueillir, comme si le sujet se retrouvait dans une misère de mots. Il est peut-être alors important pour l'ergothérapeute de trouver dans son dispositif, l'élément qui lui permettra de tenir dans le temps face à ce type de difficultés. Pour ma part, le fait de recevoir deux fois par semaine à raison d'une séance de cinquante minutes, m'a rendu le travail facile, et a surtout contenu la plainte de Gill.

Un autre point que j'aimerais aborder dans ce cas, et celui de "l'agir" et la symbolisation, et surtout revenir sur les premières séances pendant lesquelles il n'est pas encore question d'un objet. Gill explore la matière dans ce qu'elle a de malléable, dans sa capacité à recevoir les coups qu'il lui adresse. A aucun moment n'est exploré le devenir de l'objet, ni d'ailleurs de ce qu'il représente. Comme pris dans l'agir, Gill éprouve, il ressent... En pleine sensorialité, il ouvre la porte du travail de symbolisation abordé par R. Roussillon, *"Si la matière est énigmatique en elle-même, elle devra se trouver matière sensible pour se rendre saisissable, elle devra se "matérialiser" avant de devenir représentable."* [9]. Premier acte, au-delà d'un désir de figurer ou de représenter, il est avant tout nécessaire d'éprouver la matière [9]. Premier pas de côté, où Gill se décolle d'un corps douleur, pour aborder un corps sensoriel. Redécouverte de l'acte, d'un "agir" qui lui fait du bien. Pétrir, rouler la terre en boule, puis l'aplatir voilà à quoi ont été consacré trois séances. Cependant, au-delà de ce temps, Gill s'est retrouvé dans la redécouverte du plaisir. Formes archaïques ou primaires, ce jeune homme commence à s'inscrire dans un processus d'expression. L'élaboration est pour le moment pauvre, cependant la distanciation qu'il s'autorise avec les plaintes somatiques, est un pas énorme.

Je souhaiterais aborder aussi le temps du "signe d'existence" et de la résurgence, temps de l'observation... Observation rigoureuse où un geste, un acte insignifiant peut dans le travail thérapeutique ouvrir la porte de l'expression... Il s'agit-là d'un temps du travail thérapeutique fondamental et pourtant actuellement souvent mis de côté. L'observation en psychiatrie est un travail de chaque instant, travail de l'écoute, du regard, travail de l'éprouvé. L'observation ne se cantonne pas seulement à la description de ce qui se fait, ou comment cela s'est "fait". L'observation en psychiatrie tend surtout à restituer aussi et avant tout ce qui "s'est joué" et ce qui s'est "éprouvé". Cette démarche, bien qu'elle puisse paraître simple ne l'est pas, car il s'agit là de rendre compte à la fois de la singularité du patient et de ce qu'il est d'une part, mais surtout de restituer la subjectivité du travail effectué. C'est un travail qui engage le thérapeute, comme incorporé au travail d'observation, sujet de la relation et de l'accompagnement, il se doit d'être à l'écoute de son "intérieur", de ce qui se projette en lui... Ce travail n'est pas simple tant il redonne aussi au thérapeute sa place de sujet, avec ses difficultés et ses fragilités. Cependant il lui rend là, peut être, une place humaine. C. Bagnères, dans un article intitulé "Matière à éprouver", nous rappelle l'importance de ce sentiment "d'existence" dans l'accompagnement qu'elle a fait d'une patiente et nous livre ceci : *"C'est comme si elle pouvait se voir dans mon regard humain, mais aussi dans celui de la matière, renforçant ainsi son sentiment d'existence."* [1].

Ce travail n'est pas des plus évident car il y aura à faire avec l'angoisse, les mécanismes projectifs des patients. Au-delà de cela, il y aura souvent à entendre une histoire fragmentée, voire explosée du sujet, avec laquelle au fil du temps nous accompagnerons le patient vers un "réseau de signifiance".

Enfin, je m'interroge encore sur ce récit traumatique, à ce qu'il nous dit Gill, de son histoire, et des liens que l'on peut faire avec les somatisations des premières séances. Une hypothèse s'est profilée avec le temps, dans laquelle j'ai imaginé que le choc de l'incarcération et l'inconfort des conditions de vie en cellule ont réactivé des craintes d'anéantissement chez Gill. Il s'agit là d'une première hypothèse, cependant le suivi a été trop court pour la valider. Nous pouvons aussi nous interroger sur les modalités d'organisation psychique de ce jeune garçon. L'envahissement complet des plaintes somatiques, les difficultés relationnelles et le repli de Gill au tout début du suivi, nous ont longuement intrigué. L'évocation d'un épisode d'allure psychotique fut soulevée par l'équipe, puis mis de côté au fil de l'accompagnement. On peut s'interroger aussi sur la non évocation des motifs d'incération dans l'accompagnement thérapeutique, et sur la fonction qu'a pu prendre ce délit dans la dynamique psychique de Gill. Toutefois, il m'est encore difficile à ce jour de me positionner sur ce point tant la brièveté du suivi est un élément qui ne permet pas d'interroger plus cette question.

* *
*

Nous pouvons également revenir sur la place et sur ce qu'ont représenté les plaintes psychosomatiques de Gill. N. Dumet [4] dans un article intitulé "La création psychosomatique : une voie pour la symbolisation", nous fait part de l'idée que la somatisation est un recours pour le sujet pour "externaliser" un contenu psychique difficile, elle l'évoque en ces propos : *"D'ordinaire ou en général, c'est un matériau extérieur à soi qui va être utilisé par le créateur, et dont celui-ci se saisit pour donner naissance et forme extériorisée à ce qui l'habite en son intériorité. Dans le cas de la manifestation psychosomatique, c'est le corps du sujet, lui-même qui va être le siège de l'externalisation".*

Bibliographie

[1] BAGNERES C. – *Matières à éprouver, Matière et transitionnalité : du processus créatif à la rencontre du sujet*, Actes Journées ADERE-DRFC, Paris 2004. — [2] BAUDIN M. *Un malaise sans nom*, in *Les secrets du corps*, Edition L'esprit du temps, Paris, 2005, 131 p. — [3] DONAZ M. – *Geste et représentation de soi*, Première Journée de l'institut de technique de Réadaptation, janvier 2004, Non publié. — [4] DUMET N., in B. CHOUVIER et al. – *Matière à symbolisation : Art, création et psychanalyse*, Edition Delachaux et Niestlé, Paris, 1998, 285 p. — [5] DUMET N. – *La création psychosomatique : une voie pour la symbolisation*, in "Matière à symboliser", Ed Delachaux et Niestle, Lausanne, 1998, 183 p. — [6] FREUD S. – *"L'inquiétante étrangeté et autres essais"*, Edition, Paris, pp 210-263. — [7] IONESCO E. – *Exercice de conversation et de diction Française pour étudiants américains*, in "Théâtre complet", Edition Bibliothèque de la Pléiade, Paris, 2002, pp. 913-958. — [8] PIBAROT I. – *Structure de l'activité Humaine...*, in "Journal d'ergothérapie", Edition Masson, Paris, 1981, pp. 69-76. — [9] ROUSSILLON R. – *Symbolisation primaire et identité*, in "Matière à symbolisation : Art, création et psychanalyse", Edition Delachaux et Niestlé, Paris, 1998, 285 p. — [10] WINNICOTT D.W. – *De la pédiatrie à la psychanalyse*, Trad J. Kamanovitch, Edition Payot, Paris, 1969, pp. 358-378.

[11] WINNICOTT D.W. – *Le bébé et sa mère*, Trad. M. Michelin, L. Rosaz, Edition Payot, Paris, 1992, pp. 19-32.

RÉSUMÉ

Il s'agit pour l'auteur de ce texte d'aller explorer la notion "d'agir". A partir de la présentation du cas de Gill, qui lui est adressé pour repli et somatisation, il décrira son accompagnement thérapeutique en ergothérapie. Des notions tels que l'informe, le sentiment d'existence, le traumatisme, seront évoqués.

- IV -
RÉÉDUCATION - READAPTATION

PRÉSENTATION D'APPROCHE ORIGINALE D'UN TRAITEMENT POSTURAL EN ERGOTHÉRAPIE

S. GILLET*, J.C. BIRAUD**

Cet article a pour unique but de présenter une approche originale de traitement en ergothérapie d'un trouble postural. Prenons comme exemple le cas d'une personne souffrant des suites d'un traumatisme du complexe articulaire de l'épaule. Après ostéosynthèse, cicatrisation, et renforcement musculaire, il souffrait toujours d'une limitation d'amplitude, et de force de l'épaule. Des douleurs à la mobilisation active et passive étaient toujours présentes, et irradiaient vers le tronc. Sur un plan fonctionnel la personne parvenait à atteindre difficilement un objet à hauteur d'épaule, mais n'arrivait pas à le prendre de manière certaine d'autant plus si son poids était élevé. Evidemment sa vie quotidienne en était perturbée puisque la stabilité du complexe de l'épaule lui était indispensable dans sa vie quotidienne : rangement, bricolage, toilette, etc. La réadaptation fonctionnelle, le positionnement actif et passif, ainsi que l'adaptation de l'environnement ont assuré en grande partie la réalisation de ces activités mais n'ont pas permis la complète récupération de sa vie sociale. En effet son hobby était de réparer et bricoler pour ses enfants ou des amis proches. Cette activité demandant de la force et une coaptation optimale, il ne pouvait plus s'y adonner ou que partiellement et avec une qualité de finition médiocre. Ce qu'il n'acceptait pas...

Il évitait donc consciemment cette activité, et se limitait à celles "obligatoires" pour "survivre" aidé par ces adaptations. Toutefois il constatait lui-même qu'il restait tributaire de ces adaptations, et souffrait toujours de son épaule en dehors des situations de prévention, enseignées en séances de rééducation. Dans cet exemple, le positionnement est favorable pour permettre certaines activités, mais ne semble

* Ergothérapeute DE, Puzzle-Consulting Sarl, Vevey, Suisse
** Masseur-Kinésithérapeute DE, Reims, France

pas suffisant puisque la douleur et le déficit limitent la volonté et le plaisir d'action de la personne. En complément, la prise en charge de la posture a été une action thérapeutique qui a permis d'optimiser la récupération, et de rendre l'initiative à la personne.

Dans cet article, nous définissons ces termes, leurs actions, leurs limites et leurs interférences. Puis, nous exposons les principes de la régulation posturale, avant de terminer par une discussion sur ses champs d'application.

DÉFINITIONS ET PROBLÉMATIQUES

- *Définition de la posture et du positionnement* : la posture peut être considérée comme la sommation des équilibres ostéo-articulaires. Leur contrôle est assuré au niveau segmentaire, de façon réflexe. Le cervelet reçoit des afférences vestibulaires, proprioceptives et cutanées, qui lui permettent par un contrôle pré-programmé, de coordonner les réponses réflexes pour le redressement, l'équilibration, et l'adaptation posturale. Ce programme propre à chacun définit notre posture, mémorise nos gestes habituels à la faveur de nos expériences antérieures, au sein du cortex. Cette posture est perpétuellement remise en cause par des éléments extérieurs, et va évoluer dans une faible amplitude bien tolérée. Au-delà d'une certaine amplitude, le seuil de tolérance d'un muscle, d'un tendon, d'une articulation va être dépassé et va entraîner une altération du geste, et ensuite si le phénomène s'amplifie des pathologies et des douleurs vont apparaître. Le statut clinique du patient pris en exemple, représente bien le tableau de l'adoption d'une posture spontanée qui engendre douleurs et mal-être.

Le positionnement peut être réparti de la manière suivante : le positionnement actif est le résultat d'une commande volontaire pour permettre un geste, prenant naissance dans le cortex cérébral et se transmettant principalement par la voie para sympathique. Le positionnement passif est réalisé par une tierce personne, par le biais d'une adaptation ou d'un appareillage. Grâce à un apprentissage gestuel, comme le recentrage dynamique, notre patient pouvait, sous contrôle volontaire, améliorer l'amplitude de son geste et retarder l'apparition de la douleur. De même l'adaptation de sa chaise devant sa table à manger, proposant un soutien passif du membre supérieur permettait un relâchement musculaire partiel, et seulement durant le repas.

- *Rôle et limite de la posture et du positionnement* : la posture, informée par ces afférences proprioceptives, joue un rôle de protection ostéo-articulaire global. Le lumbago en est l'exemple parfait. Au-delà d'un certain seuil articulaire, qui peut évoluer, le mouvement n'est plus possible. Au-delà d'une certaine amplitude, des dérangements intervertébraux mineurs au niveau des apophyses articulaires postérieures vont apparaître. La posture étant principalement gérée par des phénomènes réflexes, elle évolue uniquement par la sommation des différentes expériences gestuelles. Dans le cas de notre exemple, sa posture douloureuse n'était modifiable ni par l'activité volontaire, ni par la répétition de positions antalgiques.

Le positionnement actif assure la réalisation volontaire d'un geste harmonieux et non douloureux, dans la limite des possibilités articulaires du moment, c'est-à-dire à condition de respecter la programmation de la posture. En effet le cervelet, centre de la posture, intervient comme régulateur du mouvement, en fonction de ces programmes imprimés, et parce qu'il est parfaitement informé sur l'état du mouvement et sur le niveau d'activité des voies effectrices (Cambier, Masson et Dehen, 2004). De plus, étant sous contrôle volontaire, la rééducation gestuelle appliquée à notre patient restait segmentaire car il lui était impossible de réaliser un ensemble de gestes antalgiques dans une même activité.

Le positionnement passif comme l'immobilisation articulaire, a un rôle favorisant la cicatrisation et l'ossification, mais aussi de protection articulaire dans les situations où l'activité réflexe ne joue plus son rôle protecteur. Par contre, il nous semble que les différents appareillages ne prennent pas en considération l'activité réflexe mise en jeu par la stimulation des récepteurs cutanés, musculo-tendineux, ou neuro-végétatifs, faussant évidemment la proprioception. De plus, il nous paraît des plus laborieux de créer des orthèses actives, si nous avons le souci de respecter l'amplitude ostéo-articulaire propre à chacun, la programmation intrinsèque du mouvement et l'action de chaque groupe musculaire dans les trois dimensions. Enfin une attelle, pour pouvoir être installée, nécessite la création de bras de levier qui favorisent l'apparition de point d'appui fixe, engendrant par conséquent l'inversion des chaînes musculaires.

Les différentes techniques de mobilisation passive par un tiers sont efficaces pour réaliser un mouvement passif en amplitude et dans les trois plans de l'espace. Elles sont beaucoup plus globales. Cependant pour des raisons pratiques évidentes, elles ne se réalisent qu'en chaînes musculaires ouvertes et ne prennent pas en charge la totalité de l'activité neuromusculaire du corps, ce qui est essentiel pour réguler le tonus postural global. En effet, la stimulation d'un muscle du pied perturbe l'ensemble de la statique (Gaillet, Biraud, Bessou & Bessou, 2004). Enfin, nous devions répéter régulièrement les séances afin d'apporter ce relâchement ostéo-articulaire si important au bien-être de notre patient.

En préambule, nous remarquons que le positionnement est favorable à une reprise de l'activité, toutefois nous comprenons maintenant que pour envisager une prise en charge sur plusieurs plans de la personne, nous devons essayer d'agir sur les centres neurologiques gérant la posture statique et dynamique, c'est-à-dire le cervelet, en prenant en compte l'ensemble de l'activité neuromusculaire réflexe, l'action des muscles sur la statique dans les trois dimensions et en chaîne fermée. L'activité volontaire et le positionnement ne suffisant pas pour que notre patient parvienne à mémoriser l'état de relâchement, il fallait trouver un moyen de le faire afin d'espérer un résultat durable et reproductible dans toutes les activités. Dans ce sens, nous proposons une voie de réflexion pour réguler le tonus postural.

RÉGULATION POSTURALE

- *Explication* : un trouble postural se caractérise par une position qui s'éloigne des axes de référence dans les trois plans de l'espace avec des répercussions sur les os, sur les articulations, sur les tendons, sur les muscles, et par conséquent sur le geste (Gaillet, Biraud, Bessou & Bessou, 2004). L'intervention proposée provoque une correction posturale durable en agissant directement sur les centres de la mémorisation de la posture (Gaillet, Biraud, Bessou & Bessou, 2004) par le biais de ces informateurs regroupés principalement dans le système sympathique : activité musculaire, tendineuse, ostéo-articulaire, et neuro végétative (Cambier, Masson & Dehen, 2004 ; Beekman, 1998). Une telle prise en charge s'accompagne donc d'une modification du tonus de base de chaque muscle et de la mémorisation de ces nouveaux paramètres. Avant toute intervention, il faut évidemment réaliser un bilan clinique précis, selon l'évaluation suivante.

- *Evaluation de la posture* : le bilan visuel se fait en position debout ou assise et en charge, afin d'évaluer l'ensemble des positions articulaires. Dans l'exemple proposé ci-dessus, le pied homo-latéral est en varus, la rotation interne du fémur est associée à un flexum du genou, le déjettement est associé à une bascule du bassin, engendrant une inclinaison homolatérale du tronc, une sonnette externe et une élévation de l'omoplate, la rotation interne du bras est associée à une projection antérieure de la tête humérale, ainsi qu'un flexum du coude accompagné d'une pronation de l'avant-bras et d'un flexum du poignet. La nuque présente une flexion homolatérale associée à une rotation controlatérale et une extension. L'évaluation se termine avec un testing qui permet de confirmer le bilan visuel, en repérant les muscles hypertoniques contracturés ; ceci nécessite la connaissance des actions de chaque muscle dans les trois dimensions et en chaîne fermée.

Notre patient reproduit spontanément cette posture, décrite précédemment, qui s'accompagne de douleurs au niveau des muscles hypertoniques contracturés. Le maintien durable d'une telle posture provoque des contraintes importantes sur le système ostéo-articulaire, qui évolueront sans doute vers l'apparition d'autres pathologies associées.

- *Régulation posturale :* à un muscle hypertonique contracturé correspond toujours un muscle antagoniste hypotonique étiré. La stimulation d'un muscle hypotonique entraîne immédiatement le relâchement du muscle contracturé par inhibition réciproque (Cambier, Masson & Dehen, 2004 ; Beekman, 1998). Il s'agit donc de corriger le tonus musculaire plan par plan afin de retrouver un équilibre ostéo-articulaire non pathologique et donc non douloureux.

Dans l'exemple ci-dessus, les muscles de l'épaule suivants sont stimulés : dans le plan horizontal, le trapèze inférieur et le petit rond, dans le plan frontal le deltoïde moyen et dans le plan sagittal le deltoïde antérieur et le triceps. La disparition totale des douleurs au niveau du membre supérieur nous assurerait que la problématique musculaire a été prise dans sa totalité. Toutefois dans notre cas, des douleurs de la face antérieur du biceps brachial et trapèze supérieur persisteraient si nous n'avions pas complété la stimulation sur les muscles choisis par le bilan des cervicales. Enfin, nous avons terminé notre traitement par la prise en charge du bassin et des membres inférieurs.

Afin de déclencher le mécanisme de la régulation posturale par le cervelet, l'utilisation de la contraction électro-induite a été adoptée. Ce qui va permettre d'informer ce centre nerveux et de lui faire mémoriser cette nouvelle expérience posturale, et par conséquent pouvoir la reproduire dans d'autres situations. Ce phénomène de mémorisation par l'électrostimulation a déjà été démontré(Gaillet, Biraud, Bessou & Bessou, 2004). De plus l'utilisation d'un tel appareil offre l'avantage d'une stimulation simultanée dans les différents plans.

- *Contre indications :* ce pouvoir de mémorisation apportée par l'électrostimulation neuromusculaire nécessite une connaissance appropriée du matériel utilisé, et surtout une parfaite maîtrise de l'évaluation initiale. En effet, la stimulation électro-induite d'un groupe musculaire déjà hypertonique contracté, pourrait amplifier le phénomène douloureux si le choix des caractéristiques du courant électrique n'était pas opportun.

Régulant le tonus postural, et engendrant en relâchement musculaire cette technique ne convient pas dans le cas de rupture non réparée du système ligamentaire ou du disque intervertébral.

DISCUSSION

Le but de cet article est de rappeler les différences et les interactions entre le positionnement et la posture, qui ne sont pas gérées dans les mêmes centres ; ceci confirme l'importance et la complémentarité de la prise en charge de ces deux entités.

La régulation de la posture ouvre de grandes possibilités de positionnement, à court terme. En effet la diminution des déficits articulaires permet de préparer au mieux l'acquisition du geste. De même que la diminution du tonus postural d'un enfant spastique simplifie la réalisation de la coque d'assise dans un fauteuil roulant.

Par souci de simplification, le cas traité est orthopédique et rhumatologique. Mais il est aussi possible d'envisager ce type de traitement sur des troubles neurologiques périphériques et centraux, pour autant que les centres nerveux mis en jeux ne soient pas altérés. Dans le cas de troubles neuropsychologiques, non dégénératifs, il paraît intéressant de penser que la mémorisation de la proprioception améliore la représentation du schéma corporel, et par conséquent favoriserait la rééducation de l'apprentissage. Dans ce domaine l'entraînement et la répétition seraient alors efficaces pour : soit récupérer des fonctions non utilisées ou perturbées, soit acquérir de nouvelles fonctions par plasticité cérébrale.

* *
*

L'adaptation du poste de travail, par une aide technique ou par un positionnement optimal permet la réalisation de l'activité, mais n'assure pas obligatoirement la récupération de la fonction déficitaire. La régulation posturale et sa mémorisation par le biais de l'électro stimulation neuromusculaire normalisent le tonus postural et favorisent donc la récupération de la fonction ainsi qu'elle augmente les possibilités d'acquisition d'autres fonctions.

Bibliographie

BEEKMAN A. – *Postural adjustments to changing environmental conditions during external perturbations assessed in healthy adults and children*, Mémoire, Faculty of Human Movement Sciences, Groningen, The Netherlands, August 1998, 58 p. — CAMBIER J., MASSON M., DEHEN H. – *Abrégés Neurologie*, Masson Ed. Paris, 11e ed., 2004, 554 p. — GAILLET J.C., BIRAUD J.C., BESSOU M., BESSOU P. – *Modifications of baropodograms after transcutaneous electric stimulation of the abductor hallucis muscle in humans standing erect*, in "Clinical Biomechanics", 2004, 19, 1066-1069.

L'INTÉRÊT DE LA VERTICALISATION DYNAMIQUE : FAISABILITÉ D'UNE ÉTUDE DE L'IMPACT DE LA VERTICALISATION DYNAMIQUE SUR LES HABITUDES DE VIE : RÉSULTATS PRÉLIMINAIRES

C. FIEVEZ*, C. COUTURIER**, A.DUVERNOIS***

MISE EN PLACE DU PROTOCOLE DE RECHERCHE VERDY

LA DÉFINITION DES OBJECTIFS DE L'ÉTUDE

* *Les objectifs généraux de l'étude :* les objectifs de cette étude sont d'évaluer la pertinence de la préconisation de dispositif de verticalisation dynamique autonome. Pour cela nous serons amenés à analyser les habitudes de vie des utilisateurs et à préciser les différents modes d'utilisation de ces systèmes dans la vie quotidienne. Par ailleurs, cette étude visera à fournir aux préconisateurs des données objectives concernant les populations et les situations de vie pour lesquelles la verticalisation dynamique autonome constitue un apport tant au niveau de la qualité de vie que des gains fonctionnels. Elle visera également à dégager les apports en termes médicaux de l'usage de la verticalisation dynamique.

L'objet de l'étude du groupe Verdy est également conditionné par l'engagement financier et technique qu'induit la prescription de dispositifs de verticalisation dynamique pour des personnes présentant un handicap important.

* *L'hypothèse d'étude du protocole Verdy :* la définition de l'hypothèse d'étude a été réalisée au vu des données de la littérature qui suggèrent que l'insuffisance des arguments physiologiques ne doit pas occulter les bénéfices ressentis et exprimés par les utilisateurs lorsqu'ils évoquent la verticalisation. C'est la raison pour laquelle la question principale posée dans cette étude est la suivante :

La verticalisation dynamique autonome est-elle apte à retentir positivement sur les habitudes de vie des grands handicapés moteurs ?

La question corollaire a trait à l'impact physique positif que ce type de verticalisation est susceptible d'induire chez le grand handicapé, d'un point de vue clinique. Les critères médicaux suivants seront étudiés : respiratoire, cardiovasculaire, digestif, urinaire, ostéo-articulaire, douleur et cutané.

Pour rappel, la verticalisation dynamique autonome correspond à l'utilisation d'un dispositif permettant à l'utilisateur d'un fauteuil roulant de se verticaliser sans l'aide d'une tierce personne.

---

* Ergothérapeute, Centre St-Jean-de-Dieu – 223, rue Lecourbe - 75015 Paris
** Ergothérapeute, AFM, Evry
*** Chef de produit, Société CREE, ZI du Recou - BP 35 - 69520 Grigny

LA REVUE BIBLIOGRAPHIQUE

Une revue de littérature non exhaustive a porté sur des articles parus dans la littérature anglo-saxonne, depuis 1950, sur l'apport physiologique de la verticalisation passive, active et de la marche appareillée dans le champ du métabolisme osseux, de la fonction respiratoire, de la fonction cardio-vasculaire, du transit intestinal, de la fonction vésico-sphinctérienne et de la spasticité. La littérature concerne surtout des études, réalisées chez le blessé médullaire et dominées par le métabolisme osseux. Il apparaît dans ce champ que la verticalisation du blessé médullaire a un intérêt réel en phase précoce en égard à la corrélation retrouvée entre la durée de l'alitement initial et la densité minérale osseuse du fémur. La plupart des études "pêchent" par des casuistiques faibles et/ou un délai moyen post-accident vertébro-médullaire supérieur à 24 mois, délai au terme duquel le turn over (formation/résorption osseuse) est reconnu comme déjà stabilisé. Les études sont controversées sur l'impact de la verticalisation dans le métabolisme osseux jusqu'au 24e mois. Les indicateurs censés traduire cet impact sont-ils sensibles et pertinents ? Les modalités de la verticalisation ont-elles toutes été épuisées et leur méthodologie éprouvées ? Quel peut être l'apport des techniques d'électrostimulation musculaire, de stimulation vibratoire plantaire ? Quelle peut être l'action conjointe des agents anti-résorbtifs sur le métabolisme osseux ? Bien d'autres questions sont à poser et témoignent que le débat n'est pas clos. En ce qui concerne la contribution cardio-vasculaire, l'influence de la verticalisation sur l'hypotension orthostatique relève d'un constat empirique car, si l'hypotension orthostatique évolue favorablement dans le temps, la relation entre cette amélioration et la verticalisation n'est pas clairement établie. La verticalisation induit une adaptation cardio-vasculaire qui se traduit par le maintien du niveau d'éjection systolique, du niveau de vascularisation cérébrale et de la pression artérielle, ce d'autant plus que cette verticalisation est active. Cette adaptation se prolonge par un abaissement du pouls lorsque des programmes de marche sont mis en place progressivement.

On retrouve, dans le domaine du transit intestinal, des effets positifs illustrés par l'accélération du passage des marqueurs dans le colon droit mais dont on ne sait pas s'ils se prolongent dans le temps. Quant aux autres fonctions vésicosphinctériennes, respiratoires et en ce qui concerne la spasticité, les effets de la verticalisation, traduits par des études à faible casuistique et méthodologiquement critiquables, sont soit nuls, soit délétères mais l'incidence fonctionnelle de ces derniers effets n'est malheureusement pas rapportée dans cette littérature.

En synthèse, les principales études publiées ont été réalisées chez le blessé médullaire et non chez les personnes atteintes de maladie neuromusculaire. Les impacts physiologiques positifs de la verticalisation n'ont pas vraiment été démontrés d'une manière scientifique, même si certains utilisateurs expriment des bénéfices ressentis liés d'après eux à la verticalisation.

LA POPULATION ÉTUDIÉE

** Les critères d'inclusion*

Le Groupe étudié : personnes en fauteuil depuis plus de 6 mois ; âge supérieur ou égal à 7 ans ; personne utilisatrice (ou ayant utilisé) d'une verticalisation dynamique autonome en fauteuil roulant électrique ou fauteuil roulant manuel.

Le Groupe contrôle apparié : âge, sexe, pathologie ; personnes en fauteuil depuis plus de 6 mois ; âge supérieur ou égal à 7 ans ; personne utilisatrice d'un FRE ou FRM n'entrant pas dans le groupe étudié.

* *Les critères d'exclusion* sont : maîtrise insuffisante de la langue ; troubles cognitifs ; pathologies psychiatriques instables ; traumatismes aigus récents.

Le choix a été fait d'utiliser une marge d'appariement sur le critère âge : de 2 ans pour les enfants de moins de 18 ans et de 5 ans pour les adultes.

L'ENQUÊTE SUR LA QUALITÉ DE VIE ET LES HABITUDES DE VIE

L'objectif de ce questionnaire est de déterminer les impacts de la verticalisation dynamique sur les habitudes de vie. La mesure de l'impact sur les habitudes de vie est complétée par une analyse des usages du système de verticalisation qui devrait permettre de préciser en terme qualitatif l'intérêt de la verticalisation dynamique.

Le questionnaire d'habitudes de Vie porte sur cinq éléments principaux : la description du profil de l'utilisateur de la verticalisation dynamique ; la manière dont est utilisée la verticalisation dynamique ; la mesure de l'indépendance fonctionnelle (MIF) ; la place occupée par cette verticalisation dans les habitudes de vie du sujet ; l'évaluation de la satisfaction envers le dispositif de verticalisation (ESAT).

La description du profil de l'utilisateur de la verticalisation dynamique comprend notamment : la situation familiale, le type de lieu de vie, la situation socio professionnelle, le diagnostic (blessé médullaire, cérébrolésé, sclérose en plaque, maladie neuro musculaire, infirmité motrice cérébrale, autres), le profil fonctionnel, le type de fauteuil roulant, l'origine de la préconisation du dispositif de verticalisation autonome, le motif de l'acquisition, le mode de financement, les lieux d'utilisation.

La manière dont est utilisée la verticalisation dynamique : si elle est ou non utilisée, l'expérience de l'usager, la fréquence d'utilisation, la durée du temps debout par séquence, le mode opératoire pour se verticaliser, l'amplitude de verticalisation.

La mesure d'indépendance fonctionnelle (MIF) explore les 6 domaines suivants : soins personnels, contrôle des sphincters, mobilité, locomotion, communication et conscience du monde extérieur.

La place occupée par cette verticalisation dans les habitudes de vie du sujet : les différentes habitudes de vie évaluées ont été extraites de "l'instrument de mesure des habitudes de vie" (MHAVIE 2.1) de Patrick Fougeyrollas, Luc Noreau et Ginette Saint Michel. 22 items concernant les habitudes de vie sont proposés, l'usager doit indiquer : la façon dont il les réalise habituellement, s'il utilise la verticalisation dynamique, jusqu'à quel point il est satisfait ou insatisfait. Les 22 items concernant les Habitudes de vie sont : les repas, l'hygiène corporelle, l'habillage, les équipements sanitaires, les soins de santé, les transferts, l'entretien du lieu de vie, l'usage du mobilier et des équipements, les moyens de transport, l'accès aux services publics, les achats, le soin aux enfants, le maintien des relations affectives avec la famille, les liens sociaux, la communication verbale, la communication écrite, le travail rémunéré, les activités scolaires ou de formation, les activités associatives, les activités sportives ou récréatives, la participation à des évènements artistiques et culturels.

L'évaluation de la satisfaction envers le dispositif de verticalisation (ESAT) : l'échelle ESAT évalue le niveau de satisfaction envers une aide technique. Il s'agit d'une échelle cotée de 1 à 5. L'usager doit répondre dans quelle mesure il est satisfait, 12 items sont proposés. Ils explorent d'une part les caractéristiques de l'aide technique ; dimensions, poids, facilité d'ajustement, sécurité, solidité, facilité d'utilisation, confort, efficacité ; d'autre part les procédures par lesquelles l'usager a obtenu son aide technique ainsi que les trois services suivants : le service de réparation et d'entretien de l'aide technique, la qualité des services professionnels (information, attention) accordés pour pouvoir utiliser l'aide technique et les services de suivi.

Par ailleurs, ce questionnaire contient également des questions ouvertes : Qu'est ce que vous ne pouviez pas faire sans la verticalisation dynamique autonome ? Pouvez vous donner des commentaires positifs et/ou négatifs sur la verticalisation dynamique autonome ?

L'ENQUÊTE SUR L'IMPACT MÉDICAL

Il apparaît important que les aspects cliniques soient envisagés en faisant l'hypothèse qu'ils apportent des arguments objectifs à l'intérêt physiologique de la verticalisation dynamique.

L'approche retenue est non invasive et intègre des paramètres compatibles avec une activité de consultation, d'hospitalisation de jour et d'hospitalisation complète.

Différentes rubriques ont été retenues : Respiratoire : CVF, VEMS et rapport de Tiffeneau en position assise puis debout ; Cardio-vasculaire : Pouls et Pression artérielle en position assise puis debout ; Digestif : Fréquence des selles et Mode d'exonération ; Urinaire : Nombre d'infections urinaires dans les 6 derniers mois et Mode mictionnel ; Ostéo-articulaire : Amplitudes articulaires de base (amplitude de la hanche et du genou en extension, flexion dorsale de la tibio-tarsienne avec le genou au maximum de son extension), nombre de fractures aux membres inférieurs avant et depuis la verticalisation ; Douleur : Echelle visuelle analogique avant et depuis la verticalisation ; Cutané : Nombre d'escarres à partir du stade 1 ou 2 avant et depuis la verticalisation.

Un cahier détaillé des critères cliniques a été élaboré par le Dr Fournier.

L'ÉTUDE DE FAISABILITÉ

LA CONSTITUTION D'UN ÉCHANTILLON

Un groupe de 10 patients a été sollicité pour étudier la faisabilité de l'évaluation qui comprend : un questionnaire d'habitudes de vie + MIF (Mesure d'Indépendance Fonctionnelle) ; une enquête de satisfaction d'utilisation de la verticalisation dynamique (Grille ESAT) ; une grille d'évaluation clinique.

* *Le comité d'éthique :* la soumission du protocole au comité d'Ethique n'est pas parue nécessaire mais une note d'information à soumettre à la personne interrogée ainsi qu'un document de consentement ont été prévus. Ces deux documents sont indispensables, même si le protocole de recherche, caractérisé par un questionnaire et une observation clinique ne sera pas soumis au CCPPRB, en raison de l'absence de caractère agressif et/ou invasif de l'évaluation.

* *Le cahier d'instruction :* un cahier d'instruction pour les examinateurs a été réalisé afin de s'assurer que les conditions de recueil d'information sont les plus proches possibles quels que soient les examinateurs. Ce cahier est d'autant plus important qu'un recueil multicentrique pour obtenir un échantillon important est à prévoir. Ce cahier définit d'une manière précise les modalités de passation des différentes évaluations.

* *La mise en place* : le démarrage de l'étude de faisabilité est prévu du 1er avril au 30 avril 2006. Cette étude est surtout destinée à mettre le protocole et le cahier d'instructions à l'épreuve des examinateurs et des utilisateurs. L'étude de faisabilité sera réalisée auprès de 2 patients par établissement. Cinq établissements y sont impliqués : l'Institut de Myologie (référent médical : Dr C. Payan) ; le Service MPR du CHU de Nice (référent médical : Dr M. Fournier) ; le Centre Bouffard-Vercelli Cerbère (référent médical : Dr M. Enjalbert) ; le Centre Mutualiste Neurologique Propara (référent médical : Dr C. Fattal) ; le Centre de Rééducation Fonctionnelle Pen Bron (référent médical : Dr S. Lavanant).

* *Le cahier des charges* : le cahier des charges de l'étude de faisabilité, transmis à chaque équipe intègre parmi d'autres données les points suivants : 2 patients/établissement, 1 des 2 patients évalués par un médecin (pour les critères cliniques) et un ergothérapeute/kinésithérapeute/infirmière (pour le questionnaire) distincts de ceux représentés dans le groupe Verdy ; la soumission au patient de la note d'information et du consentement à faire signer ; le recueil différencié des critiques et suggestions émises par l'utilisateur d'une part et le thérapeute d'autre part ; le recueil précis et informatif ; la critique doit porter aussi bien sur le questionnaire, les échelles que sur le cahier des instructions. Les examinateurs sont invités à transmettre leurs évaluations au fur et à mesure de leur réalisation au plus tard le 30/4/2006.

L'EXPLOITATION DES RÉSULTATS DE L'ETUDE DE FAISABILITÉ

* *La saisie*, le traitement et l'interprétation des résultats seront réalisés par O. Plos *et al.* Les corrections secondaires seront apportées au protocole et au cahier d'instructions dans la perspective de l'Etude Finale Multicentrique qui sera proposée à partir du 1er Juin 2006.

* *La mise en place du protocole final* : l'organisation de la saisie des informations, du traitement des informations et de l'exploitation des résultats nécessite un soutien méthodologique et statistique. Le recours à des personnes spécialisées dans ce type de traitement est prévu.

Un appel aux centres à intégrer l'étude finale devrait être réalisé à partir du 22 mai 2006.

Les supports retenus pour établir la liste des établissements à solliciter sont le listing des consultations multidisciplinaires de l'AFM, le listing des établissements de l'association COMETE et le listing des établissements de l'association APPROCHE.

LE PLAN DE PUBLICATION ET DE COMMUNICATION ORALES

Les différents plans de diffusion, de publication et de communication déterminés à ce jour sur cette étude sont les suivants :

- Revue de littérature sur les apports de la verticalisation dans la population de blessés médullaires et de patients affectés d'une maladie neuro-musculaire ; référents : C. Fattal et S. Lavanant ; objectif : Publication dans les Annales de Médecine Physique et de Réadaptation.
- Faisabilité d'une étude de l'impact de la verticalisation dynamique sur les habitudes de vie : résultats préliminaires ; référents : C. Fattal, C. Dumas, M. Fournier, O. Plos ; objectif : Communication orale ou plutôt Poster à la SOFMER Rouen en octobre 2006 (Congrès de la Société Française de Médecine Physique et de Réadaptation).

- Faisabilité d'une étude de l'impact de la verticalisation dynamique sur les habitudes de vie : résultats préliminaires ; référents : C. Fievez, C. Couturier, A. Duvernois ; objectif : Communication orale aux Journées d'Ergothérapie de Montpellier en octobre 2006.
- Présentation du projet Verdy aux réseaux Comète et Approche ; référent : C. Dumas ; objectif : Prochaine assemblée générale de l'association APPROCHE le 15 mars 2006 à Evry.
- Rapport d'Etape : référent : C. Dumas ; objectif : Prochain Conseil d'Administration de l'AFM en juin 2006.

* *
*

Cette communication à propos du protocole de recherche et de l'étude de faisabilité concernant l'étude sur l'intérêt de la verticalisation dynamique avait comme objectif de vous présenter le début du travail de recherche entrepris. Elle pose le cadre de la recherche et la méthodologie suivie. Les résultats de l'étude de faisabilité n'étant pas encore disponibles lors de la réalisation de cet écrit, seront exposés lors des journées Expériences en Ergothérapie.

Les centres et structures concernés par cette étude sont à ce jour :

Pour les résultats préliminaires : l'AFM (Evry), l'Institut de Myologie (Paris), le Centre Mutualiste Neurologique Propara (Montpellier), le Centre Bouffard-Vercelli (Cerbère) le service MPR du CHU de Nice, le Centre Pen Bron (La Turballe), le Centre St-Jean-de-Dieu (Paris), Société Cree, CIT de Garches, Ensam (Paris).

Pour les résultats finaux : il est trop tôt pour le déterminer puisque la liste des établissements engagés dans cette étude finale n'est pas encore connue (début de l'étude finale prévue en juin 2006).

RÉSUMÉ

La verticalisation dynamique autonome (VERDY) est-elle apte à modifier positivement les habitudes de vie des grands handicapés moteurs ? Y a-t-il également un impact physique positif ? La verticalisation dynamique autonome correspond au recours à un dispositif permettant à l'utilisateur d'un fauteuil roulant de se verticaliser sans l'aide d'une tierce personne. Le document ci-joint présente le début de la recherche, les résultats de l'étude de faisabilité seront développés lors de la communication orale.

POSITIONNEMENT DE L'HÉMIPLÉGIQUE EN FAUTEUIL ROULANT

E. PROST*

L'hémiplégie, paralysie partielle ou totale de la moitié du corps d'un même côté, survient principalement après un accident vasculaire cérébral. Il n'y a pas très longtemps encore le fauteuil hémiplégique était principalement un fauteuil de gériatrie ; aujourd'hui le nombre de personnes hémiplégiques jeunes ne cesse de croître. Leur intégration dans la vie sociale ou active va dépendre de leur autonomie, donc d'une bonne adaptation du fauteuil roulant et d'un bon positionnement. L'évolution de ce moyen auxiliaire depuis quelques années permet une adaptation individuelle, simple et adéquate correspondant au besoin de chaque individu. Par un bon positionnement nous allons prévenir et diminuer les risques de déformations, maximiser les fonctions, favoriser les déplacements et ainsi offrir un maximum d'autonomie.

LES TROIS DIFFÉRENTES PROPULSIONS POSSIBLES POUR LES PERSONNES HÉMIPLÉGIQUES

La double main courante : c'est une conduite simultanée de deux cerceaux indépendamment l'un de l'autre. Cette méthode réduit la maniabilité du fauteuil, l'accès aux pentes ou déclive reste difficile. La largeur hors tout est plus importante, le fauteuil est lourd et le pliage moins facile. Son utilisation exige une très bonne maîtrise et coordination des deux mains courantes par la main valide.

Le déplacement par levier pendulaire (appelé système Arnas) : il est difficilement utilisable à l'extérieur ; l'orientation des roues directrices est faite par un bras de levier activé par la main valide. Le rayon de braquage est long et rend le fauteuil peu maniable, il ne franchit aucun obstacle et reste difficile à pousser pour les accompagnateurs. Ce système encore très utilisé il y a dix ans est aujourd'hui presque obsolète.

Le déplacement main pied : cette solution nécessite un apprentissage et une bonne coordination de la main et du pied valide. Les pentes et dévers restent, malgré tout, des obstacles non résolus pour un fauteuil roulant manuel, quelle que soit son adaptation. Néanmoins, on constate la facilité d'acceptation pour cette méthode. Plus rassurante, elle demande moins d'énergie et offre une meilleure maîtrise. Le fauteuil est plus maniable et permet un déplacement aisé à l'intérieur. Il est facile à plier pour l'entourage. Ce moyen de déambulation est aujourd'hui le plus utilisé. Le fauteuil doit néanmoins correspondre aux besoins et à l'anthropométrie de la personne. Pour obtenir un déplacement optimal, les réglages devront être précis et adéquats.

---

* Responsable du secteur de réhabilitation pour la société Ortho-Reha-Wallner. SA. 32, chemin du Bois des frères - CH Genève.
Depuis 1995 conseillère technique en moyens auxiliaires pour personnes à mobilité réduite, spécialisée sur les positionnements en fauteuil roulant, chaises de thérapie et divers aides techniques à la posture.

LES DIFFÉRENTS CRITÈRES POUR DÉTERMINER UN FAUTEUIL ROULANT SIMPLE ET ADÉQUAT

Le châssis sera pliable, le plus léger possible, les accompagnateurs doivent pouvoir le manipuler en toute facilité. Il sera actif, compact et stable. Il aura une plaque pour le réglage des roues arrière permettant de déplacer le centre de gravité. Soit "le point du fauteuil autour duquel la masse est rassemblée, ainsi que le point d'application de la force de pesanteur exercée sur le corps". (Définition selon l'Index international et dictionnaire de la réadaptation et de l'intégration sociale IIDRIS).

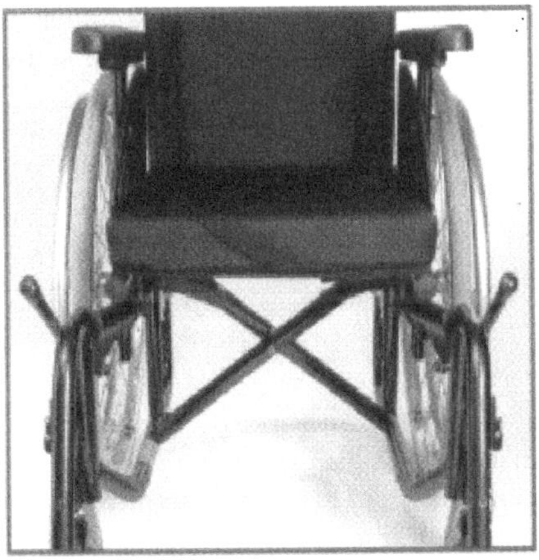

Fig. 1 *: Croisillon reculé et cadre avant en abduction facilitant ainsi l'activité du membre valide.*

Le croisillon ne sera pas central mais situé plus en retrait, se rapprochant des axes des roues arrière, donc du centre de gravité.

La partie avant et les fourches seront en abduction. L'association recul du croisillon et châssis ou fourches en abduction va élargir l'aire du pivotement du pied valide et éviter les conflits pieds roues directives, trop souvent rencontrés au cours du déplacement main pied.

Les roues arrières : La hauteur sol siège est très importante ; les roues arrière de 20, 22, 24 ou 26 pouces seront déterminées par la hauteur nécessaire assise sol. La position de l'axe de la roue arrière se rapprochera du centre de gravité tout en respectant la sécurité ; sans oublier que plus le fauteuil est maniable plus il est instable. On augmentera la voie des roues arrière du fauteuil ou plus précisément la distance au sol entre les roues d'un même essieu. (Distance mesurée d'axe en axe des surfaces de contacts des pneumatiques au sol, par un léger carrossage, environ 3°).

Le carrossage (fig. 2) : c'est l'angle formé par le plan de la roue et un plan vertical parallèle au plan médian du fauteuil, ou l'inclinaison donnée à l'axe de l'essieu de la roue du fauteuil. Ainsi la roue résistera mieux aux chocs latéraux. L'angle formé avec le sol aura d'une part l'avantage d'augmenter la stabilité et de faciliter le pivotement, donc la maniabilité, d'autre part de permettre une meilleure préhension de la main courante. Le carrossage limitera également l'angle d'abduction de l'épaule et assurera une protection des mains lors des passages de porte.

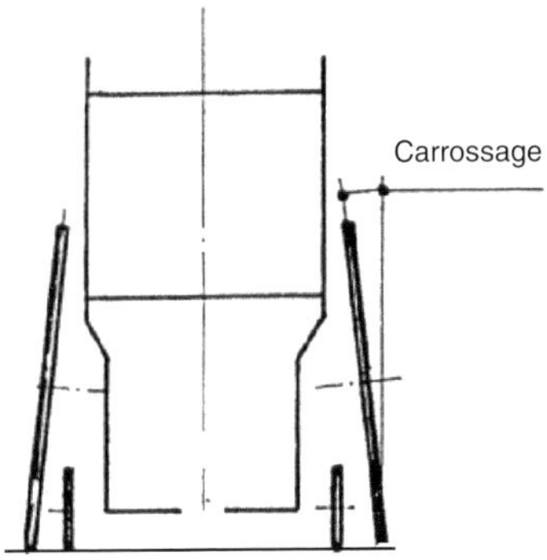

Fig. 2 *: La voie*

Les roues seront équipées de pneus pleins, préférés à des pneus à air trop souvent mal gonflés, avec ou sans profil selon le terrain environnant. En cas d'hémi négligence, par sécurité pour la main la roue du côté hémiplégié sera équipée d'une flasque de protection des rayons.

Trouver le juste réglage de la roue arrière : afin de permettre une propulsion optimale avec la main courante. Le bras valide, ballant, je trace

LA PLACE DES ORTHÈSES DE RÉALIGNEMENT DE POIGNET DANS LA RÉÉDUCATION DU PATIENT HÉMIPARÉTIQUE

D. KUPPER*, E. BÜRGE****, J. DUNAND*****,
A. SCHNIDER**, B. LEEMANN***

La recherche a montré qu'après un accident vasculaire cérébral, la rééducation multidisciplinaire augmentait la survie des patients ainsi que leur indépendance, et permettait une réduction du temps de l'hospitalisation (Langhorne, Duncan, 2001). Les principaux objectifs de rééducation sont le rétablissement du contrôle moteur lors de la marche, l'amélioration de la fonction du membre supérieur, ainsi que l'apprentissage de stratégies permettant de faire face aux difficultés dans les activités de vie quotidienne et l'augmentation de la participation. Si 70 % des patients souffrant d'un accident vasculaire cérébral reprennent une marche indépendante (avec ou sans aide technique), seuls 50 % récupèrent un membre supérieur fonctionnel (Aoyagi, Tsubahara, 2004). Une des raisons invoquée est que les mouvements fonctionnels des membres supérieurs, comme le fait de saisir un objet, comparé à ceux des membres inférieurs, exigent un système de commande plus complexe et une bonne coordination gestuelle, ce qui rend difficile la rééducation du membre supérieur parétique, tout particulièrement celle qui concerne la main (Hummelsheim *et al.,* 1997). Parmi les techniques fréquemment utilisées par les rééducateurs, on trouve les orthèses (Ryerson, Levit, 1997; Gerber, 1999; Kupper, Bürge, 2005). Cependant, qu'elles soient d'un abord dorsal ou palmaire, leur efficacité est controversée (Neuhaus *et al.,* 1981; Steultjens *et al.,* 2003). Lannin et Herbert (2003) ont fait récemment une revue de la littérature et ont analysé 21 études. Ces études, qui n'ont pour la grande majorité pas de groupe contrôle, sont effectuées sur de petits collectifs et concernent essentiellement la prise en charge des patients en phase chronique. Les orthèses décrites sont le plus souvent utilisées pour éviter la déformation des articulations du poignet et des doigts et visent avant tout à réduire l'hypertonie musculaire (Pizzi *et al.,* 2005).

Or si, pendant longtemps les thérapeutes ont eu comme but principal de lutter contre la spasticité (Bobath, 1990; Brünnstrom, 1970), depuis quelques années, une orientation différente est donnée aux objectifs poursuivis en rééducation. La fonction est maintenant au centre de la thérapie et l'accent n'est plus mis sur la spasticité (Ryerson, Levit, 1997; Sommerfeld, 2004). En effet, bien que cette dernière soit fréquente après un accident vasculaire cérébral, puisqu'elle concerne 39 % des patients (Watkins *et al.,* 2002), les mécanismes de son impact sur la fonction motrice ne sont souvent pas bien compris. Les recherches récentes font l'hypothèse que la spasticité est sans rapport ou seulement très faiblement liée à la capacité fonc-

---

* Ergothérapeute,
** Médecin-chef
*** Médecin-adjoint, Service de Rééducation, Hôpital Cantonal de Genève, CH-Genève
**** Physiothérapeute-enseignante
***** Responsable, Filière des physiothérapeutes, Haute Ecole de Santé, CH- Genève

tionnelle. Lors d'une lésion sur les voies cortico-spinales (cérébrales/moelle), il existe une perte de la commande responsable de la faiblesse musculaire mais également une augmentation de l'activité de l'arc réflexe entraînant une augmentation du tonus musculaire. Cette hypertonie est de type spastique, c'est-à-dire qu'elle prédomine sur certains groupes musculaires (anti-gravitiques) et qu'elle est vitesse dépendante. C'est la conjonction de la parésie et de la spasticité qui va rendre le contrôle moteur volontaire si difficile. La conséquence est que les signes physiques obtenus pendant l'examen clinique sont un épiphénomène plutôt que la cause de la mauvaise fonction (Ryerson, 2005). L'hypertonie n'est donc pas le problème à traiter mais la situation qu'elle engendre. Par conséquent, mesurer l'efficacité des orthèses sur la spasticité (Lannin *et al.*, 2003) n'est pas appropriée. Il faudra prendre en compte les conséquences des troubles du tonus musculaire.

Le déséquilibre de l'activité musculaire se traduit par un mauvais alignement de l'ensemble des articulations distales. Ces positions entraînent des tensions anormales dans les structures musculaires, capsulaires, ligamentaires et neuro-méningées (Horak, 1991). Au niveau du membre supérieur, ce mauvais alignement est souvent caractérisé par une position permanente du poignet en flexion palmaire et en inclinaison radiale ou cubitale (Gerber, 1997). Dans la main, il n'est pas rare d'observer une sub-luxation des os du carpe due à la sollicitation articulaire majeure et/ou un affaissement des arches de la main. Ces positions sont potentiellement sources de douleurs, et peuvent favoriser l'apparition d'un œdème de la main et/ou du poignet ainsi qu'entraîner des rétractions des tissus mous. Ces différents facteurs vont être une gêne importante au retour de l'activité motrice et/ou à l'utilisation fonctionnelle des capacités résiduelles de la main et du bras. Le fait de rétablir le plus précocement l'alignement biomécanique en positionnant correctement le poignet et la main parétique va permettre de prévenir ou de limiter les répercussions des troubles du tonus musculaire. Les orthèses de réalignement développées par Ryerson et Levit, qu'elles soient d'un abord palmaire (fig. 1), radial ou cubital (fig. 2), respectent ces principes. Elles assurent l'alignement de l'avant-bras et de la main et maintiennent le poignet

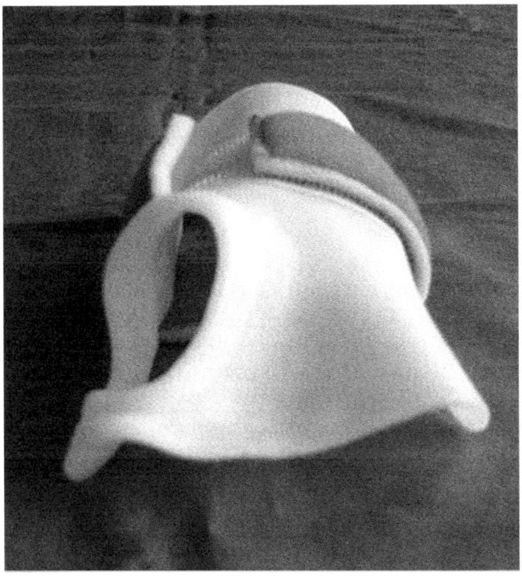

***Fig. 1** : Orthèse palmaire*

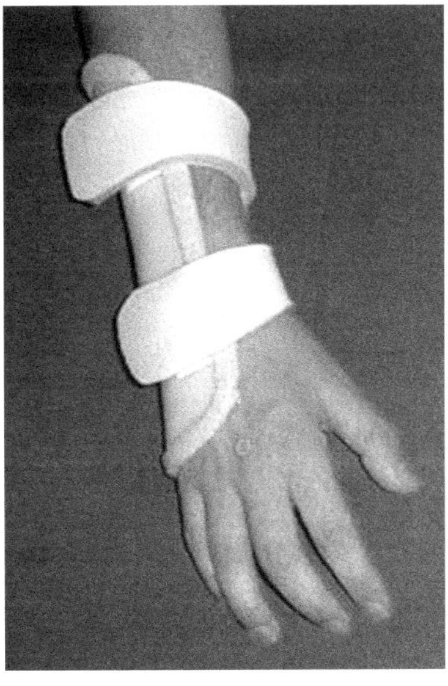

***Fig. 2** : Orthèse cubitale*

for the rehabilitation of the hand in stroke patients, in "Scandinavian Journal of Rehabilitation Medecine", 1997, 29, 3-10. — [10] KUPPER D., BÜRGE E. – *L'orthèse palmaire de réalignement du poignet : un outil intéressant dans la rééducation des patients hémiparétiques,* in "ergothérapies", 2005, 18, 53-56.

[11] LANGHORNE P., DUNCAN P. – *Does the Organization of Postacute Stroke Care Really Matter?* in "Stroke", 2001, 32, 268-274. — [12] LANNIN N., HERBERT R. – *Is hand splinting effective for adults following stroke? A systematic review and methodological critique of published research,* in "Clinical Rehabilitation", 2003, 17, 807-816. — [13] LANNIN N., HORSLEY S., HERBERT R., McCLUSKEY A., CUSICK A. – *Splinting the Hand in the Functional Position After Brain Impairment: A Randomized, Controlled Trial,* in "Archives of Physical Medecine and Rehabilitation", 2003, 84, 297-302. — [14] LEEMAN B., BÜRGE E., KUPPER D. – *Protocole 99/115, accepté par la commission d'éthique clinique de la recherche des HUG,* Etude sur l'efficacité des orthèses de réalignement, consultable sur www.ibita.org. — [15] NEUHAUS B., ASCHER V., COULLON B., et al. – *A survey of rationales for and against hand splinting in hemiplegia,* in "The American Journal of Occupational Therapy", 1981, 35, 83-89. — [16] NEWELL K., VAILLANCOURT D. – *Dimensional change in motor learning,* in "Human Movement Science", 2001, 20, 695-715. — [17] PIZZI A., CARLUCCI G., FALSINI C., VERDESCA S., GRIPPO A. – *Application of a Volar Static Splint in Poststroke Spasticity of the Upper Limb,* in "Archives of Physical Medicine and Rehabilitation", 2005, 86, 1855-1859. — [18] RYERSON S. – *Fabrication of aquaplast orthoses in stroke rehabilitation,* Work shop Genève, 2005 (support de cours). — [19] RYERSON S., LEVIT K. – *Functional Movement Reeducation,* Churchill Livingstone, New York, 1997, 495 p. — [20] SOMMERFELD D., EEK E., SVENSSON A., WIDEN HOLMQVIST L., von ARBIN M. – *Spasticity after stroke. Its occurrence and association with motor impairments and activity limitations,* in "Stroke", 2004, 35, 134 -140.

[21] STEULTJENS E., DEKKER J., BOUTER L., van de NES J., CUP E., van den ENDE C. – *Occupational Therapy for Stroke Patients: A Systematic Review,* in "Stroke", 2003, 34, 676-687. — [22] WATKINS C., LEATHLEY M., GREGSON J., MOORE A., SMITH T., SARMA A. – *Prevalence of spasticity post stroke,* in "Clinical Rehabilitation", 2002, 16, 515-522.

TRAITEMENT D'ERGOTHÉRAPIE D'UNE ENFANT SOUFFRANT DE MALFORMATIONS SÉVÈRES DES MEMBRES INFÉRIEURS

B. CAVIN, S. NICOLAS, E. RAVIER, S. RINGGER, M. CIUFFI*

Cet article décrit la prise en charge en ergothérapie d'une enfant âgée de 2 ans présentant une agénésie des membres inférieurs (fig. 1). Le traitement, d'une durée de 8 ans, illustre parfaitement l'évolution nécessaire des objectifs en fonction des besoins et désirs de l'enfant, de l'environnement familial et de son milieu socioculturel.

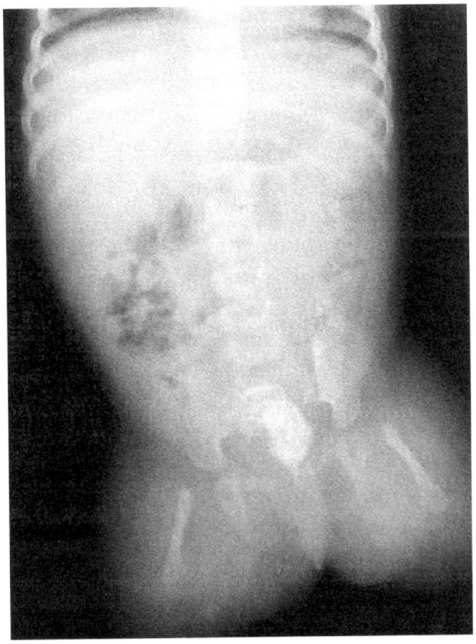

***Fig. 1 :** Radiographie*

Un ergothérapeute travaillant avec des enfants ayant de telles malformations va de prime abord imaginer des difficultés extrêmement importantes sur le plan de l'autonomie lors des activités quotidiennes. En réalité, il va être surpris par la capacité de ces enfants à développer des stratégies corporelles leur permettant d'acquérir spontanément un niveau d'autonomie impressionnant.

PRISE EN CHARGE EN ERGOTHÉRAPIE

Dans cette prise en charge, nous avons tenté de mettre en évidence les axes thérapeutiques suivants : - la résolution des problèmes actionnels concernant l'autonomie sans prothèse dans les activités de la vie quotidienne et les déplacements en général ; - la résolution des problèmes liés à la fonction motrice de stabilisation et de mobilisation du tronc et des hanches ; - la résolution des problèmes liés à la verticalisation et l'élévation progressive par un appareillage provisoire ; - l'entraînement à l'autonomie avec une prothèse définitive ; - les activités sportives et ludiques.

* Ergothérapeutes - Service d'orthopédie et de traumatologie de l'appareil moteur - Prof. P.F. Leyvraz - Hôpital de la Suisse Romande - av. Pierre Decker 4 - CH-1005 Lausanne.

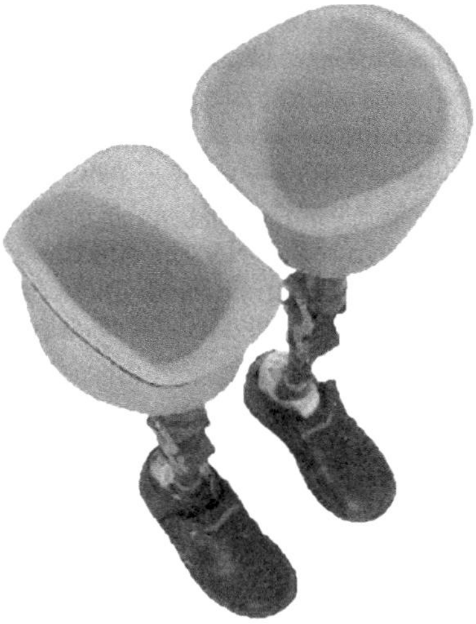

Fig. 5 : Les prothèses

debout, les déplacements avec objet, la capacité de réaliser des activités sollicitant de fortes réactions d'équilibre et finalement les accès au sol.

ACTIVITÉS SPORTIVES ET LUDIQUES

Encouragée par sa famille, notre petite patiente a souhaité faire du ski. Ce projet a mobilisé et motivé l'ensemble des collaborateurs du service qui ont conçu un premier modèle à partir d'une paire de skis ordinaires. Il s'agissait d'une coque pelvi-thoracique large, fixée et articulée par des tiges à la paire de skis (fig. 6). Pour des raisons de sécurité, le premier modèle a été conçu de façon à permettre une bascule de l'ensemble de la coque pelvienne, ce qui fait également office d'amortisseurs lors des chutes ou d'un choc frontal.

Le premier hiver passé et cette expérience tout à fait concluante, nous avons alors pris contact avec un responsable de Sport Handicap et sommes passés l'année suivante à un modèle fixé sur un monoski.

Pour les activités d'été, l'imagination du père étant sans limite, il a eu l'idée de fixer la coque du monoski sur le tandem familial et d'en modifier le pédalier (fig. 7).

* *
*

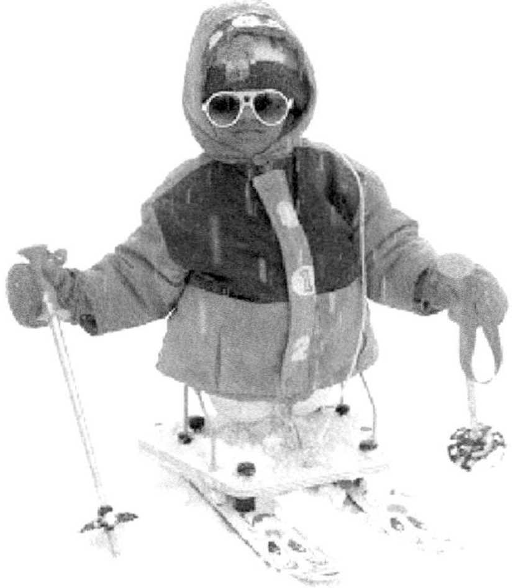

Fig. 6 : A ski

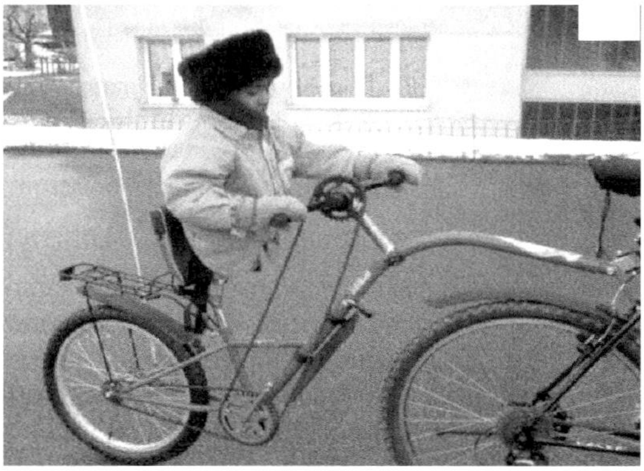

Fig. 7 : A vélo

Cette prise en charge en ergothérapie par les moyens de l'activité et de l'appareillage provisoire nous a permis d'atteindre des objectifs satisfaisants sur le plan de l'autonomie et surtout correspondant aux désirs de l'enfant et de sa famille. Les résultats obtenus sont issus d'un large recrutement de compétences, d'une motivation importante de cette charmante demoiselle, ainsi que d'un travail orienté sur les besoins et les demandes.

BIBLIOGRAPHIE

BARDOT A., HINDERMEYER J. – *Amputations congénitales*. In: GROSSIORD A., HELD J.P. Eds. Médecine de Rééducation. Paris : Flammarion, 1981 : 588-605. — BAUMGARTNER R., BOTTA P. – *Amputation und Prothesenversorgung der unteren Extremität*, Ferdinand Enke Verlag Stuttgart, 1995, 415 p. — CAILLEUX M.-N. – *Amputation de cuisse chez l'adulte actif : plaidoyer pour le CAT-CAM* (Thèse), Univérsité de Franche-comté, faculté de médecine et de Pharmacie de Besançon, Besançon, novembre 1994, 242 p. — MIAULT D., DESCHAMPS E., PILLU M. – *L'appareillage des amputations de cuisse*. Techni Media 1989, (12) : 34-36. — MENAGER D. – *Amputations du membre inférieur et appareillage*. Encycl Méd Chir (Editions Scientifiques et Médicales Elsevier SAS, Paris, tous droits réservés), Appareil locomoteur, 15-896-A-10, 2002, 15 p. — RAUPP J.-C, GRUMLER B., LARDRY J.-M. – *La rééducation et l'appareillage des amputés*, in Dossiers de kinésithérapie, N° 7, Masson, Paris, 1991, 92 p. — WILDE B., BAUMGARTNER R. – *Physiotherapie und Sport nach Beinamputationen*, Georg Thieme Verlag, Stuttgart, 2000, 226 p.

LA RÉÉDUCATION DES TENDONS FLÉCHISSEURS DES DOIGTS : ÉVOLUTION DES IDÉES

J.-C. ROUZAUD, J.-L. ROUX, G. MEYER, B. AMARA,
M. CHAMMAS, Y. ALLIEU*

"Il n'est pas difficile de suturer les tendons et de préparer le terrain pour une soudure solide ; le vrai problème est d'obtenir un libre glissement du tendon capable de restaurer une bonne fonction." (Pulvertaft, 1948).

ÉVOLUTION DES PROGRAMMES DE MOBILISATION

L'idée d'une mobilisation précoce n'est pas nouvelle. Bunnel en 1918, Garlock en 1927, Harmer puis Young et Harmer en 1960 donnent déjà des résultats intéressants [4].

INTÉRÊT DE LA MOBILISATION PRÉCOCE

Il n'est plus à démontrer. Les études expérimentales et cliniques développées par Mason et Allen puis Strickland prouvent de façon indubitable leur efficacité (fig. 1).

La résistance du cal tendineux [16-17-18-19] diminue rapidement jusqu'au 5e jour ce qui correspond au "lag time" puis elle augmente lentement jusqu'au 15e jour pour atteindre une résistance équivalente à celle du 1er jour de la suture. Elle continue d'augmenter jusqu'à la 6e semaine. Les patients traités par mobilisation passive précoce ont eu 56 % de bons ou excellents résultats. Le groupe immobilisé n'a eu aucun excellent résultat et seulement 12 % de bons résultat [24]. Ces résultats ont été confirmés de nos jours par les travaux de Stegink Jansen (1990).

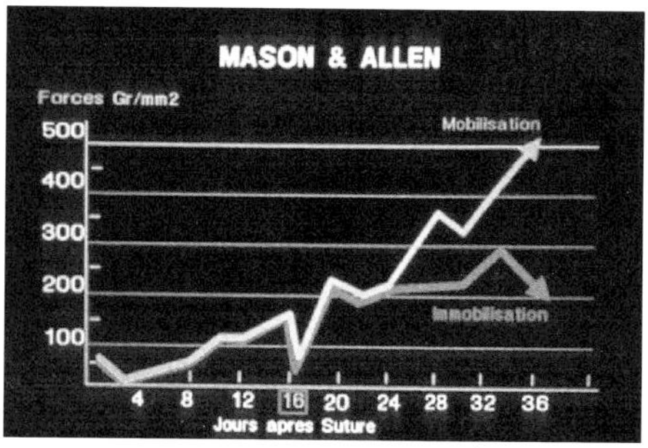

Fig. 1 : *Travaux de Mason et Allen*

* Service de Chirurgie Orthopédique, Hôpital Lapeyronie - Institut de la Main, Clinique Clémentville - 34070-Montpellier

RISQUE D'UNE MOBILISATION MAL CONDUITE

Le diastasis "gap" mis en évidence par Ketchum au niveau de la suture augmente les adhésions et diminue la fonction tendineuse. Dans ces conditions, une mobilisation précoce peut apparaître comme détériorant au niveau du site de réparation. La tension due à une mobilisation précoce est responsable de cette détérioration entraîne l'augmentation du cal et des adhérences tendineuses. Cet écart qui peut atteindre plusieurs mm dans la 1e semaine qui suit la suture a été constaté par plusieurs auteurs. La cicatrisation sera d'autant plus rapide que le diastasis sera réduit.

Il est donc préférable de ne pas mobiliser pendant la première semaine post-opératoire.

TECHNIQUES

LA MOBILISATION ASSISTÉE (fig. 2)

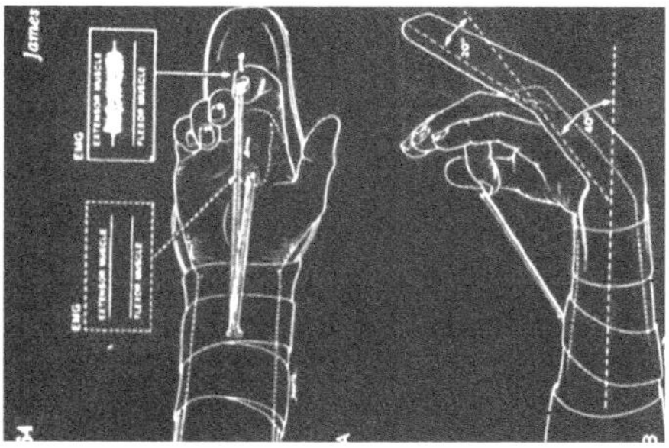

Fig. 2 *: Technique de kleinert*

La méthode de Kleinert [24], la plus couramment employée, repose donc sur deux principes : une réparation atraumatique (des tendons préservant l'intégrité des vinculae, l'utilisation d'un matériel de suture non réactif, la fermeture de la gaine de façon étanche) et la mise en place d'un programme de mobilisation précoce protégée au moyen d'un appareil positionnant le poignet à 40° de flexion et les métacarpophalangiennes (MP) entre 40 et 60°. Le rappel est passif. Le patient conserve cette orthèse dynamique pendant 6 semaines [8-9-10-11].

CRITIQUE

Cette technique impose un suivi indispensable des patients au sein d'une équipe médico chirurgicale pendant 2 mois ; elle est génératrice de flessum qui vont grever de façon importante les résultats par diminution de la course tendineuse et par la gêne qu'ils engendrent dans la fonction ; elle est peu mobilisatrice. C'est l'un des principaux reproches fait à l'orthèse de Kleinert pour son rappel direct sur l'avant-bras qui fléchit la MP et de façon moins importante l'IPP. Par contre, l'IPD reste en extension. Ce défaut de flexion au niveau de l'IPD entraîne un manque de course au niveau des tendons fléchisseurs. Mac Grouther a analysé la mobilité des tendons dans l'appareillage original de Kleinert. La course du FDP par rapport au FDS n'est que de 3,25 mm, et le déplacement des FDS et FDP par rapport à la gaine digitale est de 9,6 mm. Il conclut que l'orthèse de Kleinert est peu mobilisatrice pour les tendons surtout au niveau de l'IPD [9-12] ; c'est un appareillage lourd à conserver pendant 6 semaines. Ses avantages sont doubles : possibilité d'automobilisation pendant la journée pour le patient et protection nocturne contre les contractions incontrôlées.

CAUSES DU FLESSUM

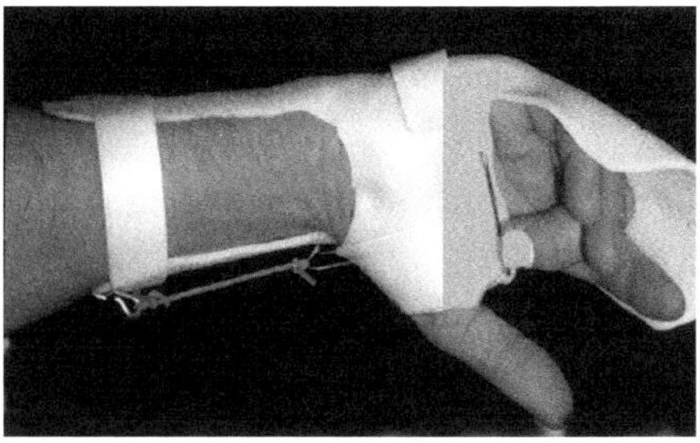

Fig. 3 : Modifications Marc Edinburg

La course réduite des tendons ; la traction trop importante.

Plusieurs auteurs ont proposé des modifications à la technique de Kleinert. Marc Edinburg (South Africa) (fig. 3), Mac Lean en 1987, ajoutent une barre palmaire entraînant ainsi une flexion complète de l'IPP et de l'IPD [19-20-20-21]. En juin 1987, Knight (Newcastle) modifie l'orthèse Kleinert avec un rappel à la partie dorsale de l'orthèse. Notre équipe utilise des poulies de rappel comme Foucher, Romain et ses collaborateurs le préconisaient en 1981. Elles sont fixées au niveau du pli palmaire distal pour une lésion du FDP entraînant une flexion complète de l'IPD dépassant les 35° annoncés par Mac Grouther. Dans les lésions des FDS, elles sont fixées au niveau de la projection du tubercule du scaphoïde. Le respect de la convergence des doigts évite les clinodactylies secondaires.

FORCES DE TRACTION

Le rappel en flexion est le responsable de l'apparition du flessum de l'IPP, complication classique de la technique de Kleinert [7]. Il est indispensable d'obtenir une extension complète de l'IPP et de l'IPD lorsque le poignet et les MP sont fléchis. Le prolongement de la butée dorsale sécurise les patients et a diminué considérablement l'apparition de flessum.

Nous avons proposé en 1987 une approche différente de l'élément de traction. Après l'étude d'Elaine Fess sur le calibrage des tracteurs élastiques, nous avons proposé l'utilisation d'un ressort spiral étalonné [2-25-26-27] permettant de connaître parfaitement la force de traction exercée sur chaque doigt en fonction des individus et du type de lésion (fig. 4). Avec un élastique simple, l'étirement nécessaire pour obtenir l'extension complète d'un doigt est d'environ 7,5 cm. La force exercée au niveau de l'ongle passe de 65 g à 210 g.

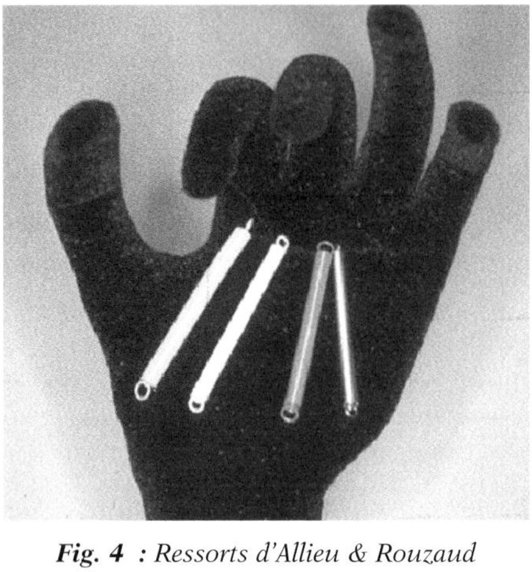

Fig. 4 : Ressorts d'Allieu & Rouzaud

Nous avons défini expérimentalement et cliniquement qu'il était nécessaire et suffisant d'appliquer une force de 50 g à 100 g suivant le doigt lésé et les individus pour obtenir une extension complète d'un doigt dans une orthèse de type Kleinert [3-15]. La fiabilité de ces ressorts a été prouvée par l'équipe de Luanne Roberson (Carville 1988). Les ressorts ont été testés sur machine Ingstron et les résultats ont permis de prouver qu'il n'y a aucune modification dans le temps de l'allongement des ressorts ni différence dans la valeur de la force de traction affichée.

Notre évolution est en concordance avec les autres équipes.

En 1989, Kleinert modifie son appareillage et propose le PFT (fig. 5). Un double système de rappel est mis en place, il s'agit d'une barre montée sur un ressort plat auquel est fixé le rappel élastique. L'angle d'attaque est modifié en fonction du déplacement du doigt diminuant la force appliquée. Les forces de rappel utilisées par Kleinert sont d'environ 65 g. L'addition de la barre mobile au niveau de la face palmaire entraine la flexion complète de la dernière phalange.

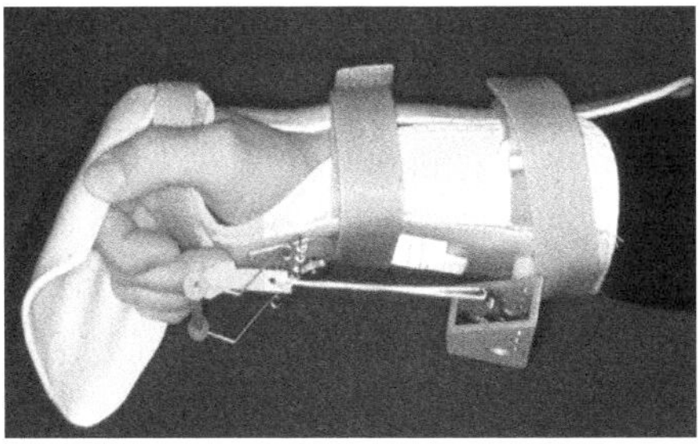

***Fig. 5** : PFT de Kleinert [19]*

Les travaux de Luanne Roberson et coll. sur le système Rouzaud-Allieu prouvent que ces ressorts représentent une amélioration en terme de reproductibilité et de sécurité. Ester May et son équipe (Suède) développent un nouveau concept de rappel dynamique (1960) en s'appuyant sur nos travaux [22-23]. La modélisation finale du système utilise un ressort spiralé de type montre. Ils ont défini un kit comprenant 5 ressorts spiralés allant de 50 à 200 g par paliers de 50 g. Cet appareillage a été testé cliniquement. Les mobilités recueillies au niveau de l'IPP sont favorables au système de traction par ressort (53° pour les patients utilisant le système de traction par ressort, 49° pour les élastiques avec poulie, et 41° pour un élastique sans poulie).

LA TECHNIQUE DE MOBILISATION PASSIVE CONTRÔLÉE DE DURAN [11]

Elle est réalisée dans une attelle dorsale qui maintient le poignet en flexion à partir du 2e ou 3e jour postopératoire. Cette attelle immobilise le poignet en demi-flexion et les MP à 45° de flexion. Les IPP et les IPD sont maintenues en extension complète. Un programme est donné au patient de façon à enlever les straps digitaux et à mobiliser passivement les inter phalangiennes toutes les deux heures. La mobilisation passive complète de l'IPP puis de l'IPD dans un gantelet de protection dorsal permet d'obtenir un glissement de 4 à 5 mm du système fléchisseur.

CRITIQUE

Pour : mobilisation différentielle des tendons et peu générateur de flessum

Contre : différence entre la course passive recherchée et la course active nécessaire ; pas d'auto mobilisation protégée ; protection insuffisante par manque de flexion au niveau du poignet.

POSITION DE PROTECTION DES TENDONS (fig. 6)

Cette position a été décrite de manière empirique par Kleinert et Duran. Nous avons déterminé en 1989 la position de détente idéale. Nous avons étudié l'influence de la flexion du poignet et des MP sur la tension des fléchisseurs grâce à un capteur de force équipé d'un pont de jauge de contraintes. La chute de tension sur les fléchisseurs est plus importante lors de la flexion du poignet que lors de la flexion des MP. La valeur critique se situe entre 0 et 30° de flexion du poignet. Nous avons comparé ces mesures avec les positions préconisées par différents auteurs. Nous trouvons dans l'orthèse de Kleinert une tension de 3 ou 4 N. Dans le protocole de Strickland la tension est de 6 à 9 N. Avec le Brook Army Hospital : la tension est de 3 ou 4 N. Dans le protocole de Duran, nous avons une tension de 4 à 6 N par tendon. La flexion du poignet est déterminante pour obtenir une détente au niveau des sutures tendineuses.

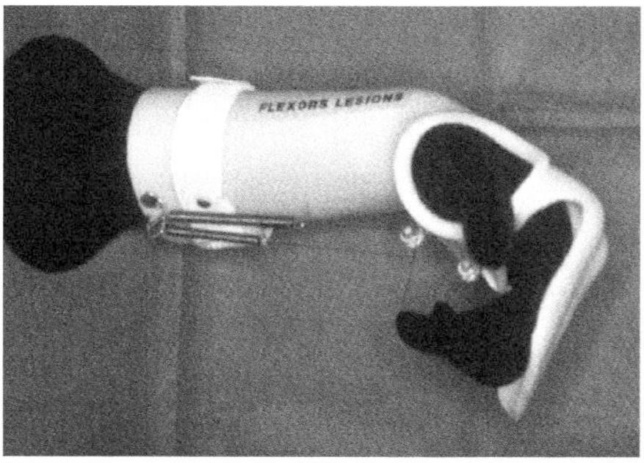

Fig. 6 *: Poulies de réflexion de Romain et ressorts de Rouzaud (1987)*

MOBILISATIONS SPÉCIFIQUES EN FONCTION DES TECHNIQUES CHIRURGICALES

Certaines sutures autorisent une mobilisation active sans grand risque. Il s'agit essentiellement de trois types de sutures : les réinsertions distales par pull out ou barb wire [3], technique introduite par Y. Allieu et abandonnée ensuite au niveau des extenseurs pour ne garder qu'une indication précise en zone 1 sur les fléchisseurs ; les sutures de type Pulvertaft en zone proximale jouissent de la même faveur ; la technique de Brunelli autorise une mobilisation immédiate active avec des résultats encourageants rapportés l'auteur. Nous n'avons pas l'expérience de cette technique.

NOUVELLES TECHNIQUES

Mobilisation passive par effet ténodèse : le travail le plus intéressant réalisé ces dernières années sur la mobilisation passive, après la technique de Duran et Houser, semble être l'étude faite par Cooney en 1989 [5-6]. Les auteurs comparent le déplacement des tendons fléchisseurs à l'intérieur d'orthèses suivant la technique de Kleinert, de Duran, et dans l'utilisation de la technique synergique du poignet. En zone II, le déplacement est de 15,2 mm pour les FDS et de 19,8 mm pour le FDP avec la technique d'effet ténodèse, ce qui est largement supérieur aux résultats obtenus par le Kleinert 10 mm pour le FDP et 8 mm pour FDS, et 13 mm pour le FDP et 15 mm pour les FDS dans le Brook Army Hospital. La plus grande mobilité différentielle entre les FDS et le FDP est donné par la mobilisation synergique du poignet : 4,6 mm en zone II et 5,2 mm en zone III. La mobilisation du poignet s'additionne à celle des doigts. Ceci confirme le rapport de Wehbe *et coll.*, en 1985 montrant une mobilité totale de 24 mm et de 32 mm pour les FDS et le FDP, poignet en position neutre. Cette amplitude augmente de 39 mm pour les FDS et de 50 mm pour le FDP lorsque le poignet est mobilisé. Le programme de Strikland [28-29-30-31] reprend cette idée avec l'utilisation d'une orthèse à effet ténodèse que les patients portent et dans laquelle ils se mobilisent.

MOBILISATION PASSIVE MÉCANIQUE

La dernière expérimentation confirmant l'intérêt de la mobilisation passive précoce a été réalisée par Gelberman en 1991. Il a testé 51 patients sur un appareil de mobilisation continue de type CPM pendant les 4 premières semaines. Ces appareils ont été réglés pour réaliser 166 cycles de l'inter phalangienne par heure toutes les 25 secondes. Les patients ont porté l'appareillage pendant 8 à 12 heures par jour. Les résultats obtenus donnent une mobilité active moyenne de 130° avec mobilisation mécanique et de 119° dans les techniques classiques.

TECHNIQUE DE MOBILISATION ACTIVE

La mobilisation active des tendons fléchisseurs suturés ne peut débuter qu'après avoir dynamisé les structures conjonctives. Tous les auteurs sont d'accord pour la commencer après la 4e semaine. Cette mobilisation est active aidée de la 4e jusqu'à la 6e semaine, active simple de la 6e semaine à la 8e, contre légère résistance entre la 8e et la 10e semaine, et résistance lourde et retour au travail à partir de la 12e semaine [14]. Il faut faire un travail actif différentiel sur les tendons fléchisseurs. S'il y a une section isolée du profond avec conservation d'un superficiel intact, le travail actif du superficiel doit commencer immédiatement en pratiquant la manœuvre de Verdan ou l'effet quadrige, en maintenant les doigts non lésés en extension complète pour déconnecter le profond. Une lésion isolée du superficiel permet une mobilisation active immédiate sélective du FDP pour éviter les adhérences dans le chiasma.

LÉSIONS DES TENDONS FLÉCHISSEURS EN ZONE 1 (fig. 7)

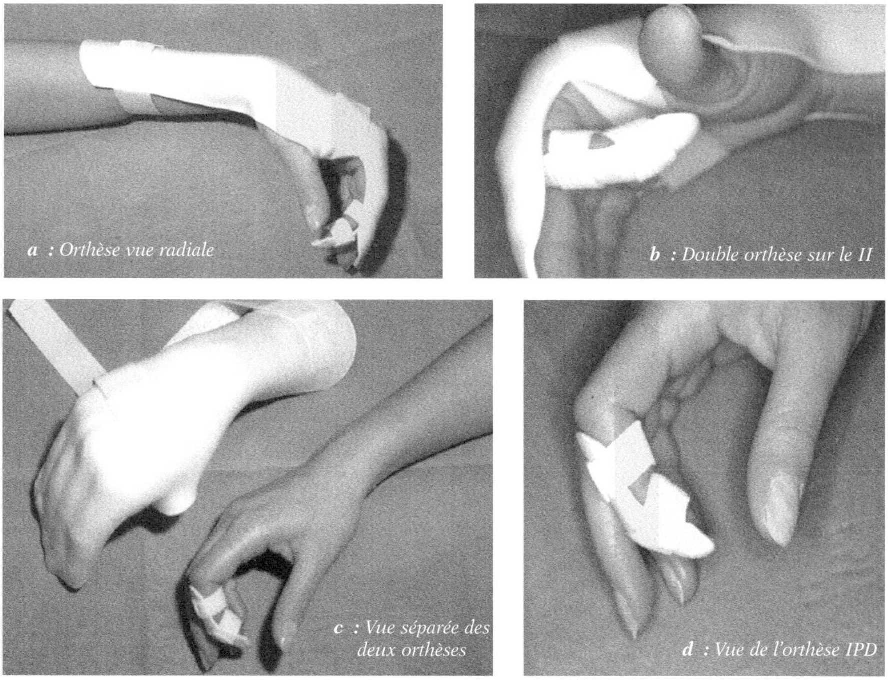

a : Orthèse vue radiale

b : Double orthèse sur le II

c : Vue séparée des deux orthèses

d : Vue de l'orthèse IPD

***Fig. 7** : Technique de Roseline Evans sur les lésions en zone 1*

La plupart des auteurs rapportent de bons résultats après suture ou greffe de profond à travers un superficiel intact. La difficulté de cotation vient de l'évaluation globale du doigt et de la mobilité réduite de l'IPD. Pourtant cette diminution représente une perte de fonction pour le patient. La technique de Roselyn Evans [14] avec mobilisation spécifique aux lésions en zone I porte sur 89 patients présentant des lésions du FDP. Le protocole proposé est un appareillage classique dorsal plaçant le poignet à 30 ou 40° de flexion et les MP à 30° de flexion. Les IPP sont en extension complète avec une protection dorsale qui descend jusqu'au bout des doigts. L'IPD lésée est appareillée avec un 2e appareil dorsal digital qui la positionne à 45° de flexion. La fixation distale de tous les doigts permet de faire travailler d'emblée le fléchisseur superficiel du doigt lésé en utilisant la technique du "place and hold". La mise en extension complète des autres doigts déconnecte le groupe des fléchisseurs profonds. À partir du 21e jour, un "place and hold" actif est utilisé au niveau de l'inter phalangienne distale opérée. Au 28e jour, un travail actif isolé du profond est commencé en même temps que les exercices de ténodèse au niveau du poignet. Cette attelle dorsale prévient la formation d'un diastasis entre les deux extrémités suturées.

- *La technique du "place and hold"* (fig. 8) : le Placé et Tenir développé par les équipes américaines, est sans doute issu du Frayling technique proposé par Strikland pour les suites post opératoires des ténolyses. Il permet de débuter un travail actif d'emblée sans porter atteinte à la suture tendineuse. Il s'agit, après avoir fléchi passivement les doigts, de demander au patient de conserver activement l'enroulement obtenu. Nous avons une course complète du tendon suturé sans avoir de traction au niveau de la suture car il n'y a pas de déplacement segmentaire donc pas d'effort dynamique. Ce principe est aujourd'hui utilisé d'emblée après toutes réparations tendineuses (fig. 9).

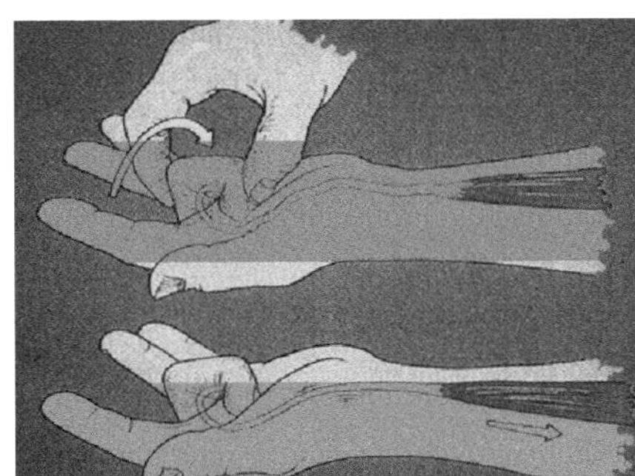

Fig. 8 *: Technique du "Place and Hold"*

- *Mobilisation active immédiate :* l'évolution naturelle se fait vers une mobilisation active de plus en plus précoce et devenant immédiate pour plusieurs équipes qui ont déjà entamé cette procédure avec des résultats qui ne doivent pas nous laisser indifférents. Un travail sur les mobilisations immédiates a été commencé en 1985 par Colby. Le programme de Belfast a été appliqué sur 114 patients. Le résultat a été encourageant avec 75 % de bons et excellents résultats, 9 % de ruptures. La mobilisation active était débutée à 48 heures post opératoire. En 1993 Pam Gratton (England) présente les résultats du programme de Belfast avec 82 % de bons résultats et 7 % de ruptures. En 1996 Harris Sheila présente à Paris une revue réalisée au St Andrews Hospital sur 233 patients

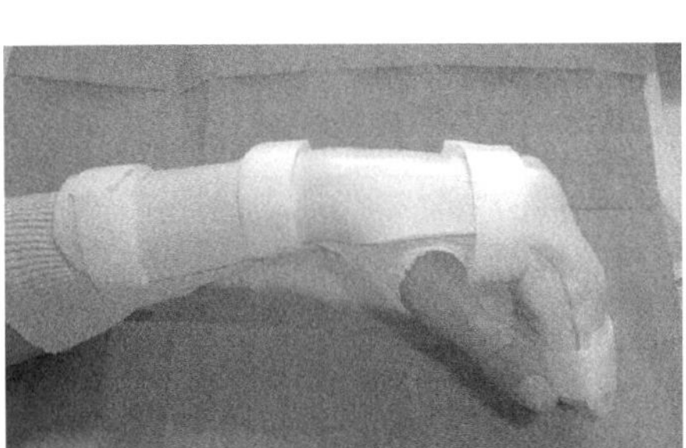

Fig. 9 *: Technique actuelle*

avec un recul de 3,5 ans. Cela représente 224 patients en zone 1 et 2 et 30 patients sur le fléchisseur propre du pouce. Le taux de rupture est de 5,8 % sur les doigts longs et de 16 % sur les pouces. Le mauvais résultat sur le pouce est attribué à la présence d'une anastomose de Linburg. Le taux de rupture est à son maximum dans la deuxième semaine. Si on compare les résultats avec les autres écoles, le régime de Kleinert donne chez Lister en 1977, 5 % de rupture, Chow et collaborateurs : 6,8 % et Saldana en 1991 5 %. Avec la technique de Duran 13 % et chez Strickland 4 %. Les résultats sont donc superposables en ce qui concerne les taux de ruptures. Par contre, les bons résultats sont supérieurs en qualité car la course tendineuse est pratiquement complète. Il faut citer les travaux de Krister Silfverskiold pour son étude en laboratoire et l'application clinique faite par Ester May sur des nouvelles sutures suivies de mobilisations immédiates qui ont donné 71 % de bons résultats et seulement 4 % de ruptures. Harris et Elliot ont poursuivi leur protocole de mobilisation active précoce par un programme présenté en 2002. Le patient est protégé dans une orthèse en flexion à 20° au poignet et 40° sur les MP. La prise en charge se fait le premier postopératoire. La mobilisation active est de 20 % du 1° au 7° jour, 50 % du 7° au 14° jour, et 100 % du 14 ° au 35 ° jour. Un filet type "surgifix" est porté dans la journée pour éviter l'utilisation réflexe des doigts et la nuit pour protéger des éventuelles contractions en flexion.

* *
*

L'évolution des techniques en matière de chirurgie et de rééducation, les progrès qui en ont découlé n'ont pu se faire que par une meilleure connaissance des bases biologiques et des processus de cicatrisation. En 1984, Yves Allieu a parlé de l'étape mécanique dans laquelle nous étions, il annonçait l'étape biologique dans laquelle nous sommes actuellement [1-32]. Il n'y a pas actuellement un type de mobilisation mais plusieurs, s'adaptant aux types de lésions, au site, au type de malade, à la technique chirurgicale et la notion d'équipe prend ici tout son sens. Le rééducateur doit être présent dans la salle d'opération et mettre en place le protocole avec le chirurgien. Le suivi par une équipe médicochirurgicale est indispensable. Cette connaissance des techniques chirurgicales et la collaboration au sein d'une équipe permettent de diminuer les séquelles d'une chirurgie et d'une rééducation difficile. Un des éléments de la stratégie reste encore incontrôlable : il s'agit de l'inégalité biologique devant une lésion et son processus de réparation.

L'avenir est à la mobilisation immédiate par l'utilisation de sutures nouvelles.

Bibliographie

[1] ALLIEU Y., ALNOT J.Y, ISELIN F., MANSAT H., DELPRAT J. – *Quoi de neuf en chirurgie de la main ?* Rev Chir Orhop, 1984, 70, Supplt II, 11-15. — [2] ALLIEU Y., ASENCIO G., GOMIS R., TEISSIER J., ROUZAUD J.C. – *Suture des tendons extenseurs de la main avec mobilisation assistée. A propos de 120 cas*. Rev Chir Orthop, 1984, 70, Supplt II, pp 20-27. — [3] ALLIEU Y., ROMIEU C. – *L'utilisation du "Barb Wire" de Jennings dans les sutures tendineuses. Absence d'immobilisation postopératoire*. Ann Chir, 1971, 25, 19-20 et 987-994. — [4] BRAND P.W. – *Clinical Mecanics of the hand*, St-Louis, CV Mosby, 1985, pp. 105-112. — [5] CANNON N.M. – *Enhancing flexor tendon glide through tenolysis... and hand therapy*. J Hand Ther, 1989, 2, pp 122-137. — [6] CANNON N.M., STRICKLAND J.W. – *Therapy following flexor tendon surgery*. Hand Clin, 1985, 1, 147. — [7] CLARK E.N., SALDANA M.J. – *Kleinert traction : rubber loop to nail fixative method*. J Hand Ther, 1990, 3,

161. — [8] CHOW J.A., THOMES L.J., DOVELLE S., MONSIVAIS J., MILNOR W.H., JACKSON J.P. - *Controlled motion rehabilitation after flexor tendon repair and grafting*. J Bone Joint Surg, 1988, 70-B, pp. 591-598. — [9] CITRON N.D., FORSTER A. - *Dynamic splinting following flexor tendon repair*. J Hand Surg, 1987, 12-B, pp 96-100. — [10] COONEY W.P., KIN G.T., KAI NAN AN. - *Improved tendon excursion following flexor tendon repair*. J Hand Ther, 1989, 2, pp. 102-106.

[11] DURAN R.H., HOUSER R.G., STOVER M.G. - *Management of flexor lacerations in zone 2 using controlled passive motion post-opératively*. In : Hunter J.M., Schneider L.H., Mackin E.J., Bell J : Rehabilitation of the hand, St-Louis, CV Mosby, 1978. — [12] EDINBURG M., WIDGEROW A.D., BIDDULPH S.L. - *Early postoperative mobilization of flexor tendon injuries using a modification of the Kleinert technique*. J Hand Surg, 1987, 12-A, pp 34-38. — [13] EVANS R.B. - *A study of the zone I flexor tendon injury and implications for treatment*. J Hand Ther, 1990, 3, pp 133-148. — [14] EVANS R.B., BURKHALTER W.E., *The american society of hand therapists. A study of the dynamic anatomy of extensor tendons and implications for treatment*. J Hand Surg, 1986, 11-A, pp. 774-779. — [15] FESS E.E. - *Force magnitude of commercial spring-coil and spring-wire splints designed to extend the proximal interphalangeal joint*. J Hand Therapy, 1988, 1, 86p. — [16] GELBERMAN R.H., BOTTE M.J., SPIEGELMAN J.J., AKESON W.H. - *The excursion and deformation of repaired flexor tendons treated with protected early motion*. J Hand Surg, 1986, 11-A, pp. 106-110. — [17] GELBERMAN R.H., NUNLEY J.A., OSTERMAN A.L., BREEN T.F., DIMICK M.P., WOO S.L.Y. - *Influences of the protected passive mobilization interval on flexor tendon healing*. Clin Orthop Rel Res, 1991, 264, pp. 189-195. — [18] GELBERMAN R.H., WOO S.L.Y. - *The physiological basis for application of controlled stress in the rehabilitation of flexor tendon injuries*. J Hand Ther, 1989, 2, 66. — [19] KLEINER H.E., KUTZ J.E., COHEN M.H. - *Primary repair in zone II flexor tendon lacerations*. A.A.O.S. Symposium on tendon injury. St Louis, C.V. Mosby, 1975, pp. 91-104. — [20] KNIGHT S.L. - *A modification of the Kleinert splint for mobilisation of digital flexor tendon*. J Hand Surg, 1987, 12-B, pp. 179-181.

[21] LISTER G.D., KLEINERT H.E., KUTZ J.E., ATASOY E. - *Primary flexor tendon repair followed by immediate controlled mobilization*. J Hand Surg, 1977, 2, 441. — [22] MAY E.J., SILFVERSKIOLD K.L. - *A new power source in dynamic splinting : experimental studies*. J Hand Ther, 1989, 2, pp 164-169. — [23] MAY E.J., SILFVERSKIOLD K.L. - *A new power source in dynamic splinting : clinical experience and results*. J Hand Ther, 1989, 2, pp 164-169. — [24] MERLE M., FOUCHER G., MICHON J. - *La technique de Kleinert pour la réparation primaire des tendons fléchisseurs dans le 'no man's land'*. Ann Chir, 1976, 30, 883. — [25] ROBERSON L., BREGER D., BUFORD W.L., FREEMAN M.J. - *Analysis of the physical properties of SCOMAC springs and their potential use in dynamic splinting*. J Hand Ther, 1988, 1, pp 110-114. — [26] ROUZAUD J.C., ALLIEU Y. - *L'assistant dynamique chiffré par ressort spirale étalonné dans l'orthèse de la main*. Ann Chir Main, 1987, 6, 255. — [27] ROUZAUD J.C., ALLIEU Y., BENICHOU M. - *Les lésions des tendons extenseurs de la main*. Ann Kinésither, 1990, 17, 255. — [28] STRICKLAND J.W. - *Flexor tendon repair*. Hand Clin, 1985, 1, 55. — [29] STRICKLAND J.W., *Biologic rationale, clinical application and results of early motion following flexor tendon repair*. J Hand Ther, 1989, 2, pp 71-83. — [30] STRICKLAND J.W. - *Results of flexor tendon surgery in zone II*. Hand Clin, 1985, 1, 167.

[31] STRICKLAND J.W., VIC GLOGOVACS - *Digital function following flexor tendon repair in zone II : a comparison of immobilization and controlled passive motion techniques*. J Hand Surg, 1980, 5, pp 537-543. — [32] TUBIANA R. - *Traité de Chirurgie de la Main*. Paris, Masson Ed., vol. 3, 1986, pp. 49-216.

UNE ORTHÈSE DYNAMIQUE POUR L'APPAREILLAGE NOCTURNE DE LA RHIZARTHROSE ! LA DYNASOFT®

T. MARC*, G. GRANDJEAN**, M. PRIMAUT**, T. GAUDIN***, J. TEISSIER****

La rhizarthrose (arthrose trapézométacarpienne) est une affection évolutive et invalidante qui touche 20 % des femmes après 40 ans. La prévalence atteint 65 % après 80 ans [17]. L'atteinte est souvent bilatérale. Les patients se plaignent de douleurs qui perturbent la fonction de la main et engendrent incapacité et handicap. Des déformations s'installent progressivement majorant la gêne fonctionnelle et entraînant un préjudice esthétique.

L'appareillage est la pierre angulaire du traitement médical. Jusqu'à ces dernières années, il a été basé essentiellement sur des orthèses de repos en matériau thermoformable [2, 5, 9, 20, 21]. Récemment sont apparues des orthèses dynamiques de fonction permettant d'appareiller les patients pendant la journée avec un excellent effet antalgique [12]. Devant la réussite de ces orthèses dynamiques, il nous a paru intéressant d'étendre ce concept à l'appareillage de repos. Nous avons donc mis au point une orthèse permettant d'exercer progressivement une force d'ouverture de la première commissure et de recentrage de la base du premier métacarpien.

L'objectif de ce travail est d'étudier l'efficacité de cette orthèse (Dynasoft®) sur un groupe de patients présentant une rhizarthrose.

MATÉRIEL ET MÉTHODE

MATÉRIEL

Dans le cadre de cette étude, 9 patients consentants (3 femmes et 6 hommes) présentant une rhizarthrose ont été appareillés. Les patients ont été informés du déroulement de cette étude et de sa finalité préalablement à la mise en place de l'orthèse. La moyenne d'âge est de 61 ans (± 8,7 ans). Les patients sont tous droitiers. 5 d'entre eux sont atteints du côté gauche et 4 du côté droit. Ont été inclus dans cette étude les patients atteints de rhizarthrose, quelle que soit la durée d'évolution de la pathologie et le stade radiologique. La durée moyenne d'évolution de la pathologie est de 43 mois. Parmi eux, un seul avait bénéficié d'un traitement antérieur

* Kinésithérapeute Cadre de Santé
** Grandjean - Ergothérapeute
*** Médecin du Sport
**** Chirurgien Orthopédiste
Centre de la main et du membre supérieur, 15 av du professeur Grasset - 34090 Montpellier
Email : kinespe@free.fr

de sa rhizarthrose (port d'une C-Barre). Nous n'avons pas inclus les patients présentant, associés à une rhizarthrose, une arthrose du poignet, une maladie rhumatismale type polyarthrite rhumatoïde ou encore une maladie neurologique.

Les patients ont été appareillés par une orthèse de repos dynamique en néoprène : l'orthèse Dynasoft®. C'est une orthèse de série, existant en deux tailles, diffusée par le laboratoire Orthosoft. Elle a été portée la nuit pendant 1 mois. Elle se présente sous la forme d'un gantelet pouce-poignet à ouverture ulnaire positionnant le pouce à 45° d'opposition. Dans cette position, les rapports articulaires de la trapézo-métacarpienne sont maximaux, le système capsulo-ligamentaire est détendu et le système musculaire est équilibré. Elle remonte jusqu'à la racine des doigts longs et jusqu'au-dessus de l'inter-phalangienne du pouce. Une lame ressort en acier inoxydable est placée dans un gousset dans la commissure (fig. 3). Une sangle en velcro permet de plaquer la lame ressort au fond de la commissure et de la mettre sous contrainte. Cette sangle se dirige ensuite en direction ulnaire, fait le tour du poignet en exerçant une force de recentrage sur la base du métacarpien (fig. 4), puis vient se refixer sur elle-même pour assurer la fermeture de l'orthèse.

Ces dispositifs permettent à cette orthèse d'exercer les forces de correction : une force d'ouverture Fo de la première commissure grâce à l'éclisse placée au fond de cette dernière ; une force de recentrage Fr, exercée par la sangle élastique entourant la main au niveau de la base du premier métacarpien. Ces 2 forces, de directions opposées et situées de part et d'autres du centre de rotation du métacarpien, constituent un couple de rotation permettant d'ouvrir l'angle intermétacarpien et de recentrer la base du métacarpien sur le trapèze.

MODE D'APPLICATION ET DE MISE EN PLACE

A l'état initial, la lame est préformée par le thérapeute avec une dizaine degrés de plus que l'angle d'ouverture de la commissure. Une fois enfoncée au fond de la première commissure (grâce à la sangle), la lame se plie et exerce alors un effet ressort d'ouverture de la commissure. La lame doit être coudée selon le rayon de courbure r d'une commissure normale. Lorsqu'elle est enfoncée, celle-ci présente un rayon de courbure r' plus petit, épousant ainsi la commissure rétractée (fig. 1). Le but des forces de correction sera donc d'élargir le rayon de courbure diminué r' pour revenir à un rayon normal r, permettant d'augmenter l'angle (formé par le premier et le deuxième métacarpien) α' pour atteindre l'angle α. Le principe de cette orthèse est d'exercer une force de correction douce et très progressive pour ne pas déclencher de réactions musculaires de protection dues à des influx nociceptifs.

La force d'ouverture de la première commissure s'exerçe au niveau des os sésamoïdes du pouce, zone extrêmement sensible à la pression. Il faut que la lame puisse répartir au mieux les contraintes d'appui de la force d'ouverture Fo. Les qualités amortissantes du néoprène interposé entre la lame et la peau du patient sont un facteur de bonne tolérance de la force de correction. Le rôle de la sangle élastique est primordial. Lors de la mise en place de l'orthèse, sa tension doit être suffisante pour permettre l'application des forces : enfoncement de la lame au fond de la commissure et recentrage de la base du premier métacarpien dans les meilleures conditions. La tension doit être suffisante pour exercer des forces de corrections optimales. Une tension exagérée peut provoquer un inconfort ou des douleurs.

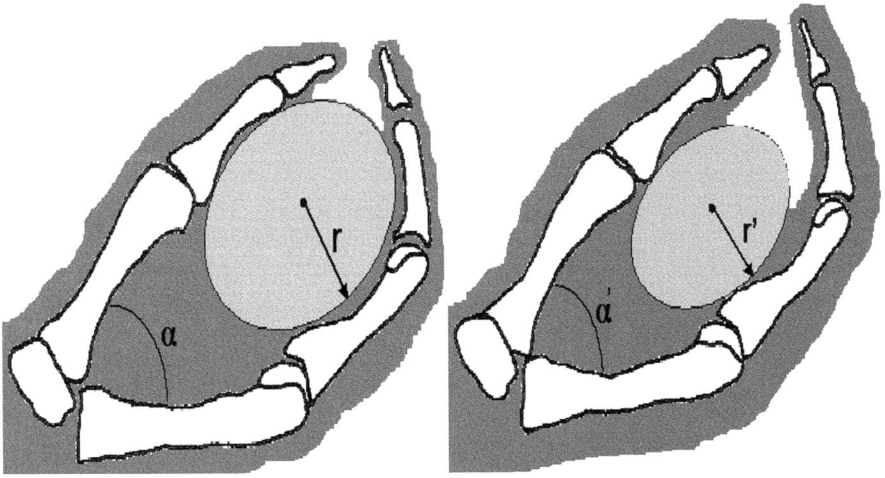

Fig. 1 *: Rayon de courbure d'une commissure non rétractée*

MÉTHODE

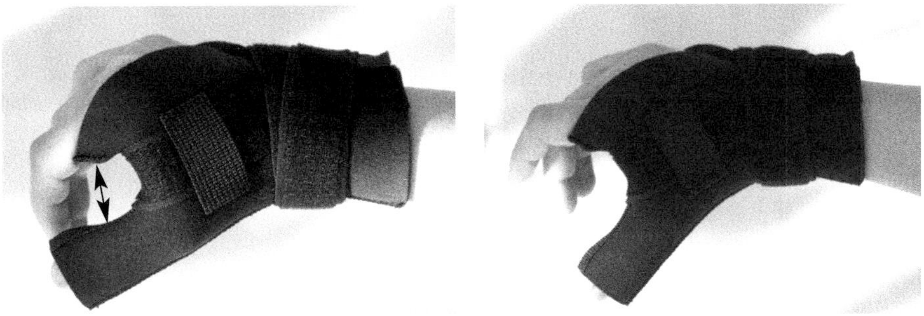

Fig. 2 *: Effet d'ouverture commissurale de l'orthèse Dynasoft*

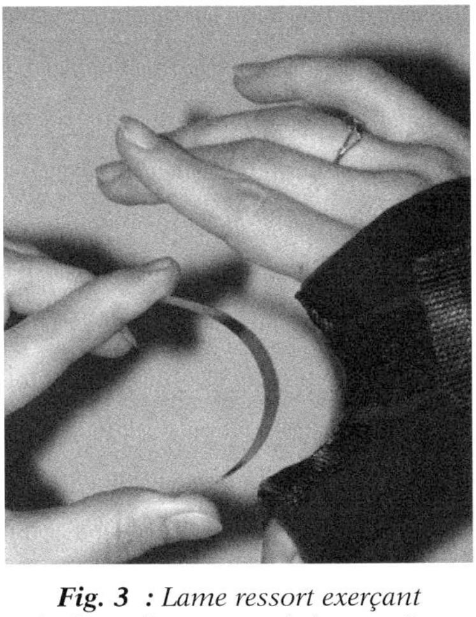

Fig. 3 *: Lame ressort exerçant la force d'ouverture de la première commissure (F0)*

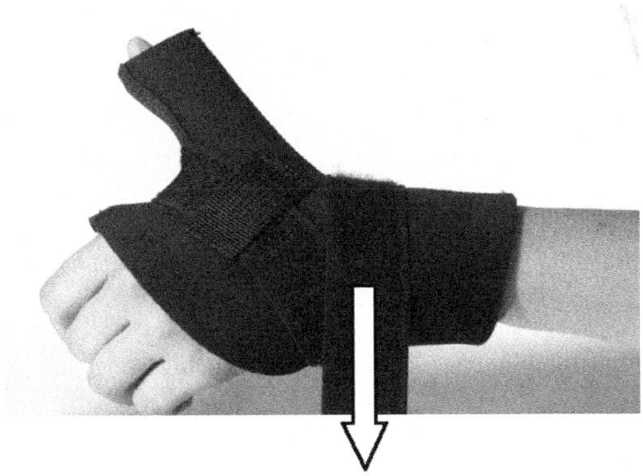

Fig. 4 *: Réglage de la tension de la sangle exerçant la force de recentrage (FR) sur la base du premier métacarpien*

Le jour de la mise en place de l'orthèse Dynasoft®, une fiche-conseil remise à chacun des patients leur expliquant le but de cette orthèse et ses modalités de port.

Tout d'abord, pour définir le retentissement fonctionnel de leur rhizarthrose, les patients devaient remplir le questionnaire de Duruoz [4], permettant d'établir un indice d'incapacité fonctionnelle. Puis nous avons réalisé un bilan articulaire du pouce. Nous avons mesuré l'angle d'écartement de la première commissure, l'angle de flexion et d'extension de l'articulation métacarpo-phalangienne en passif et en actif. Nous avons ensuite évalué l'opposition du pouce selon la méthode de Kapandji [8]. La force de la prise termino latérale était ensuite mesurée. La valeur la plus forte des 3 essais était retenue. Enfin, nous avons évalué la douleur ressentie par les patients grâce à l'Echelle Visuelle Analogique sur papier. Nous avons demandé au patient de noter la douleur moyenne ressentie depuis l'apparition de leur rhizarthrose et la douleur moyenne ressentie la semaine précédant l'évaluation.

Ce même protocole d'évaluation a été effectué après un mois du port nocturne de l'orthèse Dynasoft. Lors de la visite de contrôle, les patients devaient, en plus, remplir un questionnaire rendant compte de leur expérience et de leur appréciation de cette nouvelle orthèse. Ce questionnaire comportait 4 questions fermées concernant l'évolution de leur douleur, le degré de tolérance de cette orthèse, ses qualités esthétiques et son confort.

RÉSULTATS

L'incapacité fonctionnelle évaluée par le score de Duruoz était avant la mise en place de l'orthèse de 42,9 (± 19,2). Après traitement, il passe à 18,6 (± 15,7) (fig. 5). On note donc une diminution moyenne significative de 24,3 ($p<0{,}05$). L'angle d'ouverture passive de la première commissure passe de 42,6° (± 9,3) à 46,9° (± 7,6). Cette augmentation moyenne de 4,3° n'est pas significative. Pour l'ouverture active l'augmentation 3,7° n'est pas non plus significative. En ce qui concerne les amplitudes passives et actives de la métacarpo-phalangienne du pouce les variations ne sont pas significatives. L'opposition évaluée par la méthode de Kapandji passe de 8,2 (± 1,5) à 9 (± 0,7) après traitement (non significative). L'augmentation relativement importante de la force lors de la prise termino-latérale qui passe de 7,2 kg (± 4,3) à 10,4 kg (± 4,3) après traitement n'est pas non plus significative (non mesurée pour 4 patients). Les résultats concernant la douleur montrent une diminution très significative. La valeur moyenne de la douleur ressentie depuis l'apparition de la rhizarthrose était de 7,5 (± 3,5). La douleur moyenne dans la semaine précédant la mise en place de l'orthèse était de 6,1 (± 3,0). Après traitement, elle passe à 1,8 (± 3,2). On note donc une diminution moyenne significative de 4,3.

L'analyse des questionnaires remplis par les patients après 1 mois de port nocturne montre qu'en ce qui concerne l'évolution de la douleur, pour 44 % des patients, elle a fortement diminué, pour 12 % elle a diminué et elle s'est stabilisée pour 44 %. Aucun patient n'a constaté une augmentation. Pour ce qui est de la tolérance, un seul ne la supporte pas. Pour ce qui est de l'esthétique de la Dynasoft, tous la trouvent esthétique sauf un, le même patient qui ne la supporte pas. La dernière question portait sur le confort. 55 % la trouvent très confortable, 23 % confortable et 22 % inconfortable. Aucun patient n'a répondu que l'orthèse lui paraissait très inconfortable.

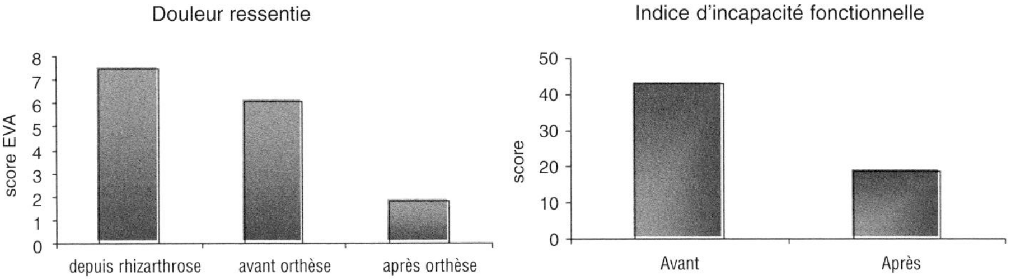

Fig. 5 *: Evolution de la douleur et de l'incapacité avant et après le traitement.*

DISCUSSION

Le traitement médical de la rhizarthrose repose essentiellement sur l'appareillage. Bien que les orthèses de fonction soient de plus en plus prescrites, les patients portent dans la plupart des cas des orthèses de repos statiques pendant la nuit.

Deux questions doivent être posées : le repos est-il synonyme d'immobilité ? L'immobilisation est-elle indiquée dans le traitement de lésion cartilagineuse ?

A la première question, la réponse est bien évidemment non. En effet il est reconnu qu'une position longtemps maintenue est préjudiciable pour tous les appareils du corps humain. Quand un individu paralysé est immobilisé, toutes les équipes soignantes se mobilisent pour entretenir artificiellement sa mobilité et lutter contre les différentes complications qui ne manqueraient pas de s'installer. Lorsqu'un individu sain se repose, il change régulièrement de position de façon à modifier ses points de pressions cutanés, ses zones de contacts articulaires, ses tensions capsulo-ligamentaires et tendino-musculaires. Ces mouvements involontaires permettent une meilleure vascularisation, recommandée en particulier dans les phénomènes inflammatoires.

A la deuxième question, il semble que la réponse soit également non ! L'immobilisation favorise en effet les lésions cartilagineuses et la diminution de la résistance ligamentaire. Or l'arthrose est caractérisée par une atteinte de la surface du cartilage dont la résistance diminue dans la rhizarthrose [7, 19, 23]. De même certains auteurs [14] ont constaté une diminution de la résistance des ligaments stabilisateurs de l'articulation trapézo-métacarpienne chez les patients présentant une rhizarthrose. La subluxation provoquée par ce relâchement ligamentaire est un des mécanismes générateurs de la rhizarthrose. A la lumière de ces constatations, il ne semble pas indiqué d'immobiliser l'articulation trapézo-métacarpienne et les autres articulations telles que le poignet quand on sait que dans 50 % des cas il apparaîtra une arthrose à ce niveau [16].

Alors une troisième question s'impose ! Pourquoi immobiliser les rhizarthroses pendant la période de repos nocturne ? Ce choix a été fait dans le souci de placer l'articulation dans une position permettant d'augmenter la congruence articulaire, de mieux répartir les pressions, de placer le système capsulo-ligamentaire dans une position de meilleur équilibre tensionnel et de laisser l'articulation s'enraidir dans une position de fonction. L'immobilisation stricte s'est imposée historiquement de par les matériaux disponibles sur le marché. Le plâtre et le cuir métal ont été remplacés par le célèbre Polysar®. Enfin, est apparu un large éventail de thermoplastiques, tous rigides. L'immobilisation stricte s'est imposée de fait contre tous principes de traitement d'une articulation arthrosique. Les quinze dernières années ont vu apparaître des orthèses fabriquées avec des matériaux souples et élastiques [10, 11, 12]. Cependant, elles étaient conçues comme des orthèses de fonction car pour la rhizarthrose un dogme s'imposait : repos rimait avec immobilisation. C'est devant la remarque de certains patients qui utilisaient les orthèses de fonction la nuit, qu'il nous ait apparu intéressant de concevoir spécifiquement une orthèse de repos à base de matériaux souples et confortables permettant d'exercer des forces de corrections continues. L'efficacité de cette orthèse devait être contrôlée sur une population de patients. Cela a été fait dans le cadre d'une étude clinique prospective, non randomisée et sans groupe de contrôle. La douleur constituant le motif de consultation des patients présentant une rhizarthrose, nous l'avons évaluée grâce à une échelle visuelle analogique (EVA). Le port pendant 1 mois de l'orthèse Dynasoft a permis de diminuer la douleur chez 78 % des patients. Elle a fortement diminué chez 44 % des patients. Son score sur l'échelle E.V.A. est passé de 6.1 à 1.8. Diminuer la douleur est d'une importance capitale car d'après Paidassi [17] elle évolue seulement sur 2 à 6 ans. Passée cette phase, certains patients peuvent être considérés comme guéris et Berggren [1] a montré que 70 % des patients traités médicalement ne nécessitaient plus d'opération. L'efficacité de la Dynasoft sur la douleur est vraisemblablement due à la mise en re-congruence de l'articulation répartissant ainsi mieux les pressions. La diminution de l'usure du cartilage, diminue l'importance de la réaction synoviale nécessaire à la résorption des particules d'usures. Ce recentrage du métacarpien est permis grâce au couple de force (Fo, Fr) réalisé par l'orthèse. Alors que les orthèses statiques ont fait la preuve de leur efficacité [2, 3, 5, 9], aucune ne peut exercer cette force de recentrage à l'exception de l'orthèse de jour : la rhizorthèse. L'application de cette force nécessite un appui sur la base du métacarpien qui n'est possible que grâce à un matériau souple étant donné que cette zone est douloureuse. Cet appui est essentiel car il permet de détendre les ligaments dont la résistance diminue d'environ 50 % et est correlée à la pathogenèse de la rhizarthrose [14].

Si ce couple de forces de correction fonctionne, il doit être capable d'augmenter l'angle entre 1er et 2e métacarpien. C'est ce que nous avons retrouvé chez les 5 patients qui présentaient une fermeture. La correction de la diminution de l'angle commissural est fondamentale car elle est liée à la subluxation externe du premier métacarpien. L'adaptation des parties molles (muscles et ligaments) fixe le patient dans le cercle vicieux physiopathologique. La correction de cet angle, liée à l'adaptation des parties molles, ne peut-être que progressif, sur plusieurs semaines, la force devant s'adapter régulièrement à la nouvelle amplitude. Les orthèses statiques ne s'adaptent pas en continu à la nouvelle amplitude acquise. La force de correction est donnée lors du moulage et diminuera au fur et à mesure du gain d'amplitude. Si elle est trop importante lors du moulage, elle provoque une réaction douloureuse. Lors de l'étude statistique des résultats la différence observée n'est pas significative à cause de la faiblesse de l'échantillon (seul 5 cas ont une fermeture de la commissure).

Nous nous sommes également attachés à étudier la capacité d'opposition grâce au score de Kapandji. De faibles variations ont été retrouvées. Un seul patient a un score de < 7. Tous les autres sont entre 7 et 9. Or bien que très utilisé ce score n'a jamais fait l'objet d'une procédure de validation. A partir de la cotation 7, ce sont la flexion de l'inter-phalangienne et de la métacarpo-phalangienne qui sont évaluées. Nous ne pouvons donc tirer aucune conclusion concernant l'opposition, il aurait mieux valu utiliser la mesure de l'angle de rotation spatiale, que nous avions éliminé à cause de son défaut de reproductibilité.

L'élément fondamental de cette étude est l'amélioration de l'indice d'incapacité fonctionnelle [4]. L'incapacité est diminuée de moitié en seulement un mois de traitement pour un coût de 53,18 euros. En ce qui concerne les changements d'amplitudes et de force, les variations positives, mais non significatives, semblent dues à la faiblesse numérique de l'échantillon, mais prometteuses en ce qui concerne l'efficacité de cette orthèse.

Le questionnaire post-traitement, met en évidence une importante et significative diminution ou stabilisation de la douleur chez tous les patients. Aucun n'a vu une augmentation de la douleur. En ce qui concerne l'esthétique et la tolérance de la Dynasoft, un seul patient ne la supporte pas et ne la trouve pas esthétique. Nous pensons qu'il y a des contre-indications psychologiques à cette orthèse, comme à d'autres, en fonction des matériaux, de leur design et de leur conception [13]. Ces résultats quant à la bonne appréciation des patients sont à rapprocher de ceux de Weiss [22] qui a montré, dans une étude comparative, que les patients préféraient les orthèses préfabriquées en néoprène à celles en thermoformables. Celles en néoprène amenaient également une meilleure sédation des douleurs.

* *
*

L'orthèse Dynasoft introduit un nouveau concept dans l'appareillage de la rhizarthrose : remplacer les orthèses de repos qui immobilisent par une orthèse dynamique qui exerce des forces de correction progressives et autorise une certaine mobilité.

La souplesse du matériau et les possibilités de réglages permettent de l'adapter aux différentes mains et à l'évolution. Elle évite les aléas et les difficultés de moulage lors de l'utilisation des matériaux thermo-formables.

L'étude clinique montre sa capacité à réduire considérablement les douleurs et à améliorer la fonction des patients. Ces deux critères sont pour Glickel [6] à la base de toutes décisions thérapeutiques et l'objectif de tout traitement.

Une étude sur un échantillon plus important permettrait de mieux contrôler son efficacité sur l'ouverture de la première commissure et la récupération de la force.

BIBLIOGRAPHIE

[1] BERGGREN M. – *Reduction in the need for operation after conservative treatment of osteoarthritis of the first carpometacarpal joint: a seven year prospective stud,* in "Scandinave Journal Plast Reconstr Surg Hand Surg", 2001, 35(4): 415-417. — [2] CHANTRAINE A., GREMION G., DE BOSSET C. *Intérêt de l'orthèse dans la rhizarthrose,* in J. Readapt. Med, 1992, 12(2): 58-61. — [3] DUPEYRON A., EHRLER S. et al. – *Rhizarthrose et orthèse. Revue de la littérature,* in. "Annales de Réadaptation en Médecine Physique", 2001, 44: 123-131. — [4] DURUOZ M., POIRAUDEAU S. et al. – *Development and validation of a rheumatoid hand functional disability scale that assesse functional handicap,* in Journal of rhumatology, 1996: 23-27. — [5] GALAS J. – *Rhizarthrose douloureuse: traitement par orthèses et conseils d'utilisation de la main. Evolution d'une série de 34 cas,* in "Revue de réadaptation fonctionnelle", professionnelle et sociale, 1999, 21: 31-36. — [6] GLICKEL S. – *Clinical assessment of the thumb trapezometacarpal joint,* in "Hand Clin", 2001, 17(2): 185-195. — [7] HELMINEN H., KIVIRANTA I. et al. – *Changes in articular cartilage due to joint immobilization,* in "Joint loading, biology and health of articular structures". Wright, 1987, Bristol: 27-28. — [8] KAPANDJI I. – *Cotation clinique de l'opposition et de la contre-opposition du pouce,* in "Annales de la Chirurgie de la Main", 1986, 5(1): 67-73. — [9] KPADEY, FISCHER R. et al. – *Les orthèses de repos de main dans la polyarthrite rhumatoïde et dans la rhizarthrose du pouce (étude rétrospective de l'observance et de l'efficacité),* in "Expérience en ergothérapie". Masson. Paris, Rencontres en réédu-

cation, 1991, 4: 237-244. — [10] MARC T., PARENT M. et al. – *Orthèse fonctionnelle dynamique: intérêt dans le traitement des rhizarthroses stades I et II,* in "Expériences en ergothérapie". Masson. Paris, Collection Rencontres en Rééducation, 1991, 4: 227-231.

[11] MARC T., GAUDIN T. et al. – *Orthèses élastiques: un nouveau concept dans la réadaptation du membre supérieur,* in "Journée de médecine physique et de réadaptation". E. Scientifique, 1993, Paris: 213-218. — [12] MARC T., GAUDIN T. et al. – *La rhizorthèse: orthèse fonctionnelle de rhizarthrose,* in "Expérience en ergothérapie", 2001, Masson, Paris, 14: 207-211. — [13] Mc KEE P. – *Orthoses as enablers of occupation: client-centred splinting for better outcomes,* in " Canadian Journal of Occupational Therapy", 2004, 71(5): 306-314. — [14] NAJIMA H., OBERLIN C., ALNOT J.Y., ANB-CADOT B. – *Anatomical and biomechanical studies of the pathogenesis of trapeziometacarpal degenerative arthritis,* in "The journal of hand surgery", vol 22B, N° 2, 1997: 183-88. — [15] NEUMANN D. – *The carpometacarpal joint of the thumb: stability, deformity and therapeutic intervention.* "Journal orthopedic sports physical therapy", 2003, 33(7): 386-399. — [16] OBERLIN C., DAUNOIS O. et al. – *L'arthrose scapho-trapézo-trapézoïdienne. Son retentissement sur le carpe,* in "Annales de la Chirurgie de la Main", 1990, 9(3): 163-167. — [17] PAIDASSI L. – *Arthrose de la main.* "Monographie du GEM", 1999, 26: 303-311. — [18] PELLEGRINI V. – *Pathomecanics of the thumb trapezometacarpal joint,* in "Hand Clin" 2001, 17(2): 175-184. — [19] RIVERS P. – *Osteoarthritic changes in the biochemical composition of thumb carpometacarpal joint cartilage and correlation with biomechanical properties,* in, "Journal of Hand Surgery", 2000, 25(5): 889-898. — [20] STUTZMANN S., BUCHJAEGER N. et al. – *Intérêt de l'orthèse de repos dans la rhizarthrose. Evaluation de la douleur sur une étude rétrospective de 50 cas,* in "Main et médecine orthopédique". Masson. Paris, Collection de pathologie locomotrice et de médecine orthopédique, 1997, 34: 351-356.

RÉSUMÉ

L'appareillage de nuit de la rhizarthrose repose essentiellement sur des orthèses statiques immobilisant la colonne du pouce. De façon à contrer les effets néfastes de l'immobilisation du cartilage et à exercer des forces corrigeant progressivement les déformations, nous avons mis au point une orthèse dynamique de repos : la Dynasoft. De façon à contrôler son efficacité, nous l'avons testée sur un groupe de patients. Les résultats après un mois de port montrent une très nette diminution des douleurs, et une amélioration de la capacité fonctionnelle des patients. La possibilité de modifier la force d'ouverture et la tension de la sangle permet d'adapter progressivement l'orthèse à l'évolution de la rhizarthrose.

DE LA RÉÉDUCATION DE L'HYPOSENSIBILITÉ CUTANÉE TACTILE À LA CONTRE-STIMULATION VIBROTACTILE

B. DEGRANGE*, L. NOEL**, C. SPICHER***, E.-M. ROUILLER****

Ces deux dernières années nous avons présenté les deux premiers volets d'une trilogie sur la rééducation sensitive : 4 outils d'évaluation de la sensibilité cutanée [18, 8]. Si l'évaluation sensitive fait partie intégrante de la rééducation sensitive, il est important de présenter aussi la rééducation sensitive en elle-même [16, 17], et surtout la raison de cette rééducation.

La diminution du seuil de perception à la pression diminue l'importance des douleurs neuropathiques [22, 6, 5]. C'est sur cette observation qu'est fondée la recherche d'un petit territoire hypoesthésique. Une fois circonscrit par une esthésiographie, ce territoire est traité par la rééducation de l'hyposensibilité et l'évolution de la qualité de cette hypoesthésie se fait par le seuil de perception à la pression (en gramme), voire par le test de discrimination de 2 points statiques (en mm). Cette diminution de l'hypoesthésie est probablement fondée par la neuroplasticité du système somesthésique, entre autre par le bourgeonnement des axones sains qui innervent le territoire partiellement altéré. Dans un quart des patients qui présentent un syndrome de douleur neuropathique chronique, le territoire hypoesthésique est recouvert d'un tacon douloureux : le territoire allodynique. Donc, avant de pouvoir accéder à la peau pour diminuer l'hypoesthésie, il faut faire disparaître, par contre-stimulation vibrotactile à distance, ce territoire allodynique circonscrit par une allodynographie [8].

Le 1er but de cet article est de montrer comment améliorer la qualité de la sensibilité par la rééducation de l'hyposensibilité. Le 2e but est de montrer, sur le plan pratique, comment faire disparaître un territoire allodynique, qui recouvre l'hypoesthésie par la contre-stimulation vibrotactile.

---

* Ergothérapeute, Centre de rééducation sensitive, Hans-Geiler 6, Clinique de Fribourg, CH-1700 Fribourg
** Ergothérapeute, diplôme interuniversités de rééducation et d'appareillage en chirurgie de la main, Centre Hospitalier Emile Muller - 68070 Mulhouse Cedex
*** Ergothérapeute, rééducateur de la main certifié, Centre de rééducation sensitive, Hans-Geiler 6, Clinique de Fribourg, CH-1700 Fribourg ET collaborateur scientifique Université de Fribourg, Faculté des sciences, département de médecine, Unité de physiologie, Musée 5, CH-1700 Fribourg
**** Professeur, Université de Fribourg, Faculté des sciences, département de médecine, Unité de physiologie, Musée 5, CH-1700 Fribourg

LA RÉÉDUCATION DE L'HYPOSENSIBILITÉ ET SES FONDEMENTS NEUROPHYSIOLOGIQUES

QUELQUES FONDEMENTS NEUROPHYSIOLOGIQUES

La rééducation de l'hyposensibilité a pour objectif d'améliorer la qualité de la sensibilité tactile cutanée, voire de la normaliser. Non seulement le traitement des territoires hypoesthésiques permet au patient de réinterpréter des sensations bizarres, mais aussi de prévenir les complications douloureuses (allodynie mécanique, douleurs neuropathiques, syndrome loco-régional douloureux complexe de type II) et de les traiter alors même qu'elles peuvent être apparues depuis longtemps.

En rééducation sensitive, la récupération peut se faire à deux niveaux : grâce à la régénération axonale, au niveau des tissus lésés, et au niveau des tissus sains grâce au bourgeonnement axonal des nerfs adjacents, et/ou des voies ascendantes et/ou, du cortex somatosensoriel ; tout cela grâce à la neuroplasticité.

La neuroplasticité induit des changements très précoces (de quelques minutes à quelques heures post-lésion), suivis par des modifications à court terme (des jours à des semaines), voire à long terme (des mois à des années) [32]. Ainsi, alors que la régénération axonale est achevée, la neuroplasticité offre un potentiel de récupération de la sensibilité mais *via* les tissus sains. Il faut toutefois mentionner ici que la neuroplasticité ne conduit pas toujours à des effets positifs, mais peut aussi dans certains cas conduire à de mauvaises adaptations, au détriment du bien-être du patient (par exemple, les douleurs du membre fantôme).

La neuroplasticité se définit comme la capacité du système nerveux central chez l'adulte de se réorganiser et de modifier ses fonctions en s'adaptant aux changements externes et internes [33]. Après des lésions neurologiques, les circuits neuronaux se modifient par l'expérience et l'apprentissage, en plus d'une plasticité intrinsèque des cellules nerveuses.

Une lésion périphérique ou centrale modifie la représentation corticale du territoire corporel lésé qui devient absente ou sous-représentée. Ce qui est crucial, c'est que l'apprentissage et/ou l'expérience comportementale induit également des changements au niveau des cartes corticales [15]. Par exemple, la stimulation sélective et soutenue d'un territoire cutané entraîne une augmentation de sa représentation dans le cortex somatosensoriel primaire. La réorganisation du système nerveux et la récupération fonctionnelle (le plus souvent incomplète) se font par plusieurs mécanismes, tels que la réorganisation fonctionnelle dans la zone la plus directement affectée par la lésion, la mise en jeu de connexions masquées dans la situation pré-lésionnelle normale, la participation de zones voisines ou controlatérales, la création de nouvelles synapses, la croissance de dendrites et le bourgeonnement axonal des nerfs adjacents (fig. 1).

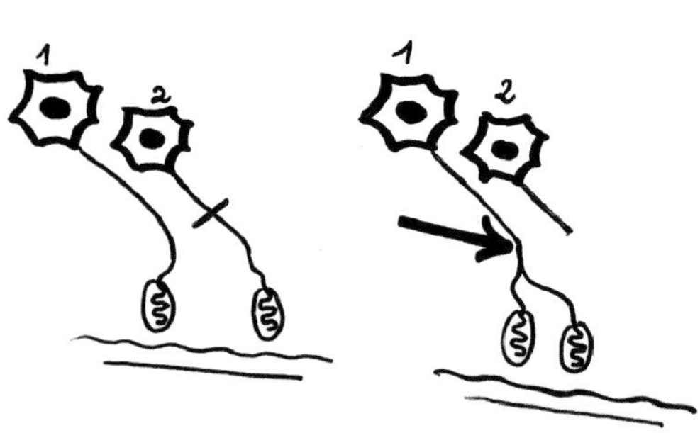

***Fig. 1** : Modèle explicatif du mécanisme de neuroplasticité par bourgeonnement d'axone sain contribuant à une ré-innervation d'un corpuscule de Pacini dénervé par la lésion axonale (D'après Neuroscience in Medicine, avec la permission de l'auteur [13]).*

On peut illustrer le phénomène de neuroplasticité aux patients de la manière suivante : “même si on n'est pas au printemps, en stimulant votre peau, vous faîtes bourgeonner vos cellules nerveuses qui n'ont pas été abîmées”.

La méthode de rééducation de l'hyposensibilité présentée ici est partie de l'idée que la neuroplasticité mise en évidence au niveau du système moteur pourrait aussi se produire dans le système somesthésique. On parle de rééducation de l'hyposensibilité basée sur la neuroplasticité du système somesthésique, comme une des prestations de la rééducation sensitive. Suite à des stimulations vibrotactiles le bourgeonnement d'axones sains pourrait compenser les axones lésés, sans parler d'ajustements plastiques dans les territoires plus centraux (moelle épinière, thalamus, cortex cérébral).

LA RÉÉDUCATION DE L'HYPOSENSIBILITÉ OU COMMENT AMÉLIORER LA QUALITÉ DE L'HYPOESTHÉSIE

L'évaluation formative rigoureuse d'un patient présentant un trouble de la sensibilité cutanée est un passage inévitable avant de mettre en place la rééducation. Elle est également très riche d'enseignement. Dans le cadre d'une lésion neurologique périphérique, le bilan diagnostique de lésions axonales [16] permet de cartographier le territoire hypoesthésique – esthésiographie – puis de déterminer l'importance de l'hyposensibilité – test de discrimination de 2 points statiques [24]. Dans le cadre de lésions d'origine centrale, l'esthésiographie n'a pas de sens puisque le territoire hypoesthésique n'est pas circonscrit ; par contre le test de discrimination de 2 points statiques et/ou le seuil de perception à la pression permettent de déterminer la qualité de l'hypoesthésie [18].

Il faut distinguer deux qualités d'hypoesthésie vibrotactile (fig. 2) :

Qualité de l'hypoesthésie	**Forte hypoesthésie**	**Faible hypoesthésie**		
Stade de recouvrement de la sensibilité vibrotactile	S2 (Pauvre)	S3 (Passable)	S3+ (Correcte)	S4 (Normale)
Seuil de perception à la pression[1]	100 – 5,1 grammes	5 – 3,6 grammes	3,5 – 0,5 grammes	0,4 – 0,1 gramme
Discrimination de deux points	Ø	≤30 mm > 15 mm	≤ 15 mm > 6 mm	≤ 6 mm

[1] Ces normes sont celles des pulpes des doigts longs

***Fig. 2** : Deux qualités d'hypoesthésie selon les résultats des tests.*

Pour obtenir un effet thérapeutique optimum, il est capital d'ajuster le niveau de complexité des exercices avec la qualité de la sensibilité. Si on propose un exercice trop facile, le recrutement du système nerveux central se limite au strict minimum, et n'est donc pas thérapeutique. De l'autre côté, un exercice trop complexe ne permet pas d'accéder aux fonctions corticales opérantes, et n'est donc pas non plus thérapeutique. Autrement dit, il faut être dans la zone de discrépance dosée. Le thérapeute doit alors définir un programme évolutif d'exercices adaptés aux différentes phases de récupération.

La rééducation des tracés

Programme de rééducation des tracés

Pour un membre de la famille

But : réapprendre à votre pied gauche à interpréter des sensations bizarres :
Matériel : deux crayons avec une gomme à son bout
Fréquence : 1 à 3 fois 10 minutes par jour
Exercices : faire la différence entre :

1. un toucher de la gomme « fixe » et « mobile »
2. un toucher mobile de la gomme « droit » et « courbe »
3. les différents endroits du pied ou vous êtes touchés répondez en reproduisant le tracé avec la gomme

Lorsque les exercices deviennent trop faciles vous pouvez les combiner : faire la différence entre :

4. un toucher de la gomme « fixe », un toucher mobile « droit » et un toucher mobile « courbe »
5. Montrez à la fois l'endroit ou vous êtes touchés et décrire le type de toucher

Fig. 3 : *Programme de rééducation des tracés.*

Dans les cas d'une forte hypoesthésie, la discrimination de deux textures est impossible. A ce stade, les rééducations classiques sont inopérantes. Il faut donc travailler les sub-modalités du tact [14]. Il est demandé au patient d'effectuer cet exercice 3 fois par jour à domicile, avec l'aide d'un tiers. En pratique, on donne au patient une fiche explicative avec les consignes (fig. 3), et une photocopie de l'esthésiographie qui circonscrit la zone de travail.

La rééducation des tracés [1] consiste, sans contrôle visuel, à discriminer, dans un premier temps, un stimulus mobile d'un stimulus fixe appliqué avec une gomme au bout d'un crayon. Puis, dans un niveau de difficulté supérieur, le patient devra distinguer un toucher mobile droit d'un toucher mobile courbe. Enfin, le patient devra localiser le stimulus appliqué par le tiers, en reproduisant le tracé, avec contrôle visuel.

L'exigence est posée à 0,7 ; à savoir au moins 7 réponses justes sur 10 pour considérer comme atteint le but de cet exercice et passer à un niveau supérieur.

La rééducation des aspérités

Cet exercice vise également la rééducation des sub-modalités de la perception du toucher [14] et s'adresse à des territoires de sensibilité pauvre (S2), à passable (S3). Il nécessite quelques boulons et la participation d'une tierce personne. Il s'agit, pour le patient de faire la différence entre différents stimuli de niveaux de difficultés progressifs : boulon carré ou rond ; boulon rond ou hexagonal. Au fur et à mesure que la capacité de discrimination s'améliore, il faut augmenter le niveau de difficulté des exercices.

La thérapie du touche-à-tout

Cette thérapie ne peut débuter qu'avec une sensibilité cutanée passable (S3), c'est-à-dire dans le cas d'une faible hypoesthésie avec une capacité de discrimination. Il s'agit d'un d'exercice dans lequel le patient doit explorer tout ce qui lui tombe sous la main en comparant des sensations bizarres avec des sensations normales. La consigne est triple. Avant tout le patient doit se **concentrer** ; en effet Carl Petersen (EPFL, Lausanne) a montré, par IRMf sur le rat, que le système somesthésique est activé déjà lorsque l'animal est en alerte à la recherche du stimulus, mais lorsqu'il ne perçoit pas encore le stimulus. Par extension à la neurophysiologie humaine, le système somesthésique serait activé déjà lorsque le patient se concentre [5]. Ensuite, le patient doit essayer de **sentir** une texture au niveau du territoire hypoesthésique, puis de la **comparer** avec la sensation perçue au niveau d'une zone de sensibilité normale. Le document explicatif de la thérapie du touche-à-tout (fig. 4) est adapté, puis donné à chaque patient pour une thérapie pluriquotidienne à domicile. La posologie est de 4 fois 5 minutes de stimulation quotidienne : matin, midi, et soir (après le dîner, puis avant d'aller se coucher) [5]. Il est demandé de faire les exercices plus souvent plutôt que longtemps.

CLINIQUE de FRIBOURG
CENTRE DE REEDUCATION SENSITIVE

Thérapie du touche-à-tout

Vous avez une partie du dos de votre main gauche endormie qui rend son utilisation difficile.

Votre système nerveux peut encore apprendre à mieux sentir, c'est pourquoi, nous vous demandons

* **4 X par jour**, 5 minutes

1. **Concentrez-vous,**
2. Essayez de **sentir** avec votre main gauche une texture, puis
3. **Comparez** la sensation avec l'autre main.

Ex : touchez la zone endormie avec un pinceau, votre pantalon, votre visage, etc.

En bref, **tout ce qui vous tombe sous la main**.

Votre thérapeute vous aidera à évaluer vos progrès :
Vos sensations vont devenir de moins en moins bizarres.

Bon courage.

***Fig. 4** : Thérapie du touche-à-tout.*

En progression, une variante de la thérapie du touche-à-tout [16] peut être mise en place, connue sous le terme de "discrimination des textures". Cet exercice est bien connu, et largement pratiqué mais bien souvent introduit trop précocement, quand le patient ne discrimine pas encore (sensibilité pauvre) ; et dans ce cas il n'apporte pas l'efficacité escomptée. Cette variante est indiquée pour la rééducation d'une hyposensiblité correcte, c'est-à-dire quand le patient commence à avoir une discrimination assez bonne. Elle consiste à différencier des textures en les comparant avec le touché sans contrôle visuel ; on augmente progressivement le nombre. Cette thérapie a été empruntée à la rééducation des patients souffrant d'un hémisyndrome sensitivo-moteur et permet une comparaison avec le toucher antérieur, avec la vie avant la lésion.

La stimulation à la régénération nerveuse

Tout nerf périphérique atteint par un traumatisme tend à se régénérer par repousse des cylindraxes [27]. Les interventions chirurgicales n'ont pas d'autre but que de favoriser cette régénération naturelle en reconstituant la continuité de la gaine.

- Vitamine B12 surdosée : dans le cas d'une suture nerveuse, nous comptons sur la régénération axonale pour permettre une récupération fonctionnelle. En 1983, l'équipe de Yamauchi [29, 30] a montré qu'un surdosage en vitamine B12 permettait d'accélérer la repousse axonale après dégénérescence wallérienne, notamment dans le cadre d'une réimplantation digitale. La vitamine B12 surdosée provoque un effet stimulant sur la synthèse protéique au niveau des cellules de Schwann à l'étape initiale de la régénération axonale, facilitant ainsi la régénération nerveuse. Le temps de recouvrement de la sensibilité étant raccourci, sa qualité s'en trouve améliorée. Dans la pratique, il s'agit de faire prescrire à votre patient une cure Bénéxol® B12, 1 comprimé de 1 mg le matin, soit 1000 fois les besoins quotidiens. Cet apport vitaminique est indiqué dans le traitement des lésions périphériques non douloureuses ; il n'est donc pas utilisé dans le cas de névralgie ou de CRPS II.

- Stimulation par vibrations mécaniques : les stimulations vibratoires transcutanées sont mécaniques. Le déplacement de l'embout du générateur de vibrations percutant la peau génère une onde vibratoire analogue au sillage d'un canard sur l'eau calme d'un étang. A ce jour, il existe sur le marché principalement trois générateurs de vibrations mécaniques : l'ancien Vibralgic™, [3] le nouveau Vibralgic™ et le Vibradol™ ***, qui sont couplés à la même tête vibrante (sonde IKAR). Il n'a pas encore été décrit comment physiologiquement une stimulation des mécanorécepteurs peut augmenter le fonctionnement des axones existants. Pourtant de multiples observations cliniques ont pu mettre en évidence une amélioration importante de la sensibilité superficielle par un traitement par stimulation mécanique [19]. La stimulation par vibrations mécaniques provoque l'effet d'Hochreiter [4] : si le territoire est trop stimulé, certes il stimule la réorganisation du système somesthésique, mais en plus, il endort à court terme le territoire avec la réapparition du cortège de symptômes neurogènes (fourmillements, engourdissement, voire sensations de brûlure ou de douleur irradiante...). Ce paradoxe a donc deux répercussions dans la démarche du thérapeute. D'abord ce traitement doit être l'ultime étape de la séance pour ne pas parasiter les évaluations. Ensuite, c'est aussi pour cette raison que nous avons adapté les paramètres de la vibration pour limiter cet effet d'endormissement tout en gardant une stimulation corticale optimale. Cela ne fait pas très sérieux de voir sortir le patient de votre cabinet en titubant parce qu'il a la plante du pied engourdie par les vibrations !

En pratique, l'amplitude des vibrations est définie par le Seuil de Perception à la Vibration (SPV) [11], à savoir SPV + 0,100 mm avec le Vibradol™ (fig. 5) [16].

Prestation	Vitradol	Ancien Vibralgic	Nouveau Vibralgic
Stimulation par vibrations mécaniques	0,5 mm (100 Hz)	3,8 V 160 Hz	20 % 100 Hz

***Fig. 5** : Table de concordance de l'amplitude de vibrations pour les 3 générateurs de vibrations mécaniques.*

La stimulation se fait en arrosant le territoire hypoesthésique pendant 10 mn à la fin de la séance hebdomadaire.

L'évaluation permanente

Tout questionnement du système somesthésique par un stimulus appliqué à discriminer est déjà une rééducation. Les évaluations sont en soi une stimulation à la réorganisation du système somesthésique car elles requièrent du patient une concentration importante. Ainsi, l'essentiel de la rééducation de l'hyposensibilité est une évaluation permanente qui permet de suivre les progrès et de motiver le patient à poursuivre ses efforts [16]. La reproduction de deux des quatre épreuves du bilan diagnostique de lésions axonales, à savoir l'esthésiographie [18] et le test de discrimination de 2 points statiques [24], fait partie de l'évaluation permanente et permet d'objectiver l'amélioration des signes cliniques.

Le Seuil de Perception à la Pression est l'outil de choix, grâce à sa sensibilité, pour objectiver l'évolution de la qualité de l'hypoesthésie de semaine en semaine, que la lésion soit d'origine centrale ou périphérique [18].

*** www.vibradol.fr

Du 1er juillet 2004 au 16 février 2006, 158 patients ont été évalués et traités au Centre de rééducation sensitive à Fribourg. Les résultats obtenus montrent l'efficacité de la rééducation de l'hyposensibilité à travers l'évolution du seuil de perception à la pression (fig. 6).

Seuil de Perception à la Pression (en gramme)			
Evaluation initiale			
Min. - Max.	Moyenne	Médiane	Ecart-type
0,1 - 80,0	10,0	3,7	17,1
Evaluation finale			
Min. - Max.	Moyenne	Médiane	Ecart-type
0,1 - 76,0	2,7	0,8	7,3

Fig 6 : *L'évolution du Seuil de Perception à la Pression pour 256 bilans diagnostiques de lésions axonales positifs.*

En d'autres termes, la rééducation de l'hyposensibilité a permis de faire diminuer le seuil de perception à la pression, en moyenne de 7,3 grammes entre le début et la fin du traitement, respectivement entre l'évaluation initiale et l'évaluation finale.

LA CONTRE STIMULATION VIBROTACTILE ET SES FONDEMENTS NEUROPHYSIOLOGIQUES

Quelques fondements neurophysiologiques

Comme le présente Laurence Noël dans le deuxième volet [8] de cette trilogie, parfois la première étape du bilan diagnostique de lésions axonales est impraticable : toute application de stimuli sur la peau, est perçue de manière inconfortable, voire franchement douloureuse : l'esthésiographie, voire le test de discrimination de 2 points statiques, est intestable. Nous sommes alors en présence d'une allodynie mécanique : "douleur causée par un stimulus qui normalement ne produit pas de douleur" (IASP : Association internationale des sociétés nationales pour l'étude de la douleur). Dans ce cas, la rééducation de l'allodynie mécanique par contre-stimulation vibrotactile devient alors prioritaire sur la rééducation de l'hyposensiblité et l'éventuelle désensibilisation du site de lésions axonales. Cette technique utilise un agent thérapeutique tactile et vibratoire pour permettre au patient de percevoir un stimulus non-nociceptif de manière confortable sur un territoire initialement allodynique. Elle a pour but que le patient "se réapproprie sa peau cm^2 par cm^2".

La contre-stimulation vibrotactile est fondée sur la théorie du portillon de Melzack et Wall. Lorsque le message douloureux, conduit par les fibres sensitives de petit calibre, arrive au niveau de la corne postérieure de la moelle, il est inhibé par l'influx nerveux des fibres de gros calibres transportant des afférences non algogènes [26]. Les fibres nerveuses et la moelle épinière jouent un rôle de véritable gardien de porte, modulant la quantité de neuromédiateurs libérés par le message douloureux. Le TENS (Transcutaneous Electrical Nerve Stimulation) est l'application la plus répandue de cette théorie neurophysiologique. Les vibrations mécaniques ou la stimulation tactile produisent également un influx nerveux non algogène permettant d'influencer le message douloureux par inhibition.

La contre-stimulation vibrotactile ou comment rendre accessible la peau hypersensible au toucher

- Les zones de travail : la zone à éviter et la zone à contre-stimuler

Toute la difficulté de la technique réside dans la définition de la zone à éviter – zone rouge – et de la zone à contre-stimuler – zones vertes. Pour définir ces zones, il n'y a pas de règles infaillibles qui tiennent. Cependant quelques principes peuvent guider le thérapeute [16]. Les zones à éviter correspondent aux zones où le patient perçoit le stimulus (tactile ou vibratoire) comme INCONFORTABLE. Par définition, le territoire allodynique est donc à éviter.

Sur la zone à contre-stimuler, le stimulus doit être perçu comme CONFORTABLE. A ce moment, la contre-stimulation est diamétralement opposée à la désensibilisation qui consiste à faire supporter au patient des stimuli de moins en moins agréables.

Trois cas de figure peuvent se présenter :

- Si le territoire allodynique s'étend aux territoires d'un ou plusieurs nerfs cutanés adjacents, il faut d'abord nettoyer le territoire voisin. En effet, l'allodynie sur le ou les territoires adjacents n'est pas due à des lésions axonales, mais à une contamination des fibres. Elle disparaîtra donc plus rapidement ;
- Une fois que le territoire allodynique recouvre le territoire de distribution cutanée, la contre-stimulation doit se faire de préférence sur les territoires des nerfs cousins, appartenant au même tronc nerveux, plutôt que des voisins anatomiques. Par exemple une allodynie mécanique sur le territoire de la branche sensitive du nerf radial, se traite plus volontiers par stimulation sur le territoire du nerf cutané postérieur du bras, que sur celui de la branche dorsale du nerf cubital. Il ne faut pas avoir peur de remonter très haut pour trouver le territoire confortable à contre-stimuler jusqu'au ganglion rachidien si nécessaire ;
- Quand le territoire allodynique ne recouvre pas totalement le territoire de distribution cutanée du nerf lésé, la contre-stimulation doit se faire dans sa partie proximale, tout en restant toujours confortable. Ce principe est basé sur des fondements neurophysiologiques qui nous rappellent que l'information sensitive est afférente, allant donc du distal vers le proximal. Ainsi en stimulant la partie distale du territoire, l'information va passer par le site de lésions axonales et augmenter l'activité nerveuse, alors que toute la contre-stimulation repose sur la mise au repos des axones sensitifs en amont de la lésion. Très souvent le trajet même du nerf est inconfortable, il faut donc plutôt travailler de part et d'autre. Séance après séance (fig. 7), le thérapeute cartographie ces zones et en remet une copie au patient pour son travail à domicile.

Tout cela reste très intuitif, nécessite de fréquents réajustements et requiert une très bonne connaissance de l'anatomie des nerfs sensitifs, autant de leur trajet que de leur esthésiographie.

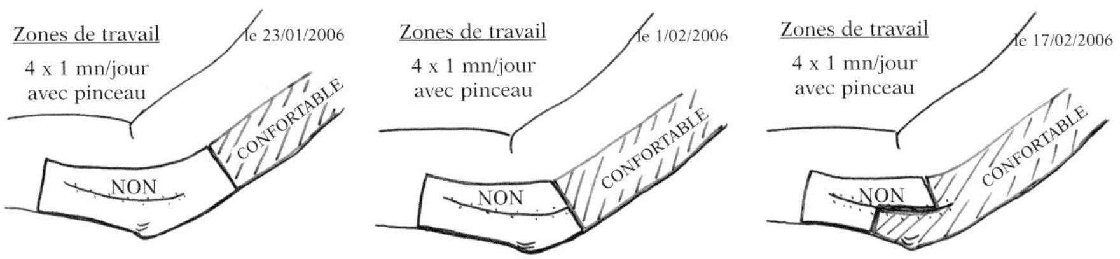

***Fig. 7** : Evolution de la zone de travail séance après séance, de lésions de la branche postérieure du brachial cutané interne*

Trois modes de contre-stimulation.

Une fois la zone de travail définie, la même pour le thérapeute et pour le patient, trois types de traitements peuvent être appliqués :

- La contre-stimulation vibratoire en thérapie par vibrations mécaniques de 0,06 mm d'amplitude (100 Hz) avec le Vibradol™ (0,9 V 300 Hz avec l'ancien Vibralgic™ ; 2 % 100 Hz avec le nouveau Vibralgic™). L'usage de vibrations de très faible amplitude permet au patient de percevoir de manière confortable des portions de peau apparemment intouchables. Ce traitement est réalisé en fin de séance pendant 10 mn. L'amplitude des vibrations est fixe, ce n'est pas l'intensité du stimulus qui varie mais sa localisation à mesure de l'évolution.
- La contre-stimulation tactile à domicile avec un stimulus agréable, tel qu'un pinceau, une peau de lapin, de la soie... Le patient doit stimuler lui-même la zone verte 6 à 8 fois par jour 1 minute, en d'autres termes plutôt souvent que longtemps. Cette prescription doit être négociée de façon réaliste avec le patient. Dans toutes ses activités de la vie quotidienne, le patient doit également éviter au maximum de toucher ou de stimuler la zone rouge. La participation active du patient est un garant de la réussite du traitement.
- La contre-stimulation médicamenteuse avec un patch de lidocaïne [7] commercialisé sous le nom de Neurodol® Tissugel sur prescription médicale. Pour des raisons pratiques (muqueuse, cheveux, zones à forte pilosité...), on peut également utiliser la lidocaïne en gel : Xylocain® Gel. A domicile le patch de Neurodol® doit être appliqué pendant 12 heures, de préférence la nuit, sur le territoire défini, à savoir la zone verte. Cette période doit être suivie d'une fenêtre thérapeutique de 12 heures (12 heures avec; 12 heures sans). En thérapie, on peut appliquer les vibrations mécaniques directement sur le patch permettant à la fois de faire la contre-stimulation vibratoire et de faire pénétrer le principe actif par iontophorèse. Grâce à son pouvoir anesthésiant la lidocaïne aide à la régression du territoire allodynique.

LE PRONOSTIC POUR FAIRE DISPARAÎTRE UNE ALLODYNIE MÉCANIQUE

En moyenne 70 (min. 6 – max. 206) jours de traitements ont été nécessaires entre la date de l'évaluation initiale et la date de disparition du territoire allodynique. La durée de la contre-stimulation vibrotactile varie en fonction de la sévérité de l'allodynie mécanique, l'indicateur étant la couleur de l'arc-en-ciel des douleurs. Il faut en moyenne 24 jours pour faire disparaître une couleur. La durée de passage d'un arc-en-ciel à l'autre n'est pas linéaire.

LA RÉÉDUCATION DE L'HYPOESTHÉSIE SOUS-JACENTE

A ce stade, la rééducation sensitive n'est pas encore terminée. Progressivement le territoire allodynique devient un peu moins douloureux (évolution de l'arc-en-ciel de la douleur [8]), puis inconfortable, et enfin confortable. Il n'est pas pour autant normal, il est encore perçu comme bizarre... L'allodynie mécanique est décrite comme une hypoesthésie douloureuse, *anaesthesia dolorosa* non seulement pour le trijumeau [10], mais aussi pour tous les nerfs du corps humain. Ainsi, une fois la perception douloureuse d'un stimulus non-nociceptif éliminée, il est enfin possible de traiter l'hypoesthésie... sous-jacente. A ce jour, les 101 allodynies mécaniques disparues au Centre de rééducation sensitive en 20 mois ont laissé la place à un territoire hypoesthésique. Au 25 octobre 2005, nous avions déjà fait disparaître 67 allodynies mécaniques par contre-stimulation vibrotactile. L'hypoesthésie sous-jacente présumée était alors apparue dans les 67 cas ($\chi^2 = 0$) [23]. Donc l'allodynie mécanique n'est pas une hyperesthésie, mais une hypoesthésie douloureuse ; tout au plus comme certains patients la décrive une hypersensibilité au toucher. C'est un concept paradoxal, voire contradictoire : il est difficile de comprendre qu'une hypersensibilité au toucher provienne d'une sensibilité émoussée ; les lésions axonales (ou nerf endommagé) des fibres de gros calibre sont pourtant une des causes de l'allodynie mécanique. Et l'énoncé du nerf endommagé est la base obligatoire du traitement de son allodynie mécanique.

L'évaluation et la rééducation de l'hypoesthésie sous-jacente suivent les mêmes principes que l'évaluation et la rééducation d'une hypoesthésie simple, mais avec quelques particularités [35]. C'est essentiellement une question de dosage. Il ne faut pas oublier que l'on va stimuler un territoire qui, il n'y a pas si longtemps était intouchable et dont nous avons interdit la stimulation pendant des semaines, voire pendant des mois. En pratique, il faut faire l'esthésiographie secondaire lors de la séance de la disparition du territoire allodynique. La recherche du seuil de perception à la pression est écourtée, on ne fait que 3 passages (ascendant-descendant-ascendant) au lieu des 6 passages normalement requis, sans recherche préalable de la référence. Le test de discrimination de 2 points statiques doit se faire la séance suivante et de manière écourtée (5 questions au lieu des 10 requises).

La rééducation de l'hyposensibilité se fait par la thérapie du touche-à-tout avec une posologie très progressive, d'abord souvent et très peu longtemps, puis en augmentant la durée tout en diminuant la fréquence (fig. 8).

	Fréquence	Durée
1re semaine	12 fois	15 secondes
2e semaine	8 fois	30 secondes
3e semaine	6 fois	1 minute
4e semaine	4 fois	3 minutes
Dès la 5e semaine	4 fois	5 minutes

Fig. 8 : *Programme de rééducation de l'esthésiographie secondaire sur 4 semaines.*

La thérapie du touche-à-tout à domicile est complétée par une stimulation par vibrations mécaniques également dosées. L'amplitude des vibrations appliquées correspond au seuil de perception à la vibration. On augmente progressivement la durée de la stimulation : 1 minute, puis 3, puis 5, pour enfin arriver à 10 minutes.

Le traitement d'un territoire allodynique n'est terminé qu'une fois la sensibilité normalisée.

Nous n'aborderons pas ici le troisième volet de la rééducation sensitive que constitue La désensibilisation du site de lésions axonales. Cet aspect est le plus connu et déjà largement décrit. Une méthodologie a été publiée par C. Spicher et G. Kohut dans le Journal français d'ergothérapie en 1997 [20].

PERSPECTIVES

Face à la complexité de la rééducation sensitive, il faut peut-être relativiser notre propos avec un des aphorismes que Max Cowan aimait rappeler à ses étudiants : "Si tu lis un passage avec attention et n'en comprends pas le sens, c'est sans doute parce que ce n'était pas clair pour celui qui l'a écrit" [34]. Mais la rééducation sensitive déstabilise aussi celui qui l'aborde pour la première fois car elle repose sur trois changements radicaux de la pensée : 1) La rééducation de l'hyposensibilité est parasitée en moyenne dans 23 % des cas par un recouvrement du territoire hypoesthésique ; une allodynie mécanique recouvre plus ou moins la peau. 2) Bien que nous ayons, à la naissance, reçu notre lot de neurones pour la vie, un bourgeonnement axonal est encore possible du fait de la neuroplasticité et de l'apprentissage ; de surcroît cet apprentissage, s'il est effectué régulièrement, peut se réduire à seulement 4 séances quotidiennes de 5 minutes par jour. Alors des mécanismes de neuroplasticité du système somesthésique peuvent être mis en évidence. 3) Enfin, ce qui a été observé depuis 12 ans sur les nerfs collatéraux des mains s'appliquent sur TOUS les nerfs cutanés du corps humain. Les 920 bilans diagnostiques de lésions axonales mis en évidence du 1er juillet 2004 au 16 février 2006 ont été trouvés sur TOUS les nerfs cutanés du corps humain.

L'ALLODYNIE MÉCANIQUE : UN PARASITE DE LA RÉÉDUCATION DE L'HYPOSENSIBILITÉ

Le premier à avoir décrit le phénomène allodynique est Thomas G. Morton, le père de la névralgie incessante de la 4e commissure. Il parlait alors en 1876 de "sensibilité locale et permanente qui passait à une douleur absolue lors de la légère pression d'un soulier, voire même d'une chaussette" [25]. Si parfois, il nous est donné de voir des cartes de topographie douloureuse, il s'agit de zones décrites comme douloureuse par le patient. Il faut ainsi distinguer les douleurs indépendantes d'un stimulus – ce que ces cartes décrivent – et les douleurs provoquées par un stimulus [21] – ce que l'allodynographie circonscrit. Depuis une décennie, quelques cartes, ici ou là, d'allodynie mécanique ont été publiées [31], mais la variable choisie est la douleur du patient. De même la prévalence de l'allodynie mécanique par rapport à des syndromes particuliers est décrite [31], par exemple, plus de 80 % des patients souffrant de névralgie post-herpétique. Par contre, à notre connaissance, personne n'avait, à ce jour, décrit la disparition d'un territoire allodynique par traitement physique. Ainsi lorsque les médecins prescripteurs s'étonnent de notre tentative de faire disparaître un territoire allodynique, ils sont en droit de le faire. Le but de cette disparition n'est pas tant d'enlever la douleur au toucher dont se plaignent minoritairement les patients, mais de rendre accessible la peau à la rééducation de son hyposensibilité.

LES AXONES SAINS PEUVENT COMPENSER LES AXONES IRRÉMÉDIABLEMENT LÉSÉS

La neuroplasticité : Un changement de paradigme : pourquoi a-t-on mis tant de temps à l'accepter ? [34]. Un des éléments de réponse à cette question est certainement de faire la distinction entre tissus sains et tissus lésés. Ceux qui côtoient les chirurgiens savent que le premier but de la rééducation sensitive est la stimulation à la régénération nerveuse des axones lésés. Parfois, ils ont même bénéficié d'un ou deux points de sutures pour rétablir la continuité entre le nerf et son moignon distal. Par contre, bien souvent, et à raison, aucune intervention chirurgicale n'a été effectuée ; et la régénération axonale est attendue en suivant l'avancée du signe de Tinel. Par contre, lorsque plusieurs années après la lésion nous escomptons encore une modification de la qualité de la sensibilité cutanée, nous reposons nos attentes sur le concept de neuroplasticité. Le concept de neuroplasticité a été pendant longtemps réservé au système nerveux central immature en cours de développement. C'est, notamment, grâce à Recanzone en 1992 [12] et à de nombreuses études menées ces deux dernières décennies que ce concept a pu être appliqué au système nerveux central adulte. En 1996, dans le contexte de l'entraînement réhabilitatif, Nudo [9] et son groupe ont montré clairement la relation entre plasticité cérébrale et récupération fonctionnelle. La neuroplasticité permet de suppléer la fonction perdue et non la récupération de la fonction originale à proprement parler. Mais la diminution des symptômes de douleurs neuropathiques est aussi possible par la neuroplasticité du système somesthésique sain au niveau des nerfs adjacents [28], des voies ascendantes [33] et du cortex somesthésique [42].

DU CORPS HUMAIN

Ce troisième point est certainement le plus important, nous finirons donc par lui. Lors de lésions neuropathiques périphériques, classiquement nous parlons de "lésions radiculaire, plexique ou tronculaire" [32]. C'est exact, mais la notion de lésion tronculaire donne une connotation de transsection. Cliniquement, les transsections sont rares, par contre les lésions axonales sont fréquentes. Il faudrait donc compléter la liste des lésions neuropathiques périphériques par radiculaire, plexique, tronculaire ou axonale. Cette nuance est de taille : les magnifiques esthésiographies de tout le corps humain avec de vastes territoires de distribution cutanée [40, 36, 37] s'observent rarement car elles délimitent des trans-section de tronc nerveux. Les ergothérapeutes doivent, par conséquent, être à la recherche de portion de territoire de distribution cutanée d'un nerf présumé, par exemple, pour le nerf cubital, sa branche dorsale et son rameau cutané palmaire sont souvent dispensés d'évaluation. Au lieu d'envisager des territoires d'innervations cutanées variables [38], il faut plutôt envisager des portions de territoire légèrement, voire fortement, hypoesthésiques. Une méthode d'examination de la peau est publiée en allemand [39] – avec la branche dorsale du nerf cubital comme exemple – et en anglais [22] – avec la branche postérieure du brachial cutané interne comme exemple. Sa version francophone ne saurait tarder.

* *
*

Nous venons de voir les deux traitements de base qui constituent la rééducation sensitive : la rééducation de l'hyposensiblité et la contre-stimulation vibrotactile du territoire allodynique. La rééducation sensitive, telle qu'elle vient de vous être présentée, trouve ses fondements dans la neuroplasticité du système somesthésique. C'est grâce à cette exceptionnelle capacité du système nerveux central et périphérique à se réorganiser sous l'effet de stimulations, que nous espérons une récupération de la sensibilité cutanée et surtout de voir diminuer la symptomatologie neurogène.

Les symptômes d'origine neuropathique, tels que des sensations de fourmillement, d'irradiation, d'engourdissement, de brûlure, de douleur irradiantes signent presque toujours des lésions axonales (sur 379 patients évalués, 375 présentaient un bilan diagnostique de lésions axonales positif). Ces lésions se manifestent par des troubles de la sensibilité cutanée avec soit une hypoesthésie, soit une allodynie mécanique.

Ainsi, avec ces deux techniques, vous pouvez prendre en charge non seulement des patients se plaignant simplement de sensations bizarres (stade I de lésions axonales) ou de douleurs au touché (stade II de lésions axonales) mais aussi la plus grande majorité des patients présentant un syndrome douloureux chronique neuropathique telle que la névralgie permanente ou intermittente (stades III et IV de lésions axonales) ou le syndrome douloureux complexe (autrement dit CRPS II, algoneurodystrophie, maladie de Sudeck).

Les données épidémiologiques globales sur les douleurs neuropathiques n'existent pas mais une prévalence est estimée de 0,6 % en population générale [32], ce qui représente environ 340.000 patients en France, ce qui laisse présager du potentiel considérable de cette méthode.

Bibliographie

[1] DELLON AL. – *Somatosensory Testing and Rehabilitation*. The Institute for Peripheral Nerve Injury, Baltimore, 2000. — [2] DELPRAT J. & MANSAT M. – *La rééducation de la sensibilité ; un problème de tous les jours bien souvent négligé*. In "Journal d'Ergothérapie", Masson, Paris, 1982, 4, 98-106. — [3] DURAND P.-A. & ROMAIN M. – *Vibralgic, appareil de stimulation vibratoire transcutanée : intérêt, méthode et indications*. Info-Contact (Bulletin de la Société Suisse de Rééducation de la Main), 1996, 7(2), 20-27. — [4] HOCHREITER NW., JEWELL MJ., BARBER L. & BROWNE P. – *Effect of vibration on tactile sensitivity*. Physical therapy, 1983, 63(6): 934-937. — [5] KAESER M., SPICHER C.-J. & ROUILLER E.-M. – *Neuroplasticité : du concept aux perspectives thérapeutiques*. In Actes du 4e symposium romand d'ergothérapie, Puzzle Consulting Sàrl, octobre 2005. info@puzzle-consulting.ch; http://ergosymposium.over-blog.com; [6] MATHIS F, DEGRANGE B. & SPICHER C.-J. – *La nouvelle méthode de rééducation sensitive peut soulager les douleurs neuropathiques chroniques : une étude prospective de 111 patients*. Fisio Active, 2006 (sous presse). — [7] MEIER T., WASNER G., FAUST M., KUNTZER T., OCHSNER F., HUEPPE M., BOGOUSSLAVSKY J. & BARON R. – *Efficacy of lidocaine patch 5% in the treatment of focal peripheral neuropathic pain syndromes: a randomized, double-blind, placebo-controlled study*. Pain, 2003 106(1-2), 151-158. — [8] NOËL L., SPICHER C.-J., DEGRANGE B. & ROUILLER E.-M. – *Une esthésiographie intestable signe des lésions axonales ou comment cartographier une hypoesthésie douloureuse*. In "Expériences en ergothérapie", XVIIIe série, Sauramps médical, Montpellier, Paris, 2005, 127 -135. — [9] NUDO RJ. & MILLIKEN, GW. – *Reorganization of Movement Representations in Primary Motor Cortex Following Focal Ischemic Infarcts in Adult Squirrel Monkeys*. Journal of Neurophysiology, 1996, 75(5), 2144-2149. — [10] NUGENT GR. – *Trigeminal Neuralgia: Treatment by Percutaneous Electrocoagulation*. In: RH. Wilkins, SS. Rengachary (Eds.). Neurosurgery, 1985, New York, St. Louis, San Francisco: McGraw-Hill Book Company, 2345-2350.

[11] *Travaux pratiques de neurophysiologie, étudiants en médicine de 2e année, Division de physiologie, Département de médecine, Université de Fribourg: 2.2. Le Seuil de Perception à la Vibration (SPV) (Exercice 7), Support de cours en français*. Teaching in Neuroscience, 6-7. http://www.unifr.ch/neuro/rouiller/teachingcadre.htm — [12] RECANZONE G.H., MERZENICH M.M., JENKINS W.M., GRAJSKI K.A. & DINSE H.R. – *Topographic reorganization of the hand representation in cortical area 3b of owl monkeys trained in a frequency-discrimination task*. Journal of

Neurophysiology, 1992, 67, 1031-1056. — [13] REIER P.J. & VELARDO M.J. – *Degeneration, Regeneration and Plasticity in the Nervous System*. In P.M. Conn (Ed.), Neuroscience in Medicine, 2e édition, Humana Press, Totowa (NJ), 2003, 663-701. — [14] ROSEN B. & LUNDBORG G. – *A New Tactile Gnosis Instrument in Sensibility Testing*. Journal of Hand Therapy, 1998, 11, 251-257. — [15] ROUILLER E.-M. – *Neuroplasticity (Editorial)*. e-News for Somatosensory Rehabilitation, 2004, 1(2), 6-9. http://www.unifr.ch/neuro/rouiller/somato.enews.htm — [16] SPICHER C. – *Manuel de rééducation sensitive du corps humain*. Médecine & Hygiène, Genève, Paris, 2003. [traduit comme : SPICHER C.J. - *Handbook for Somatosensory Rehabilitation*. Montpellier, Paris : Sauramps Médical, 2006]. — [17] SPICHER C. – *La rééducation sensitive du corps humain*. In M.-H. Izard, H. Kalfat & R. Nespoulous (Eds.), Recherche et expériences en ergothérapie, XVIe série, Sauramps médical, Montpellier, Paris, 2003, 73-83. — [18] SPICHER C., HAGGENJOS L., NOËL L. & ROUILLER, E.-M. – *Cartographier un territoire hypoesthésique, n'est pas recherché le seuil de perception à la pression (SPP)*. In "Expériences en ergothérapie", XVIIe série, Sauramps médical, Montpellier, Paris, 2004, 161-166. — [19] SPICHER C. & KOHUT G. – *Une augmentation importante de la sensibilité superficielle, de nombreuses années après une lésion périphérique, par stimulation vibratoire transcutanée*. Annales de chirurgie de la main, 1997, 16, 124-129. — [20] SPICHER C. & KOHUT G. – *Utilisation de vibrations mécaniques transcutanées dans le traitement de lésions neurologiques périphériques douloureuses : aspects méthodologiques*. In "Journal d'ergothérapie", Masson, Paris, 1997, 19(4), 156-161.

[21] WOOLF CJ. & MANNION RJ. – *Neuropathic pain: aetiology, symptoms, mechanisms, and management*. Lancet, 1999, 353, 1959-1964. — [22] SPICHER C.-J, DEGRANGE B. & MATHIS, F. – *The Vibrotactile Sense Assessment: A Path to Relieve Chronic Neurological Pain; About 83 Axonal Lesions in the Upper Extremity*. e-News for Somatosensory Rehabilitation, 2005, 2(3), 51-61. — [23] SPICHER C.-J., DEGRANGE B. & MATHIS F. – *Mechanical Allodynia Painful Hypoaesthesia*. e-News for Somatosensory Rehabilitation, 2005 2(4), page 76. — [24] SPICHER C.-J., HECKER E., THOMMEN E. & ROUILLER E.-M. – *La place du test de discrimination de 2 points statiques dans l'examen clinique*. Doul. et Analg., 2005, 18(2), 73- 78. — [25] MORTON T.G. – *A Peculiar and Painful Affection of the Fourth Metatarso-Phalangeal Articulation*. The American Journal of the medical sciences, 1876, 71, 37-45. — [26] SPICHER P. – *Le phénomène de la douleur chez les enfants*. Imprimerie St-Paul, Fribourg, 2002. — [27] TINEL J. – *Les blessures de nerfs*. Masson, Paris, 1916. — [28] INBAL R., ROUSSO M., ASHUR H., WALL PD. & DEVOR M. – *Collateral sprouting in skin and sensory recovery after nerve injury*. Pain, 1987, 28, 141-154. — [29] YAMAUCHI S., NOMURA S., SHIMAMURA K. & HASHIMOTO F. – *Effect of Methyl B12 on the Recovery of Sensation after Replantation of Amputated Digits*. Practice and New Drug, 1983a, 20, 2801-2807. — [30] YAMAUCHI S., NOMURA S., YOSHIMURA M., UNEO T., IWAI Y. & SHIMAMURA K. – *A clinical study of the order and speed of sensory recovery after digital replantation*. J Hand Surg, 1983b, 8, 545-549.

[31] ROWBOTHAM M.C., YOSIPOVITCH G., CONNOLLY M.K., FINLAY D., FORDE G. & FIELDS H.L. – *Cutaneous Innervation Density in the Allodynic Form of Postherpetic Neuralgia*. Neurology of Disease, 1996, 3, 205-214. — [32] KUNTZER T. & DECOSTERD I. – *Douleurs neuropathiques: contexte, nouveaux outils, nouveaux médicaments*. Rev Med Suisse, 2005, 1(43), 2812-2816. – [33] HERNÁNDEZ-MUELA S., MULAS F. & MATTOS L. – *Plasticidad neuronal funcional*. Revista de Neurología, 2004, 38 (suppl.1), S58-S68. — [34] RAISMAN G. – *La plasticité du système nerveux. Un changement de paradigme : pourquoi a-t-on mis tant de temps à l'accepter?* EuroBrain, 2005, 6(1), 1-8. — [35] SPICHER C.-J., DEGRANGE B. & MATHIS F. – *La désactivation des signes d'irradiation provoquée; une nouvelle technique de rééducation sensitive pour traiter les douleurs chroniques*. In ErgOThérapies, (sous presse), XX-XX. — [36] FLATAU E. – *Neurologische Schemata für die ärztliche Praxis*. Berlin: Verlag von Julius Springer, Berlin, 1915. — [37] BACKHOUSE K.M. & HUTCHGINS R.T. *Color Atlas of Surface Anatomy; clinical and applied*. Williams & Wilkins, Baltimore, 1986. — [38] SUNDERLAND S. – *Nerves and nerve injuries (2nd Edition)*. Churchill Livingstone, Edinburgh, London, New York, 1978. — [39] SPICHER C.-J., DEGRANGE B. & MATHIS F. – *Somatosensorische Rehabilitation kann oft chronische Schmerzen vermindern. Ueber 149 festgestellte axonale Brachialläsionen*. Info - Contact, Bulletin de la Société suisse de rééducation de la main, 2005, 16(2), 91-96. — [40] TESTUT L. – *Traité d'anatomie humaine, T. II : Névrologie – organes des sens*. Octave Doin, Paris, 1897.

[41] BOGOUSLAVSKY J. & REGLI F. – *Diagnostics et traitement des névralgies et autres algies de la face*. Médecine & Hygiène, Genève, 1983. — [42] SADATO N. et al. – *Tactile discrimination activates the visual cortex of the recently blind naïve to Braille: a functional magnetic resonance imaging study in humans*. Neuroscience Letters, 2004, 359, 49-52.

MÉMOIRES ET MEMORY

N. SEVE FERRIEU*, G. THÉBAULT**

Les troubles de mémoire sont fréquents chez les patients cérébrolésés vasculaires voire quasi constants chez les traumatiques. Ce dysfonctionnement mnésique a pour conséquence des incapacités dans la vie quotidienne qui peuvent être largement invalidantes pour les patients. Dès lors, l'ergothérapeute recherche l'amélioration de ces fonctions via divers moyens ludiques, artisanaux, de situation de vie quotidienne. Quels que soient les moyens thérapeutiques, la prise en charge des troubles de la mémoire doit répondre à des objectifs précis. C'est pourquoi une évaluation neuropsychologique approfondie de l'intégrité ou de la déficience des systèmes et processus mnésiques et attentionnels est indispensable. Par ailleurs, les moyens thérapeutiques sont sélectionnés après une analyse neuropsychologique des systèmes et processus qu'ils mettent en jeu, et choisis en relation avec des stratégies de rééducation.

Une connaissance théorique est nécessaire pour comprendre le fonctionnement mnésique du patient et pour, par la suite, analyser nos moyens. C'est pour cette raison que nous décrirons, en premier lieu, deux modèles cognitifs, celui de la mémoire de travail et le modèle SPI de Tulving. Nous pourrons alors aborder les protocoles de rééducation tels qu'ils sont proposés en neuropsychologie. Toutes ces cartes en main, nous analyserons un moyen thérapeutique souvent utilisé en ergothérapie : le Memory.

ASPECTS THÉORIQUES : MODÈLES COGNITIFS DE LA MÉMOIRE

La mémoire n'est pas un système unitaire. Plusieurs dissociations sont aujourd'hui reconnues. L'expérience a montré l'existence d'une distinction entre mémoire à court terme et mémoire de travail [16]. De même, il existe des dichotomies entre différentes mémoires à long terme : épisodique versus sémantique d'une part, implicite versus explicite (procédurale ou déclarative) d'autre part. Si le fonctionnement, le rôle et les différentes composantes de ces processus mnésiques restent encore spéculatifs, ces distinctions ont été plus ou moins vérifiées par des expériences neuropsychologiques. Par exemple, depuis ses fondements formulés par Atkinson et Shiffrin (1968, in [11, 16]), le modèle de la mémoire à court terme a évolué peu à peu vers le modèle de la mémoire de travail de Baddeley et Hitch (1974, [2]). Cette évolution théorique est liée notamment aux remises en cause du caractère sériel de la mémoire à court terme telle qu'elle est définie par Atkinson et Shiffrin.

* Cadre de santé ergothérapeute, directrice de l'Institut de Formation en Ergothérapie ADERE – 52, rue Vitruve - 75020 Paris
** Ergothérapeute, Centre Hospitalier Paul Coste Floret – 34240 Lamalou-les-Bains

MÉMOIRE DE TRAVAIL : MODÈLE DE BADDELEY

Baddeley et Hitch [2] proposent le modèle de la mémoire de travail tel un système hiérarchisé en plusieurs sous systèmes articulés comprenant deux composantes : l'administrateur central et les systèmes esclaves, eux-mêmes individualisés en boucle phonologique et calepin visuo-spatial. Plus récemment Baddeley [3] a ajouté pour quatrième élément le buffer épisodique (fig. 1).

Systèmes esclaves

- La boucle phonologique permet le maintien et la manipulation temporaire de l'information verbale. Elle est constituée de deux composantes. Le stock phonologique maintient l'information sous une forme phonologique. Parallèlement, un processus de contrôle articulatoire (aussi appelée boucle articulatoire) joue un rôle de répétition subvocale en recyclant les informations dans le stock phonologique. Si l'information est verbale, le système la maintient selon un code phonologique. Si le message est visuel, le système le traduit en code phonologique et le conduit dans le stock phonologique où il est maintenu. Le rôle fonctionnel attribué à la boucle phonologique est encore imprécis. Il serait possible qu'elle joue un rôle dans la compréhension du langage parlé et dans l'acquisition d'un vocabulaire nouveau. De plus, la boucle phonologique aurait un rôle dans l'apprentissage à long terme [2, 3].

- Le calepin visuo-spatial est responsable du maintien et de la manipulation temporaire de l'information visuo-spatiale, que le matériel soit visuel ou verbal. Son mécanisme serait analogue à celui de la boucle phonologique avec un stockage visuo-spatial à court terme des informations, alimenté par un processus de contrôle permettant l'enregistrement et le rafraîchissement par répétition. Les données expérimentales ne permettent pas d'appréhender les caractéristiques de ce système de traitement temporaire. Les résultats sont encore ambigus et partiels [16]. Quoi qu'il en soit, il semblerait que les informations doivent être dissociées en fonction de leur nature : spatiale ou visuelle. Le calepin visuo-spatial jouerait, tout comme la boucle phonologique, un rôle dans l'apprentissage à long terme et interviendrait notamment dans la rétention, par imagerie mentale, des informations [2, 23].

L'administrateur central

L'administrateur central contrôle et coordonne les deux systèmes esclaves, gère le passage des informations entre ces systèmes et la mémoire à long terme et procède à la sélection stratégique des actions les plus efficaces [23, 4]. Il a plusieurs facettes et peut être considéré comme un "fourre-tout conceptuel" [16], auquel on attribuerait un rôle de stockage, de coordination, d'activation et de maintien des informations en mémoire à long terme, et surtout de contrôle attentionnel. Concernant ce dernier point, Baddeley [2] "propose d'utiliser le modèle du superviseur attentionnel de Norman et Shallice (1980) comme hypothèse de travail pour l'administrateur central". Le superviseur attentionnel (SAS : Supervisory Attentional System), jouerait un rôle dans la réalisation de tâches exigeant une prise de décision et une planification particulières lors d'actions non routinières. Ce système, pierre angulaire du fonctionnement comportemental, émotionnel et cognitif est décrit sous le terme des fonctions exécutives. Certaines de ces fonctions complexes, que nous décrivons succinctement (cf. Encart "fonctions exécutives et administrateur central"), pourraient correspondre aux fonctions attribuées à l'administrateur central.

Buffer épisodique

Le constat d'interactions entre les mémoires à long terme et la mémoire de travail a récemment fait évoluer le modèle de Baddeley. Baddeley [2] propose d'ajouter, sous le terme de buffer épisodique, une nouvelle structure de stockage temporaire de l'information en provenance des systèmes esclaves et de la mémoire à long terme. Cette interface stocke des épisodes conscients qui seront contrôlés par l'administrateur central. Le buffer épisodique permet de modéliser l'environnement, de créer de nouvelles représentations cognitives, de faciliter la résolution de problèmes, et favorise un apprentissage en mémoire épisodique [10].

Ces trois systèmes permettent de comprendre que la mémoire de travail est nécessaire pour un ensemble de processus cognitifs. Effectivement, elle intervient dans de nombreuses activités quotidiennes telles que le raisonnement, la résolution de problèmes ou la lecture. Comme le signale Baddeley [2], la mémoire de travail est une interface entre la mémoire et la cognition : son atteinte peut avoir des conséquences dans la perception, l'apprentissage ou la prédiction de l'avenir. En outre, à travers le rôle attribué à l'administrateur central, on imagine qu'il existe des liens étroits entre mémoire de travail et fonctions exécutives, même si ces notions restent encore conceptuelles et spéculatives.

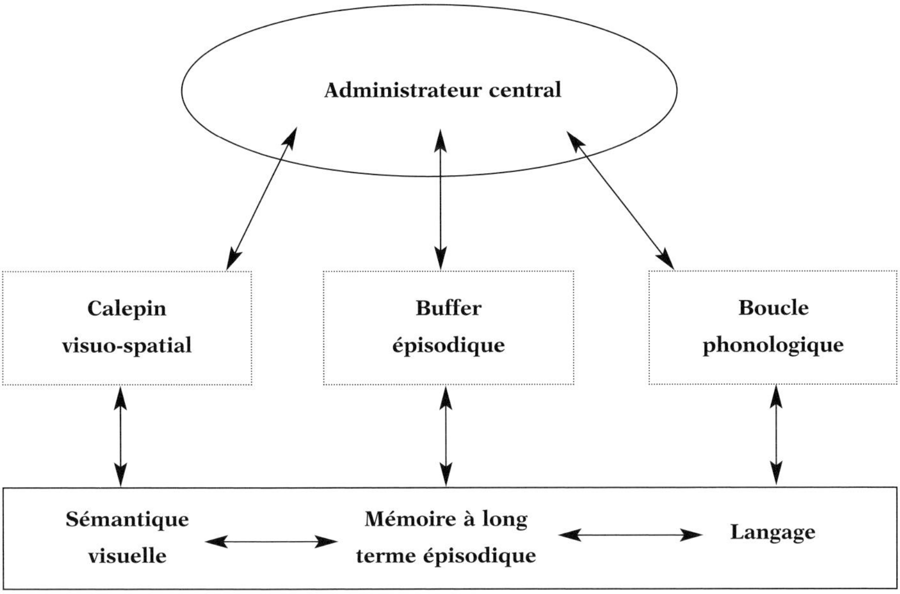

Fig. 1 *: Modèle de mémoire de travail de Baddeley (2000)*

FONCTIONS EXECUTIVES ET ADMINISTRATEUR CENTRAL

Définition : Les fonctions exécutives "correspondent aux opérations nécessaires pour effectuer des tâches globales appelées non routinières, c'est-à-dire des tâches nouvelles, ou nécessitant l'inhibition d'un schéma d'action prépondérant, ou complexes (impliquant une déduction de règles, une résolution de problèmes, un séquençage de multiples opérations...)" [13].

Modèle cognitif : Le modèle de Norman et Shallice permet de mieux comprendre les fonctions exécutives et de décrire les processus mis en jeu. Il postule la mise en oeuvre de schémas d'action pour la réalisation des activités. Dans le cas où l'activité est dite routinière, situation courante et ne demandant pas de ressources attentionnelles importantes, un gestionnaire de priorité coordonne la mise en place des schémas préexistants. Dans le cas où l'activité est plus complexe et ne peut plus être gérée par le gestionnaire de priorité, un gestionnaire de conflits permet de réguler l'activité. Lorsque le gestionnaire de conflits n'est plus suffisant, un Système Attentionnel de Supervision (SAS) intervient. Le SAS aurait des fonctions multiples et jouerait un rôle dans les processus permettant l'établissement d'un but, la formulation d'un plan, et l'évaluation de celui-ci [22]. En fait, le SAS interviendrait dans la modulation du gestionnaire des conflits par une activation supplémentaire des schémas d'action. Cette activation serait nécessaire lors de cinq situations précises [1] : celles qui exigent une planification ou une prise de décision, celles qui demandent une correction lors de situations nouvelles et qui impliquent de nouveaux apprentissages, celles qui sont dangereuses ou difficiles, et enfin pour celles qui demandent une inhibition des schémas d'action profondément ancrés.

Opérations exécutives : Outre l'aspect cognitif, sur le plan clinique, on décrit dans la littérature un certain nombre de fonctions exécutives, telles mentionnées ci-avant. Plusieurs études récentes [2, 12, 13, 21, 22] ont cherché, d'une part à spécifier les opérations exécutives mises en œuvre lors de ces activités complexes, et d'autre part à déterminer les zones de recouvrement entre administrateur central et SAS. Ces travaux nous intéressent particulièrement pour l'étude neuropsychologique de l'activité, puisqu'il nous permettra de clarifier les fonctions attentionnelles, exécutives et celles de l'administrateur central.

Le Grefex [13] retient les opérations exécutives suivantes : l'inhibition, la flexibilité conceptuelle et les séquences dynamiques, la déduction de règles, l'élaboration conceptuelle et le classement, la planification, la mémoire de travail et les stratégies de recherche en mémoire, l'estimation cognitive. Plus encore, Godefroy et al. [12] dissocient les fonctions exécutives qui concernent la mémoire de travail et celles plus spécifiques du SAS. Les fonctions de coordination de tâche double et la sélection/inhibition d'informations non pertinentes concerneraient la mémoire de travail et donc l'administrateur central. Le SAS, lui, mettrait en œuvre les fonctions exécutives telles que l'initiation et l'inhibition de l'action et la déduction, la génération, la flexibilité et le maintien de règles. Pour clore cette rapide revue de la littérature, citons Baddeley [2] et Van Der Linden et Collette [21] qui mentionnent que, outre que l'administrateur central et le SAS auraient un fonctionnement similaire, certaines fonctions exécutives pourraient être dévolues à l'administrateur central. On lui attribuerait un rôle de mise à jour, de flexibilité et d'inhibition. De plus, la boucle phonologique interviendrait également dans le contrôle exécutif de l'information verbale en gardant accessible à la conscience des informations nécessaires à la réalisation d'une tâche en cours. Enfin, concernant l'attention, la notion d'attention exécutive serait un dénominateur commun aux fonctions exécutives et permettrait, entre autre, d'allouer des ressources attentionnelles et de maintenir des informations pertinentes en mémoire de travail. Cette fonction attentionnelle pourrait être gérée par l'administrateur central ou le SAS.

Canal attentionnel : A travers la complexité qu'offre ces travaux on comprend que le fractionnement systémique du fonctionnement exécutif, tel proposé par Sève-Ferrieu [18] afin d'analyser une activité, se révèle être difficile, notamment par l'imbrication des opérations exécutives dans les processus d'attention et de mémoire de travail. Néanmoins, on peut classer ces fonctions dans des canaux spécifiques en considérant les recouvrements cités plus haut. Ainsi, en raison de l'importance des trois systèmes dans l'ensemble des fonctions cognitives et lors des tâches de vie quotidienne demandant un réajustement des schémas d'action, nous préférons résumer dans un tableau commun l'ensemble des opérations du contrôle exécutif reliant ainsi mémoire de travail et attention. Ce nouveau canal attentionnel intéressera toute activité proposée en ergothérapie et possédera un caractère d'ubiquité.

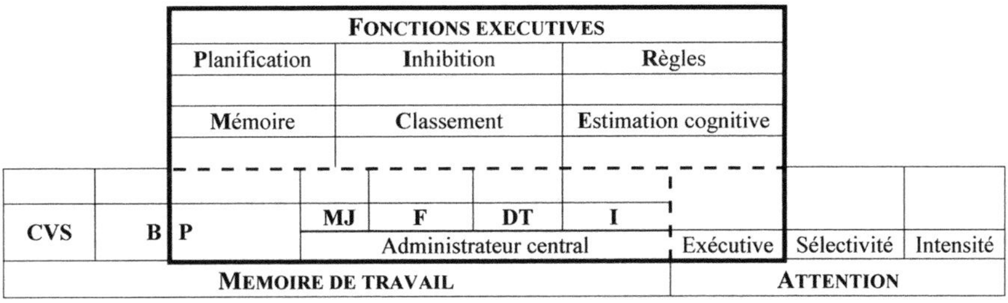

MJ : Mise à Jour, **F** : Flexibilité, **DT** : Double Tâche, **I** : Inhibition.
CVS : Calepin visuo-spatial, **BP** : Boucle Phonologique.

Conclusion : L'administrateur central reste un concept encore flou pour lequel les frontières ne paraissent pas encore complètement établies. S'il est possible de proposer des fonctions spécifiques et par la même occasion dissociées de celles gérées par le SAS, il pourrait apparaître, dans le même ordre d'idée, qu'une clarification des opérations exécutives mises en œuvre par ces deux systèmes se fonde en un système de contrôle exécutif attentionnel commun.

MÉMOIRE À LONG TERME : MODÈLE DE TULVING

Le modèle proposé par Tulving en 1995 [10] est nommé SPI pour Sériel Parallèle Indépendant. Ce modèle conceptuel de la mémoire humaine repose non seulement sur des systèmes mnésiques mais également sur l'aspect fonctionnel du traitement de l'information (fig. 2). Après avoir défini les différents systèmes de mémoire à long terme, nous expliquerons les mécanismes des processus mnésiques mis en jeu : l'encodage, le stockage et la récupération de l'information.

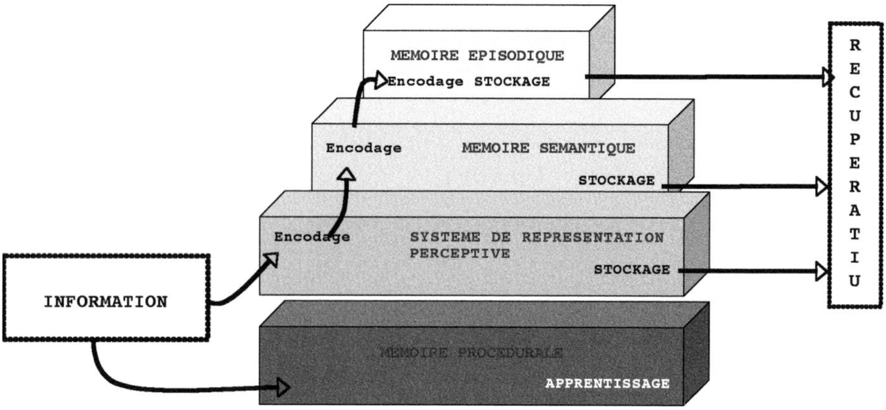

Fig. 2 *: Modèle de Tulving (Adapté, tiré de Eustache & Desgranges [10])*

* Les systèmes de mémoire à long terme

Dans le modèle SPI, Tulving dissocie mémoire épisodique versus mémoire sémantique. La mémoire épisodique serait définie comme la mémoire des événements inscrits dans un contexte temporel et spatial précis. Ce sont les souvenirs de la vie. On l'associe à trois notions clés : la "conscience autonoétique" ("Noèse" signifie "acte par lequel on pense". La conscience autonoétique correspond donc à la conscience de sa propre identité dans le temps passé et futur), le "temps subjectif" (Le "temps subjectif" correspond à la capacité à voyager mentalement dans le temps au travers sa propre histoire.) et le "self" (Le "self" est le modèle d'identité du sujet). Ces idées permettent de comprendre que les souvenirs concernés par la mémoire épisodique sont ceux que l'individu a vécus à un moment donné. Ces souvenirs sont récupérés en mémoire par un acte conscient dans la mesure où il y a reviviscence du souvenir.

Contrairement à la mémoire épisodique, la mémoire sémantique concerne des événements décontextualisés de la vie de l'individu ("conscience noétique") sans référence au self ni au temps subjectif. La mémoire sémantique est la mémoire des concepts, des faits situés en dehors de tout encodage conscient. Ces notions complexes et théoriques sont loin d'être inintéressantes dans notre pratique ergothérapique. Tout d'abord, elles nous renseignent sur les informations concernées par l'évaluation neuropsychologique de ces deux systèmes mnésiques. Ensuite, lors de la mise en place de nos moyens, nous pouvons nous référer à ces idées dans le choix de nos activités thérapeutiques. C'est ce que nous verrons lors de l'analyse d'activité.

La mémoire procédurale permet d'acquérir les procédures qui sous tendent nos habilités. C'est la mémoire de l'apprentissage. Les informations traitées par cette mémoire sont difficilement verbalisables et, de fait, associées à la "conscience anoétique". On oppose la mémoire procédurale à la mémoire déclarative mais cette dissociation ne rentrant pas dans le cadre théorique du SPI nous ne ferons que la citer.

Il est toutefois important de ne pas conceptualiser le fonctionnement de la mémoire uniquement à partir du SPI. D'autres organisations conceptuelles ont été proposées à la lumière d'un fonctionnement de la mémoire humaine prenant en compte d'autres dissociations (mémoire implicite versus explicite), mais aussi les fonctionnements de la métamémoire, de la mémoire autobiographique, prospective...

Les mécanismes des processus mnésiques

Au-delà des systèmes mnésiques, les processus du fonctionnement de la mémoire sont pris en compte dans le SPI. C'est en cela qu'il revêt un intérêt fonctionnel puisqu'il précise le fonctionnement des processus d'encodage, de stockage et de récupération de l'information.

Le processus d'encodage se fait sous un mode Sériel : l'encodage dans un niveau hiérarchiquement supérieur dépend de la qualité de l'encodage au niveau inférieur. Le stockage se fait suivant un caractère Parallèle dans les systèmes mnésiques. La récupération est effectuée de manière Indépendante à partir des différents systèmes.

Le SPI permet de mesurer la complexité cognitive de la mémoire, ou plutôt des mémoires. C'est à partir de ces données théoriques que va s'inscrire la rééducation puisque, tout comme la mémoire de travail, on considère lors d'un trouble mnésique l'intégrité ou la déficience de l'ensemble des systèmes et des processus. La rééducation tentera soit de restaurer les processus des systèmes déficients, soit d'utiliser les systèmes intègres afin de compenser le déficit.

STRATÉGIES DE RÉÉDUCATION

Les stratégies de rééducation de la mémoire ont fort évolué. Si l'on sait que le désir et la motivation optimisent les résultats, si l'on a conscience que le matériel de rééducation doit être significatif pour le patient, si l'on connaît l'influence de l'affectivité et de la qualité du sommeil sur la mémorisation, on oublie parfois que la stimulation sensorielle (pouvoir et savoir écouter, regarder, sentir...) est un préalable à la rééducation. Parallèlement, depuis plusieurs années, on considère que l'"entraînement musculaire" de la mémoire n'a pas prouvé son efficacité puisqu'il ne permet pas de généralisation. Néanmoins, cet entraînement peut être utile lorsque le but de l'apprentissage concerne un ensemble limité de connaissances dans un domaine particulier qui suscite, par exemple, une procédure. De même, cette stratégie serait efficace lorsque le déficit touche la mémoire de travail [15]. En effet, la non généralisation des acquis lors de réentraînement visant la restauration concerne davantage les troubles de la mémoire épisodique et sémantique que les troubles de la mémoire de travail en raison du caractère attentionnel de son fonctionnement. On peut alors dissocier les stratégies utilisées dans la mémoire de travail de celles utilisées dans la mémoire à long terme. Dans le premier cas nous utiliserons des techniques "empruntées" à la rééducation de l'attention dans un but de restauration des capacités antérieures. Dans le deuxième cas nous proposerons soit des stratégies de facilitation et/ou de réorganisation des fonctions mnésiques et cognitives, soit de compenser le déficit. On soulignera que l'apprentissage nécessaire des éléments décontextualisés de la mémoire sémantique demande généralement la mise en œuvre d'une capacité attentionnelle, mais que la mémorisation des concepts implique leur structuration. Les deux types de stratégies seront donc utilisés pour sa rééducation. En tout état de cause, les stratégies dépendront de l'importance et la nature du déficit. Les choix thérapeutiques reposent également sur les choix supposés ou exprimés du patient et de l'équipe de rééducation. De même, les critères peuvent être l'âge du patient, le contexte social et professionnel.

Rééducation de la mémoire de travail

Nous avons présenté la mémoire de travail comme des systèmes esclaves traitant l'information verbale, visuelle et spatiale coordonnée par un système attentionnel, l'administrateur central. C'est à cet aspect attentionnel de la mémoire de travail que nous allons nous intéresser.

Tout d'abord, concernant les fonctions attentionnelles, les stratégies de restauration élaborées en rééducation cognitive se sont montrées efficaces [19, 20]. Il est précisé que ces stratégies de rééducation des fonctions attentionnelles doivent se rapporter à un domaine spécifique. Il s'agit, pour un déficit d'une fonction attentionnelle précise, de se référer à sa conceptualisation théorique afin de proposer des tâches de rééducation concernées par cette fonction. Par exemple, un déficit de l'attention divisée doit être spécifiquement travaillé par une tâche adaptée à cette fonction. Dans deux études de cas distinctes, Sturm [19] propose une tâche de simulateur d'avion, et Leclercq [14], une tâche visuelle sur ordinateur associée à des opérations arithmétiques. Ces travaux sur la rééducation de l'attention peuvent être transposés à la rééducation de la mémoire de travail.

Comme nous l'avons vu, l'administrateur central se caractérise comme un système attentionnel exécutif. Son rôle sur l'attention sélective et la vigilance serait attribué à ce composant de la mémoire de travail [21]. C'est ainsi que l'on considère qu'un entraînement de la mémoire de travail visant la restauration du déficit mnésique peut être efficace [6, 8].

Nous reprendrons les stratégies présentées par Coyette et al. [8] comme support théorique :

- *La première étude* décrite par les auteurs présente les tâches proposées dans le cadre d'un objectif de restitution des capacités attentionnelles de l'administrateur central. Les exercices consistent, tout d'abord, en la mémorisation d'items visuels ou auditifs, succédée d'une tâche interférente de 0 à 30 secondes. Ensuite, un travail de mémorisation avec charge mentale est effectué : opérations cognitives complexes avec stockage et manipulation des informations (calculs opératoires complexes, répétition avec ordination de chiffres ou de lettres...). Enfin est réalisée une simulation d'une activité professionnelle sur informatique impliquant la mémoire de travail.

- *La seconde étude* vise la restauration de l'administrateur central et de la boucle phonologique. Les exercices proposés sont variés. Nous n'en citerons que quelques-unes : reconstruction de mots sur épellation orale, estimation du nombre de lettres dans un mot, ordination alphabétique de mots présentés oralement...

- *Une technique de facilitation* spécifique pour la mémoire de travail est proposée par Coyette et al. [8]. Un programme sur 13 séances est réalisé en 3 étapes. La première consiste en l'information du fonctionnement de la mémoire de travail ainsi que l'apport de conseils généraux. La deuxième se base sur des "exercices de base" avec répétition simple de mots et de chiffres, ordinations, répétition avec transformation (synonyme, antonyme). La dernière est une phase de transfert des acquis dans des activités de la vie quotidienne.

Pour résumer, la rééducation de la mémoire de travail consiste essentiellement en la restauration des capacités par l'utilisation de techniques voisines de celles de la rééducation de l'attention.

Rééducation de la mémoire à long terme

L'échec mnésique est généralement lié à la non saisie de l'information, à son codage imparfait ou à sa non accessibilité. La non saisie de l'information est à associer à un trouble sensoriel ou attentionnel et l'on se référera au travail préalable et à la rééducation de l'administrateur central. La difficulté à situer dans le temps et dans l'espace le souvenir implique généralement une non accessibilité de l'information. On envisage, de ce fait, que son codage est imparfait. La lacune mnésique est souvent définitive. On comprendra alors que la rééducation de la mémoire à long terme soit basée sur le travail du processus d'acquisition, même si on envisage quelque peu différemment celui de la récupération de l'information. Parallèlement, l'analyse du rôle de la boucle phonologique et du calepin visuo-spatial, présentée ci-avant, laisse supposer qu'ils interviennent dans la rééducation de la mémoire à long terme.

Les auteurs distinguent les stratégies de restauration, des stratégies de réorganisation et de facilitation, voire de compensation (de Partz [9], repris depuis dans le cadre de la rééducation de la mémoire [7]). Les premières cherchent à permettre le rétablissement de la fonction dans sa forme antérieure, alors que les secondes visent une efficience analogue par une réorganisation des processus centraux. Le fonctionnement complexe des processus mnésiques ne permet pas une restauration complète des capacités antérieures et, comme envisagé précédemment, le rétablissement favorisé par une "musculature" de la mémoire n'est envisagé que pour la rééducation de la mémoire de travail. La rééducation de la mémoire à long terme, visant à faciliter l'encodage ou la récupération, ou à apprendre des connaissances spécifiques dans un domaine, est donc essentiellement basé sur des stratégies de réorganisation et de facilitation.

Travail du codage des informations

Le codage des informations repose sur l'élaboration de stratégies internes. Elles seront soit irrationnelles et feront appel à l'imagination, soit rationnelles et reposeront sur la structuration de l'information à mémoriser.

L'organisation irrationnelle a pour objectif d'associer des éléments entre eux sans logique apparente. Le support de ce travail est celui de la création d'images mentales qui doivent devenir interactives. Il est à noter que le calepin visuo-spatial est susceptible de jouer un rôle dans l'imagerie mentale pour la rétention des informations [2, 23].

L'organisation rationnelle correspond à la mise en place d'une logique d'association par classement, hiérarchie, sens… dont le support est le langage. Dès lors on parlera d'indices et de structure qui permettront d'apprendre efficacement, et qui pourront ultérieurement indicer la récupération de l'information.

Les techniques basées sur l'imagerie mentale (utilisation de tables de rappel, méthode visage/nom, méthode des localisations, méthode du mot-clef), et celles utilisant l'organisation rationnelle verbale de facilitations comme pour l'apprentissage d'un texte [6, 7, 23] sont des stratégies de réorganisation et de facilitation.

Travail de la récupération

Basée sur le travail de l'encodage ci-dessus évoqué, le travail de la récupération repose également sur la recherche de l'information en la situant dans le temps et dans l'espace. Tout travail des repères temporaux spatiaux sera envisagé. On pensera, pour ce support, que le calepin visuo-spatial, la boucle phonologique et le buffer épisodique sont impliqués. On adjoindra à ce travail celui des associations ("ça me fait penser à..." "qui me fait penser à..." et récupération du mot inducteur par exemple) et de la chronologie. L'ensemble de ces techniques fait référence à des stratégies de réorganisation et de facilitation.

Stratégie de compensation

Le travail des compensations vise à permettre que la déficience soit la moins invalidante possible. Les ergothérapeutes font appel aux prothèses mentales [17], qu'elles soient non spécifique (croix dans la main) ou spécifique (post-it, agenda électronique ou objet posé en évidence...). Les prothèses mnésiques peuvent être mises en place temporairement et en parallèle avec les autres stratégies proposées auparavant. Elles constituent ainsi un aménagement de l'environnement provisoire voire définitif.

ASPECT PRATIQUE : L'ANALYSE DU MEMORY

Règle du jeu du Memory et cadre de l'analyse

Le jeu du Memory consiste à apparier des cartes semblables qui sont découvertes au fur et à mesure du jeu. Les joueurs disposent sur le plateau de jeu une vingtaine de paires de cartes faces cachées et totalement mélangées. Le nombre de paires de cartes peut varier afin de moduler la durée et la difficulté d'une partie. Dans notre analyse nous considérerons que le jeu s'effectue avec vingt paires. Le premier joueur retourne successivement les deux cartes qu'il a choisies. Si c'est une paire, il prend les cartes et rejoue. Dans le cas contraire, il repose les cartes faces cachées à l'endroit où elles étaient placées. Le Memory se joue généralement de deux à quatre joueurs. Ils jouent à tour de rôle. Le jeu consiste à obtenir le plus grand nombre de paires et se termine lorsque le plateau est vide.

Au niveau neuropsychologique, l'observation immédiate du déroulement de ce jeu montre que pour gagner, le joueur doit mettre en œuvre :

- Une capacité attentionnelle tant au niveau de l'intensité (attention soutenue) que de la sélectivité (attention focalisée),
- Une capacité visuelle tant pour la reconnaissance des images que pour la stratégie de balayage de l'espace du jeu, stratégie qui implique une orientation de l'attention,
- Une capacité mnésique consistant à mémoriser conjointement l'image et sa position dans le plateau de jeu.
- Un contrôle exécutif permettant de faciliter les apprentissages, de coordonner les tâches et d'émettre des stratégies.

Puisque l'objectif de cette étude est d'établir si le Memory est un moyen adapté dans la prise en charge thérapeutique des troubles de la mémoire, nous nous attacherons à l'analyse de la capacité mnésique mise en œuvre dans le Memory. Nous avons vu précédemment qu'elle a des liens étroits avec les fonctions exécutives, notamment par le fonctionnement de l'administrateur central. L'analyse de certaines de ces fonctions est donc naturelle.

Memory et capacités mnésiques

MÉMOIRE DE TRAVAIL : MODÈLE DE BADDELEY

Comme le défini la première partie de cet article, le jeu du Memory s'articule étroitement avec la mise en action de la mémoire de travail. Système hiérarchisé en plusieurs sous systèmes articulés, l'ensemble de cette mémoire est sollicité.

Systèmes esclaves

Je retourne une carte puis une seconde. Elles ne forment pas une paire. Je dois alors mémoriser les images et leurs positions sur le plateau de jeu. Je les repose faces cachées. Mon adversaire fait de même. Dès lors que la première carte retournée est identifiée comme ayant déjà été vue, je dois me souvenir de la place de la seconde pour obtenir une paire.

La manipulation et le maintien temporaire de ces informations impliquent la mise en action des deux systèmes esclaves :

Boucle phonologique : La boucle phonologique maintient et manipule les informations verbales ou visuelles grâce à un langage subverbal. Les messages étant visuels, la boucle phonologique les traduit en code phonologique et les conduit dans le stock phonologique où elles sont maintenues temporairement grâce à la boucle articulatoire.

Calepin visuo-spatial : Que le matériel soit verbal ou visuel, le calepin visuo-spatial crée, maintient et manipule les représentations mentales dans le code visuel. Les cartes étant étalées sur le plateau de jeu et leurs significations devant être associées à leur localisation, l'aspect visuo-spatial est pertinent. Le calepin visuo-spatial, chargé de maintenir l'information quant à sa localisation et sa représentation est donc sollicité. Tout comme la boucle phonologique, il est supposé que l'information est « récapitulée » spatialement permettant le maintien temporaire de l'information visuelle.

Administrateur central

Indépendamment du fait que je doive manipuler et maintenir les informations au cours du déroulement du jeu, ces dernières augmentent progressivement en nombre. L'intensité (effort mental qui s'intéresse au nombre et à la qualité de la réponse) et la sélectivité (capacité à se focaliser volontairement sur certains aspects tout en inhibant ce qui n'est pas pertinent) de mon attention ne peuvent pas se relâcher.

L'administrateur central est défini comme un système de contrôle attentionnel automatique ou semi automatique. Il joue un rôle important dans l'allocation de ressources attentionnelles nécessaires à la tâche en cours.

Au cours de la partie je dois mémoriser des cartes. Au fur et à mesure des paires seront trouvées par mes adversaires ou par moi-même. Je dois faire l'effort d'"oublier" ces cartes afin de ne retenir que celles restantes. Je dois procéder à une mise à jour des informations en sélectionnant les plus pertinentes.

L'administrateur central se définit également par ces capacités de contrôle exécutif. On lui attribue, notamment par son lien avec les autres systèmes mnésiques, des fonctions de mises à jour, d'inhibition et de recherche stratégique des informations en mémoire. Effectuant les opérations de sélection et de contrôle, gérant le passage des informations entre les systèmes esclaves et favorisant le stockage, son rôle sera prépondérant. Plus les stimuli seront importants en nombre, ou proches quant à leurs caractéristiques, plus l'administrateur central sera sollicité. Certaines fonctions exécutives relatives au fonctionnement de l'administrateur central pourraient être sollicitées. Alors que d'autres, comme la capacité de réaliser une double tâche, ne sont pas mises en œuvre lors du Memory.

Buffer épisodique

Pour enregistrer l'emplacement de la carte (calepin visuo-spatial) à laquelle j'ai attribué un mot (boucle phonologique), je mémorise les informations en un épisode temporel et spatial. De plus, je peux utiliser des informations issues de mes expériences antérieures avec cet épisode, en associant un événement personnel caractérisant le mot de la carte, pour faciliter la rétention des données, et par la même occasion le rappel immédiat ou différé.

Au carrefour des systèmes esclaves, de l'administrateur central et de la mémoire à long terme, le buffer épisodique intègre les données multimodales issues de ces différentes sources de maintien de l'information. D'une part, les codes phonologiques ("nom") et visuo-spatiaux (emplacement de la carte) provenant des systèmes esclaves pourront être encodés par le buffer. Cette information multidimensionnelle pourra être récupérée, à court terme, comme un épisode conscient. D'autre part, des informations encodées en mémoire épisodique (épisodes passés en rapport avec le Memory, la circonstance, l'événement en cours...) pourront être utilisées par le buffer épisodique afin de résoudre plus facilement des problèmes et de faciliter l'apprentissage en mémoire à long terme.

En conclusion, à mémoire de travail concerne la tâche (matériel à mémoriser) et le mécanisme de fonctionnement d'un système temporaire. La capacité de stockage est limitée à 7 plus ou moins 2 éléments (empan), le maintien de l'information est évalué à 30 secondes et l'administrateur central est de capacité limitée. Par ailleurs, ce système temporaire intervient dans l'apprentissage et la mémorisation à long terme [7, 2, 3]. On conviendra donc que, si l'utilisation de la mémoire de travail est indispensable pour jouer au Memory, elle ne suffit généralement pas.

MÉMOIRE À LONG TERME : MODÈLE DE TULVING

La mémoire à long terme concerne le maintien de l'information, qu'il soit quelques minutes ou définitif. De même que la mémoire de travail n'est pas un système unitaire, la mémoire à long terme pose des distinctions au sein de ses contenus (mémoire épisodique, sémantique et procédurale) et de ses stocks mnésiques (visuels et verbaux) et implique des processus d'encodage, de stockage et de récupération.

MÉMOIRE ÉPISODIQUE, SÉMANTIQUE ET PROCÉDURALE

Mémoire épisodique

Ai-je déjà joué au Memory ?

La mémoire épisodique est la mémoire des événements inscrits dans un contexte temporel et spatial propre à l'individu. Si les règles ont été apprises une première fois, les informations sont stockées en mémoire. La récupération de ces informations en mémoire épisodique, qui implique que la personne se rappelle du contexte dans lequel il a appris les règles, sera facilitée. La mémoire épisodique est requise dans le Memory pour se rappeler les règles du jeu si elles sont acquises en lien avec son histoire.

Mémoire sémantique

Mémoire des concepts et des savoirs, la mémoire sémantique est peu sollicitée dans un jeu classique du Memory. Toutes les images sont de la même famille (mammifères par exemple) et c'est la reconnaissance visuelle qui prime. Sans doute peut-on pourtant la solliciter diversement en fonction du choix des images et de leur disposition : mammifères à droite, outils de jardinage au centre et ustensiles de cuisine à gauche. L'interlocuteur doit alors faire appel à ses savoirs sémantiques (connaissance de la signification) pour établir des associations. Il est à noter que dans cette proposition, nous facilitons le processus d'acquisition (encodage).

Par ailleurs, si le codage à long terme est sémantique, le codage temporaire de la boucle phonologique est phonologique. Comme envisagé ci-dessous dans le processus d'encodage, de stockage et de récupération [cf. c)], nous soulignerons que les capacités de stockage n'étant pratiquement pas sollicitées, le codage sémantique n'interviendra pas ou peu.

Mémoire procédurale

Procédure qui sous tend nos habilités, la mémoire procédurale n'est pas impliquée dans le Memory.

STOCKS MNÉSIQUES VISUELS ET VERBAUX

Je retourne une carte, puis une seconde. Je dois reconnaître ce que je vois. Effectivement, il ne me suffit pas de comparer si ces deux images sont identiques. Il faut que je mémorise leur contenu pour pouvoir, mentalement, y retourner ultérieurement.

Dès qu'il y a reconnaissance visuelle d'un objet ou d'une image, tout un mécanisme s'accomplit [18]. En particulier, la phase cognitive de la reconnaissance implique la mise en œuvre de stocks visuels et verbaux. La reconnaissance structurale implique de faire appel à son stock mnésique visuel, composés de prototypes (représentation interne), qu'il convient de "faire tourner" jusqu'à ce qu'il colle à l'objet (aspect canonique de la reconnaissance). La reconnaissance phonologique demande l'actualisation du stock verbal pour permettre la dénomination.

Il convient de préciser que le traitement cognitif de la reconnaissance visuelle comprend également un traitement sémantique qui permet que l'objet ait un sens.

Processus d'encodage, de stockage et de récupération

Parce que le jeu s'écoule sur un temps donné et que sans cesse de nouvelles données vont surgir, je vais être amené à mémoriser les informations qui me permettront d'être performant ("quoi" et "où"). A ce titre, je devrai développer des stratégies d'encodage. Notons que plus le nombre de cartes est important, plus la mémorisation doit être opérante. Parallèlement, si une paire apparaît très rapidement, la mémoire de travail sera la seule concernée.

Le processus d'acquisition repose classiquement sur trois opérations. Le codage n'est pas pertinent puisque le joueur n'a pas besoin de donner du sens à l'information. Par contre, il établira des associations en créant des liens entre les images repérées et indexera au niveau spatial. Sa mémorisation sera intentionnelle dans la mesure où son but est de gagner. Le processus d'acquisition se réalisant sous un mode sériel et l'information n'étant pas destinée à être stockée, il restera à un niveau inférieur et sera superficiel.

Effectivement, une fois le jeu terminé, voire même la paire retrouvée, les informations sont chassées de la mémoire.

On conviendra donc qu'il s'agit d'une mémoire à très court terme et que les capacités de stockage, qui consistent en la consolidation du souvenir, sont inopérantes.

Lorsqu'un temps se sera écoulé entre le moment où j'ai vu l'image et celle où je trouve son double, je devrai non seulement me souvenir que j'ai déjà vu cette image, mais encore de la resituer dans l'espace. Le processus de restitution sera donc activé.

Si le codage a été efficace, la restitution, qu'elle soit automatique ou recherchée, sera performante.

Lorsque la première carte a été retournée, j'ai essayé de la mémoriser. Après plus de dix tours de jeu, alors que l'empan mnésique est dépassé (cf. "Conclusion" § Mémoire de travail) je me souviens pourtant de cette carte. Inversement, une carte vue ultérieurement, dépassant également les capacités de stockage de la mémoire de travail, n'est pas mémorisée.

On observe que certaines informations, généralement les premières mémorisées au cours d'un exercice et ici de la partie, sont plus facilement restituées que d'autres. Concrètement, les premières cartes vues impliquent l'intervention directe des systèmes esclaves de la mémoire de travail afin de pouvoir ancrer les informations durablement en mémoire à long terme. (C'est ce qui se passe lors d'une tâche de restitution d'une liste de mots où le phénomène de rappel des derniers mots de la liste est appelé effet de récence, et le rappel des premiers mots, effet de primauté. Lors d'une évaluation, ces mots sont les mieux restitués. L'effet de primauté s'organise avec la mémoire épisodique alors que l'effet de récence s'accorde avec la mémoire de travail). Dès que nous dépassons notre capacité de "répétition immédiate" (dépassement de l'empan) il devient impossible de stocker les autres informations, excepté si on les encode. Ainsi, certaines informations ne seront ni totalement encodées, c'est-à-dire ancrées en mémoire à long terme, ni "rafraîchies" en mémoire de travail. Ces informations seront les plus difficiles à récupérer alors que les premières encodées et les dernières vues seront les plus faciles à restituer.

CONCLUSION DE L'ANALYSE NEUROPSYCHOLOGIQUE

Cette rapide illustration des processus mnésiques activés par le Memory montre que cette activité ludique n'est pas, malgré son nom, LE moyen à utiliser pour rééduquer LA mémoire.

Boucle phonologique, calepin visuo-spatial, administrateur central, chacun de ces sous systèmes articulés est sollicité. Qu'il s'agisse du codage phonologique de l'image, de sa représentation interne localisée, ou des capacités attentionnelles, le Memory implique leur activation. Son rôle est incontestable pour une rééducation de la mémoire de travail puisque les stratégies s'inscrivent dans une démarche de réentraînement des processus.

Son rôle est plus aléatoire pour la rééducation de la mémoire à long terme. On retiendra que plus le jeu s'étend dans le temps, plus le nombre de cartes est élevé et les distracteurs proches, plus le processus d'acquisition permis par l'encodage est nécessaire. Il ne restera pourtant que partiel puisque le codage sémantique ne sera pas ou peu sollicité, que le processus d'acquisition restera superficiel et que le stockage ne sera pas nécessaire. Dans le cas où les règles du Memory avaient déjà été encodées, la récupération d'informations est effective. Il y a alors intervention de la mémoire épisodique. Dès l'instant où le trouble mnésique toucherait la mémoire à long terme, il conviendrait d'utiliser un autre moyen de rééducation. En effet, le Memory ne permet pas d'encoder des informations alors que les stratégies de rééducation de ce type de mémoire doivent reposer sur des moyens visant à améliorer l'encodage de l'information et non sur un entraînement successif d'items.

APPLICATION

Dans le cadre de la prise en charge des troubles de la mémoire de travail, le Memory est donc un moyen thérapeutique adapté. Néanmoins la mise en place d'un protocole précis peut permettre, en pratique, d'améliorer l'efficacité de la rééducation. On envisagera en particulier que deux variables peuvent influencer ce protocole : le nombre de stimuli proposé et les conditions environnementales.

Le nombre de stimuli

En premier lieu le nombre de cartes proposées permet de personnaliser le moyen.

Sur le plan purement statistique, la probabilité de trouver deux cartes identiques dans un jeu de vingt paires est plus faible que s'il en compte dix. Dès lors, l'ergothérapeute doit faire varier le nombre de paires en fonction de la capacité mnésique connu du patient. Pour illustration, si l'on prend comme référence la rééducation d'une personne dont l'empan verbal envers (L'empan envers permet de mesurer le fonctionnement de la boucle phonologique et de l'administrateur central. On retrouve des subtests d'empan envers dans la WAIS et l'échelle clinique de la mémoire (E.C.M.) de Wechsler) est inférieur aux normes (4 par exemple), l'objectif sera, par entraînement, d'améliorer ses capacités mnésiques. Si l'ergothérapeute utilise un Memory de vingt paires de cartes, la charge mentale mnésique à court terme a toute chance, au début du jeu, de dépasser largement quatre informations. Le patient se retrouvera alors plus souvent en situation d'échec que dans une situation de travail. C'est pourquoi, en diminuant le nombre de paires de cartes de Memory en fonction de l'empan, on favorise le travail rééducatif. Dans le même ordre d'idée, en reprenant l'exemple du patient cité précédemment, il peut être proposé le Memory avec quatre paires de cartes séparées en deux colonnes. On oblige ainsi au traitement systématique de quatre cartes (première colonne) avant que de ne passer à la seconde colonne. Respectant la ligne de base, le patient devra mémoriser un nombre de carte identique à son empan avant que l'ergothérapeute n'augmente progressivement les stimuli.

De la même manière qu'est pris en compte l'empan verbal, il est possible de prendre en considération l'empan visuo-spatial [3] envers comme donnée perspicace dans l'adaptation du Memory. Il convient alors d'indicer l'emplacement des cartes. Par exemple, au début de la prise en charge, on ajustera les cartes selon deux colonnes verticales (une carte d'une paire dans une colonne et l'autre dans la seconde), voire en quatre cases formant des carrés numérotés. La progression envisage l'augmentation du nombre de paires et le placement aléatoire des cartes sur la table.

Qu'il s'agisse de l'aspect verbal ou visuo-spatial, le nombre de paires de cartes devra être modulé en fonction des résultats aux épreuves d'empan. Cette procédure permet une variation quantitative dans l'intervention des deux systèmes esclaves.

On remarquera en parallèle que le facteur "temps" est intrinsèquement lié à celui du nombre. En effet, l'augmentation du nombre de cartes est proportionnelle à celui du temps qui s'écoule entre deux informations spécifiques, temps pendant lequel le patient doit manipuler et retenir les informations.

Les conditions environnementales

Les conditions environnementales peuvent également faire varier l'effort mental requis pour le maintien et la manipulation des informations.

D'une part, on peut poser au patient un cadre de jeu : individuel ou groupe de tailles diverses, avec ou sans interférence... D'autre part, on peut créer une ambiance dans la relation moyen/patient. En particulier, qu'il s'agisse d'un travail en groupe ou en individuel, il peut être ou non laissé libre cours à toutes discussions impliquant ainsi une activité de double tâche accrue.

La chronologie des difficultés laisse imaginer un début de traitement en séances en individuel pour évoluer vers un travail en groupe, puis en groupe avec discussions, voire avec présence d'observateurs...

A partir de ces exemples non exhaustifs, le thérapeute induit une difficulté croissante dans la manière dont sera réalisé le Memory puisqu'il jouera sur le fonctionnement de l'administrateur central.

CONCLUSION

Le Memory est un moyen intéressant pour la rééducation de la mémoire de travail parce que modulable à souhait et pouvant être utilisé à tout moment dans l'entraînement mnésique. Néanmoins, il n'est qu'un moyen parmi d'autres qui devront être utilisés au cours d'une même prise en charge thérapeutique. Le Memory ne semble pas, après analyse, adapté pour la rééducation de la mémoire à long terme.

En parallèle à la rééducation de la mémoire de travail par des moyens ludiques, comme le Memory, la réalisation d'activités de vie quotidienne doit être, pour l'ergothérapeute, une priorité. Qu'il s'agisse de transferts des acquis ou de mises en situation à visée de réentraînement, les activités quotidiennes revêtent un intérêt fonctionnel et pragmatique dans la rééducation des fonctions cognitives.

L'analyse du Memory telle qu'elle est proposée a pour vocation de faciliter l'analyse des autres moyens thérapeutiques dans la prise en charge des troubles mnésiques. En clinique, le moyen sera toujours approprié aux objectifs et aux stratégies thérapeutiques.

Celui qui recherche une thérapeutique adaptée doit l'étayer de concepts et d'éléments étiopathogéniques et nosographiques. Si les concepts ont été décrits dans la première partie de cet article, les causes et mécanismes du trouble mnésique renvoient à l'évaluation. Celle-ci s'avère indispensable et concerne l'ensemble du fonctionnement neuropsychologique. Dans ce cadre, un travail interprofessionnel est requis. Une harmonisation des pratiques cliniques des ergothérapeutes amènera, sans doute, à une meilleure cohésion avec nos partenaires de rééducation.

BIBLIOGRAPHIE

[1] ALLAIN P., MONFORT E., LE GALL D. – *Lésions frontales et perturbations des activités de la vie quotidienne*, in D. Le Gall, Gh. Aubin (Eds), L'apraxie, 2e édition, Solal, Marseille, 2003, 269-311. — [2] BADDELEY A.D. – *La mémoire de travail : interface entre mémoire et cognition*, in D. Schacter & E. Tulving (Eds), Systèmes de mémoire chez l'homme et l'animal, Solal, Marseille, 1996, 343-358. — [3] BADDELEY A.D. – *The episodic buffer: a new component of working memory ?* Trends in Cognitive Sciences, 4, 2000, 417-423. — [4] COLLETTE F., PONCELET M., MAJERUS S. – *L'évaluation des troubles de la mémoire de travail*, in T. Meulemans et coll. (Eds), Evaluation et prise en charge des troubles mnésiques, Solal, Marseille, 2003, 123-140. — [5] COYETTE F., SERON X. – *Les stratégies d'imagerie mentale dans la rééducation des troubles de la mémoire*, in T. Meulemans et coll. (Eds), Evaluation et prise en charge des troubles mnésiques, Solal, Marseille, 2003, 333-371. — [6] COYETTE F., VAN DER KAA M.-A. – *La rééducation des troubles mnésiques post-traumatiques*, in C. Bergego et Ph. Azouvi (Eds), Neuropsychologie des traumatismes crâniens graves de l'adulte, Frison-Roche, Paris, 1995, 89-117. — [7] COYETTE F., VAN DER LINDEN M. – *La rééducation des troubles de la mémoire*, in P. Azouvi et coll. (Eds), La rééducation en neuropsychologie : études de cas, Solal, Marseille, 1999, 209-225. — [8] COYETTE F., VERRECKT E., SERON X. – *La rééducation de l'administrateur central de la mémoire de travail*, in T. Meulemans et coll. (Eds), Evaluation et prise en charge des troubles mnésiques, Solal, Marseille, 2003, 293-314. — [9] de PARTZ M.P. – *Rééducation et revalidation fonctionnelle*, in X. Seron, M. Jeannerod (Eds), Neuropsychologie humaine, Liège, Mardaga, 1994, 575-593. — [10] EUSTACHE F., DESGRANGES B. – *L'évaluation classique de la mémoire épisodique*, in T. Meulemans et coll. (Eds), Evaluation et prise en charge des troubles mnésiques, Solal, Marseille, 2003, 123-140.

[11] GIL R. – *Abrégés de Neuropsychologie*, 2e édition, Masson, Paris, 2000. — [12] GODEFROY O., ROUSSEL-PIERRONNE M., ROUIER A., DUPUY-SONNTAG D. – *Etude Neuropsychologique des fonctions exécutives*, in T. Meulemans et coll. (Eds), Neuropsychologie des fonctions exécutives, Solal, Marseille, 2004, 11-22. — [13] GROUPE DE REFLEXION SUR L'EVALUATION DES FONCTIONS EXECUTIVES (GREFEX) – *L'évaluation des fonctions exécutives en pratique clinique*, Revue de neuropsychologie, volume n° 11, n° 3, 2001, 383-433. — [14] LECLERCQ M. – *Rééducation cognitive de l'attention divisée chez un adulte victime d'un traumatisme crânien sévère ; étude de cas*, in Couillet et coll. (Eds), La neuropsychologie de l'attention, Solal, Marseille, 2002, 277-294. — [15] MEULEMANS T., ADAM S. – *Rééducation des troubles de la mémoire : principes généraux*, in T. Meulemans et coll. (Eds), Evaluation et prise en charge des troubles mnésiques, Solal, Marseille, 2003, 281-291. — [16] ROULIN J.-L. – *Neuropsychologie et mémoire de travail*, Cours en ligne, 2002, www.llsh.univ-savoie.fr/ressourcesenligne/coursJLR. — [17] SERON X., LATERRE C. – *Rééduquer le cerveau, logopédie, psychologie, neurologie*, Mardaga, Bruxelles, 1986. — [18] SEVE-FERRIEU N. – *Neuropsychologie corporelle, visuelle et gestuelle*, 3e édition, Masson, Paris, 2005. — [19] STURM W. – *Rééducation des troubles de l'attention*, in Azouvi et coll. (Eds), La rééducation en neuropsy-

chologie : études de cas, Solal, Marseille, 1999, 125-137. — [20] STURM W., LECLERCQ M. - *La revalidation des troubles de l'attention*, in X. Seron, M. Van der Linden (Eds), Traité de Neuropsychologie Clinique, Tome 2, Solal, Marseille, 2000, 63-80.

[21] VAN DER LINDEN M., COLLETTE F. - *Attention et mémoire de travail*, in J. Couillet et coll. (Eds), La neuropsychologie de l'attention, Solal, Marseille, 2002, 41-54. — [22] VAN DER LINDE N.M., MEULEMANS T., SERON X., COYETTE F., ANDRES P., PRAIRIAL C. - *L'évaluation des fonctions exécutives*, in X. Seron, M. Van der Linden (Eds), Traité de Neuropsychologie Clinique, Tome 1, Solal, Marseille, 2000, 275-300. — [23] VAN DER LINDEN M., MEULEMANS T., BELLEVILLE S., COYETTE F. - *L'évaluation des troubles de la mémoire*, in X. Seron, M. Van der Linden (Eds), Traité de Neuropsychologie Clinique, Tome 1, Marseille, Solal, 2000, 115-155.

ANALYSE DE L'ACTIVITÉ TOILETTE/HABILLAGE : CE QUE PEUT APPORTER L'ERGOTHÉRAPIE

S. BILLAUD*, C. BOILLAT*

Se laver, s'habiller... N'est-ce pas là des activités que nous faisons chaque jour, des gestes quotidiens que nous réalisons inconsciemment ? Comment se fait-il que l'on n'oublie pas de se sécher avant de s'habiller, que l'on n'oublie pas de se laver un bras ou une jambe ? Simplement parce que notre cerveau gère toutes ces étapes et que nous ne sommes pas forcément conscients du processus. Imaginez que demain, quelque chose vienne perturber l'organisation du cerveau. Imaginez que toutes ces étapes réalisées pour se laver et s'habiller ne soient plus gérées aussi bien qu'avant. Imaginez ne plus savoir comment faire les gestes d'hier si simples à réaliser. Comment remédier à cela et récupérer ces gestes habituels ?

Lors d'un accident vasculaire cérébral, d'un traumatisme crânien ou d'une autre atteinte du système nerveux central, les commandes sont touchées. Selon la localisation et l'étendue de la lésion, les déficiences et l'impact sur la réalisation des activités quotidiennes sont diverses. Il peut y avoir des déficiences motrices, cognitives, perceptivo-motrices ou sensorielles. Le patient devra donc réapprendre certaines activités de la vie quotidienne afin de retrouver un maximum d'indépendance définie par Mazaux et coll. (2005) comme "la capacité à exécuter seul les activités de la vie quotidienne". La toilette et l'habillage font partie de ces activités. C'est pourquoi en centre de réhabilitation, nous entraînons ces activités.

RÉHABILITATION, NEURO-RÉHABILITATION ET ERGOTHÉRAPIE

Afin de mieux expliquer notre fonctionnement au sein du service de neuroréhabilitation du Centre Hospitalier Universitaire Vaudois (CHUV), nous souhaitons mettre en évidence les concepts auxquels nous nous référons, notamment celui de la réhabilitation selon l'Organisation Mondiale de la Santé. Cette définition nous permet de faire le lien avec notre rôle et la finalité de nos prises en charge. La réhabilitation signifie "Rétablissement des patients au plus haut niveau qu'il soit possible d'atteindre, tant sur le plan physique et psychologique que sur celui de l'adaptation sociale. Ceci inclut toutes les mesures visant à réduire l'impact des conditions handicapantes ou invalidantes afin de permettre une réintégration sociale optimale" (définition issue de la plaquette de présentation du Groupement vaudois de neuroréhabilitation).

"La neuroréhabilitation est définie comme étant un processus thérapeutique visant à permettre à une personne en situation de handicap, en particulier en rapport avec une atteinte du système nerveux, de recouvrir autonomie et indépendance dans son environnement, au plus haut niveau qu'il lui soit possible d'atteindre" (définition issue d'un groupe de travail représentant les professionnels en neuroréhabilitation au CHUV).

* Ergothérapeutes, Hôpital Nestlé, CHUV, 1011 Lausanne, Suisse

L'ergothérapie en neuroréhabilitation met en place les conditions nécessaires pour recouvrer cette autonomie et cette indépendance dans les activités de la vie quotidienne, dans la vie professionnelle et sociale. Pour atteindre cette autonomie :
- elle améliore les capacités et les performances liées aux fonctions motrices, cognitives et sociales qui forment la base des savoir-faire et des savoir-être, dans un but de rééducation des fonctions déficitaires ;
- elle développe des moyens de compensation qui pallient de manière optimale les limitations de l'activité, ceci dans une optique de réadaptation ;
- elle met en place des mesures permettant la réinsertion sociale, que ce soit dans un milieu familial, professionnel ou social ;
- elle tient compte et agit sur les facteurs contextuels, qu'ils soient environnementaux ou personnels.

Plus spécifiquement, l'autonomie est recherchée par le biais d'activités issues du quotidien (se laver, s'habiller, se lever, se coucher, faire à manger, faire le ménage, aller faire des courses, prendre les transports publics), du contexte professionnel et/ou des activités sociales. Elles sont analysées et adaptées selon leurs composantes motrices, sensorielles, ergonomiques, cognitives et socio-émotionnelles en fonction des besoins spécifiques du patient. Des aides techniques profitent au gain d'autonomie. Ce sont les moyens auxiliaires, les attelles, les adaptations de l'environnement. La participation du patient ne peut parfois pas être atteinte sans une aide technique. Le rôle de l'ergothérapeute consiste à définir, réaliser ou adapter une aide technique et d'en apprendre son utilisation au patient en attendant une récupération des fonctions déficitaires ou à long terme pour pallier les non-récupérations.

La prise en charge en ergothérapie est une démarche dont le patient est l'acteur et dont le thérapeute est l'initiateur et/ou l'accompagnateur. Il s'agit d'une thérapie qui propose un éventail très divers de possibilités de rééducation et qui s'inscrit dans une prise en charge globale de la personne.

ORGANISATION DE L'INTERVENTION EN ERGOTHÉRAPIE POUR LES SOINS PERSONNELS

La fréquence et l'intensité des thérapies ont une incidence favorable sur la réalisation des activités de la vie quotidienne pendant les six premiers mois après la lésion cérébrale. Plusieurs recherches le prouvent (Kwakkel et al., cité par Teasell et Kalra, 2005, p. 3) : un nombre élevé de thérapies multidisciplinaires, augmente la récupération des fonctions déficitaires; c'est la raison pour laquelle, dans le service d'ergothérapie en neuroréhabilitation, les patients sont pris en charge deux fois par jour durant quarante-cinq minutes, une fois pour la toilette et l'habillage et une fois en traitement. Dès qu'ils sont indépendants pour la toilette et l'habillage, ils bénéficient de deux traitements de rééducation afin de garantir l'intensité et la fréquence des thérapies.

Nous estimons nécessaire de rendre au plus vite l'indépendance au patient dans cette activité qui fait partie des besoins fondamentaux. En effet, utilisés comme moyen de traitement, la toilette et l'habillage sont profitables car la rééducation se fait concrètement. Le patient se rend compte de ce qui lui est possible de faire ou pas. De plus, il peut se rendre compte de l'importance de notre intervention en évaluant le gain d'indépendance acquis. Il peut également faire des liens entre ce qu'il est capable de faire en thérapie pendant la journée et transférer ces acquis le matin suivant en séance de toilette et habillage. Ajoutons qu'il s'agit d'une activité significative pour chaque patient car elle touche à l'intimité et la plupart souhaitent la réaliser de la manière la plus indépendante possible ; au même titre, certains patients n'ont pu bénéficier que de toilette au lit durant leur hospitalisation en soins aigus et sont impatients de pouvoir à nouveau prendre une douche dès que leur état le permet.

EVALUATION ET INSTRUMENT DE MESURE

Une évaluation de la toilette et l'habillage a lieu pour chaque patient. Elle résulte de la récolte des données médicales, par l'obtention d'informations issues de l'équipe soignante, du patient et de son entourage ainsi que par nos observations directes lors des premières séances. Les informations acquises nous permettent de remplir la Mesure de l'Indépendance Fonctionnelle (MIF) (Guide pour l'Ensemble des Données Uniformes pour la Réadaptation Médicale, 1996) qui est l'outil d'évaluation utilisé au CHUV. Elle est très souvent citée comme outil d'évaluation de références dans les recherches en neuroréhabilitation.

JUSTIFICATION DE LA PRISE EN CHARGE DE LA TOILETTE ET L'HABILLAGE EN CENTRE DE RÉÉDUCATION ET DE RÉHABILITATION

L'être humain a des besoins. Certains sont fondamentaux pour vivre et s'épanouir. Nous nous référons aux besoins fondamentaux décrits par V. Henderson (2003). En effet, l'être humain a, selon Henderson (2003, p. 58), "14 besoins fondamentaux dont : choisir des vêtements appropriés, s'habiller et se déshabiller ; maintenir à un niveau normal la température du corps par le port de vêtements appropriés ou la modification de la température ambiante ; tenir son corps propre et sa mise soignée, protéger son épiderme".

Sa théorie de soins se base sur trois concepts : "toute personne tend et désire son indépendance ; la personne est un tout avec 14 besoins fondamentaux ; un besoin qui demeure insatisfait affecte la personne dans son intégrité et fait d'elle un être humain moins complet".

Le concept de la hiérarchie des besoins développés par Maslow aurait également pu être traité afin d'expliquer la notion de besoins essentiels dans le but d'être indépendant dans les activités de la vie quotidienne, toutefois, nous avons choisi de développer l'approche d'Henderson, influencée par Maslow, car elle nous semble en adéquation avec le modèle de prise en charge pour la toilette et l'habillage dans un cadre hospitalier et c'est celle employée par l'équipe soignante du service de neuroréhabilitation au CHUV.

POURQUOI LA RÉÉDUCATION DE LA TOILETTE ET DE L'HABILLAGE EST-ELLE UNE PRISE EN CHARGE RELEVANT AUSSI DE L'ERGOTHÉRAPIE ?

Il nous semble important de porter une réflexion à ce sujet "car les activités quotidiennes ne sont pas uniques aux ergothérapeutes et sont utilisées sur une base régulière par plusieurs professionnels de la santé" (Reed, 1984 cité par Brousseau et Gilbert 1992, p. 22). En effet, "qui n'a pas été témoin du travail de l'infirmière auprès de son client pour l'assister à s'habiller, à se laver ou de celui de la physiothérapeute cherchant à faciliter le transfert du patient du fauteuil au lit ?" (Brousseau et Gilbert, 1992, p. 22).

Premièrement, si l'on reprend le concept présenté dans le chapitre précédent, il paraît donc évident que l'ergothérapie vise, par le biais d'activités, à assumer certains besoins fondamentaux. La pratique de la toilette et de l'habillage s'insère dans cette perspective : "Choisir des vêtements appropriés, s'habiller et se déshabiller, tenir son corps propre et sa mise soignée, protéger son épiderme et maintenir à un niveau normal la température du corps par le port de vêtements appropriés ou la modification de la température ambiante" (Henderson, 2003, p. 58).

Le paradigme de l'ergothérapie comprend 3 larges prémisses centrales (Kielhofner, 1997 cité par Meyer, 2000) : "Les êtres humains sont par nature des êtres d'activité. Les êtres humains peuvent expérimenter un dysfonctionnement dans leurs activités. L'activité entre dans la dynamique de la thérapie" (p. 1). Lorsqu'un dysfonctionnement survient dans une activité telle que la toilette et l'habillage, l'indépendance est atteinte. La prise en charge par les ergothérapeutes de la rééducation de la toilette et de l'habillage est ainsi justifiée. C'est donc par l'approche d'Henderson (2003), qui complète le paradigme de l'ergothérapie, que nous soutenons que la rééducation de l'activité toilette et/ou habillage relève de notre domaine.

DIFFÉRENCIATION PAR RAPPORT À L'ÉQUIPE SOIGNANTE

Henderson avance qu'"une infirmière remplace la personne qui, pour un temps, ne peut accomplir elle-même certaines activités liées à sa santé et elle aide la personne à recouvrer le plus tôt possible son indépendance dans la satisfaction des besoins ou dans l'exercice de ses auto soins" (Kerouac, Pépin, Ducharme, Duquette & Major 1994, p. 27).

Une partie de la définition de l'ergothérapie donnée par l'association suisse des ergothérapeutes en 1982 dit : "le but de l'ergothérapie est de lutter contre les effets de la maladie ou du handicap et de promouvoir le maintien ou l'amélioration des capacités d'action du patient dans les activités de la vie domestique, sociale et professionnelle".

Si l'on compare ces deux définitions, une infirmière (ou tout au membre de l'équipe soignante) va suppléer le patient dans les activités qu'il ne peut plus assumer en raison de son état de santé alors qu'un ergothérapeute va agir sur les capacités d'action du patient afin qu'il recouvre son indépendance. Lors de l'activité de la toilette et de l'habillage, l'approche sera donc différente.

L'infirmière a pour buts lors de la prise en charge des soins personnels : le confort et le bien-être du patient, la surveillance de l'état cutané, connaître l'état d'éveil, c'est donc un moment privilégié de recueil de données. Elle va exécuter les gestes nécessaires à la place du patient tout en incluant ses capacités d'action et le faire participer un maximum à sa toilette.

L'approche de l'ergothérapeute diffère de celle de l'infirmière mais la finalité est similaire. Pour l'ergothérapeute la majorité des actes doit être réalisée par le patient. Donc après avoir mis en évidence les limitations de l'activité par son évaluation, l'ergothérapeute intervient en employant l'activité comme moyen de traitement, cela permet d'enseigner des stratégies palliatives (par exemple lorsque le membre supérieur n'est pas fonctionnel : apprendre à réaliser les activités bimanuelles avec une seule main), rééducatives (par exemple : lors des troubles des fonctions exécutives : respect de l'ordre chronologique et enchaînement des étapes). L'ergothérapeute peut agir sur l'environnement physique et humain ou proposer des moyens auxiliaires ou un appareillage technique (inspiré de Christiansen (1991) in Meyer S. (2000) pp. 10-11). Il agira donc peu à la place du patient. De plus, l'ergothérapeute organise l'activité de telle façon que le patient puisse réaliser seul les étapes en fonction de son potentiel, tout en tenant compte des progrès réalisés et des difficultés persistantes. "Enfin, l'ergothérapeute se distingue des autres intervenants quant à l'utilisation des activités de la vie quotidienne en se référant constamment à des composantes telles que l'environnement, les valeurs, les intérêts, l'importance des habitudes et le temps" (Brousseau et Gérald, 1992, p.22).

La collaboration avec l'équipe soignante est essentielle. Dans notre pratique quotidienne, l'infirmière fournit à l'ergothérapeute toutes les informations relatives à l'état de santé du patient, elle rencontre aussi son entourage plus régulièrement que l'ergothérapeute et peut nous transmettre tout fait nouveau. L'ergothérapeute, à son tour, lui transmet toutes les indications concernant les capacités d'action du patient.

DIFFICULTÉS RENCONTRÉES DANS LA PRISE EN CHARGE

CARACTÉRISTIQUES LIÉES AUX FACTEURS PERSONNELS

Afin de prévenir certaines difficultés, il est nécessaire de tenir compte des caractéristiques personnelles du patient (sexe, origine, religion, niveau socioculturel) et de ses habitudes de vie antérieure afin de restaurer des savoir-faire qui correspondent à ceux pratiqués auparavant.

PROCESSUS D'ACCEPTATION

Le patient est confronté à ses difficultés. Le processus d'acceptation est long et le patient peut souffrir de dépression réactionnelle. Il se rend compte qu'il ne peut plus assumer seul ses soins personnels, activités qu'il considérait comme étant des gestes si simples à réaliser. Il prend conscience qu'il vit des situations de handicap et mesure à quel point sa vie a changé suite à l'atteinte du système nerveux central. Bien souvent, il doit faire le deuil de ses habitudes de vie antérieures, momentanément ou de manière définitive ; partiellement ou complètement. L'ergothérapeute doit alors doser l'aide apportée au patient afin que celui-ci ne soit pas mis face à ses difficultés sans solution pour les résoudre. Il doit adapter les objectifs de rééducation en fonction de l'état psychologique du patient, comme il s'adapte en fonction des atteintes organiques pouvant survenir au cours de la rééducation.

CONTEXTE DE VIE ET ADAPTATION À LA SITUATION DE HANDICAP

Nous devons être attentifs aux difficultés d'organisation qui peuvent également survenir lorsque nous devons concilier habitudes de vie antérieures et situations de handicap. L'environnement hospitalier est tout autre que celui du lieu de vie du patient. L'ergothérapeute a besoin d'obtenir des informations concernant le domicile du patient ainsi que de ses habitudes de vie. Afin de se rendre compte et de recréer dans la mesure du possible les conditions du domicile, une évaluation au domicile a lieu et des objectifs de traitement en découlent. Il est donc souhaitable que le patient puisse concilier ses habitudes de vie antérieures et l'environnement hospitalier dans lequel il reconstruit ce qu'il a perdu.

ETAT DE SANTÉ GLOBAL DU PATIENT

L'ergothérapeute doit également tenir compte lors de son intervention, des autres atteintes médicales dont souffre le patient, c'est pourquoi la collaboration avec l'équipe soignante est capitale. L'ergothérapeute tiendra compte du temps nécessaire réservé aux soins infirmiers avant son intervention.

En cas d'anosognosie, par exemple, lorsque le patient nie ses difficultés, les chances que la rééducation aboutisse à un succès sont plus faibles car le patient doit se rendre compte de ses difficultés pour trouver d'autres savoir-faire. Même lorsque le patient nie toutes ses difficultés, l'ergothérapeute poursuit la prise en charge car la sévérité de l'anosognosie peut diminuer au cours de la rééducation et le patient peut alors progresser. La mise en place d'objectifs thérapeutiques clairement exprimés au patient est nécessaire afin qu'il réalise quelles sont ses difficultés pour qu'il puisse les dépasser.

ANALYSE DE L'ACTIVITÉ TOILETTE/HABILLAGE

En premier lieu, il nous semble nécessaire de lister les principaux prérequis moteurs, sensoriels, perceptivo-moteurs et cognitifs, définis dans différents modèles de pratique par Meyer (2000) qui contribuent à pouvoir assumer de façon indépendante les soins personnels tels que se laver et s'habiller puisqu'il s'agit ici des activités qui nous intéressent. Il est évident que cette liste est non exhaustive, mais elle nous permet de cibler les grandes étapes de cette activité. Dans cet exposé, nous avons décidé de nous focaliser uniquement sur les fonctions motrices, sensorielles et cognitives fondamentales car il nous semble primordial de rester circonscrit à ces domaines afin de rendre la représentation la plus éloquente possible. Il est clair que nos objectifs de traitement peuvent être ciblés sur d'autres prérequis non évoqués ici.

ETAPES DE L'ACTIVITÉ

Lorsque l'on parle de toilette/habillage, il s'agit d'une activité que l'on peut structurer en plusieurs étapes : ressentir le besoin de se laver ; se déplacer jusqu'à la salle de bain ; se dévêtir ; s'installer dans la douche ou la baignoire ; se laver ; se sécher ; se vêtir.

PRÉREQUIS NÉCESSAIRES À L'ACTIVITÉ

Un individu n'ayant aucune dysfonction, va, de manière inconsciente, mettre en œuvre les fonctions physiologiques motrices suivantes qui permettent la réalisation indépendante de cette activité : opérer des ajustements posturaux ; avoir des réactions d'équilibre en position debout et assise ; dissocier les différentes parties de son corps ; coordonner ces mêmes parties entre elles pour aboutir aux gestes souhaités, aux buts à atteindre ; solliciter une certaine force musculaire en fonction des gestes à faire ; mobiliser ses membres dans certaines amplitudes articulaires ; produire des prises variées globales et fines en fonction des objets à manipuler (approcher la main de l'objet, le prendre précisément et l'orienter en fonction de son utilisation). Toutes ces étapes de la prise à proprement parler permettent des gestes fonctionnels précis, rapides, réguliers, réalisés sans effort apparent.

Les aspects sensoriels entrent également en compte : la sensibilité superficielle permet de discriminer la température de l'eau, de l'air, induit le besoin de se réchauffer ou au contraire de se rafraîchir ; la sensibilité profonde permet de bouger son corps, ses membres sans contrôle de la vision ; les fonctions vestibulaires ont un rôle important lors des changements de position tels que se baisser et se relever ; la vision permet de prendre connaissance de l'aménagement de la salle de bain, de la localisation du matériel et des produits.

Au niveau cognitif et perceptivo-moteur, les fonctions suivantes contribuent au même titre que les aspects moteurs et sensoriels à la bonne réalisation de cette activité, il s'agit de : l'attention ; la concentration ; la mémoire ; les fonctions exécutives (anticipation, planification, organisation, incitation, résolution de problème) ; les praxies ; les gnosies ; la planification et la programmation des gestes ; l'orientation spatio-temporelle.

En effet, ces fonctions permettent d'effectuer des gestes qui sont anticipés, planifiés et réalisés. Se laver et s'habiller demandent également d'être organisé au niveau spatio-temporel. Chaque partie du corps (bras, jambes, tronc) est intégrée d'une manière ou d'une autre dans cette activité. Les fonctions mnésiques et exécutives sont mises à contribution, elles permettent à l'individu d'effectuer logiquement les diverses étapes, d'avoir en tête ce qui a déjà été fait et ce qui reste à faire, ceci dans un espace temps défini et qui doit être respecté.

Les praxies et les gnosies sont également essentielles puisqu'au cours de cette activité, l'individu va employer toutes sortes d'objets dont il doit connaître la procédure et le but d'utilisation.

ATTEINTES AUX PRÉREQUIS

Lors d'une lésion cérébrale, les fonctions motrices, sensitives, perceptivo-motrices et/ou cognitives décrites dans le chapitre précédent peuvent être atteintes. Afin de se rendre compte de l'impact des déficits sur la réalisation des gestes quotidiens, voici quelques exemples :

- *Avoir des réactions d'équilibre en position debout et assise :* lorsque l'équilibre dynamique debout est déficitaire, les soins personnels deviennent difficiles, il est nécessaire d'avoir un bon équilibre pour réaliser la toilette intime ou enfiler un pantalon en étant debout.
- *La sensibilité superficielle permet de discriminer la température de l'eau* : si le patient a des déficits au niveau de la sensibilité superficielle, la toilette peut devenir dangereuse, car il est nécessaire de distinguer l'eau chaude et l'eau froide. Il doit développer des moyens de compensation.
- *Les praxies :* si le patient a des troubles praxiques, il ne pourra plus se servir par lui-même du dentifrice, du gant de toilette ou encore, il ne se souviendra plus comment mettre son pull.

Ces exemples montrent qu'une atteinte cérébrale vient perturber le fonctionnement de l'individu. Dans notre pratique, ces prérequis sont travaillés en salle de traitement, lors de la prise en charge des soins personnels et par les autres corps professionnels tout au long de la journée. Nous commençons bien souvent la prise en charge des soins personnels par une toilette du haut du corps au lavabo et l'habillage du haut en position assise. En fonction des progrès et de l'évolution du patient, une toilette complète au lavabo est proposée et ensuite une douche qui demande plus de prérequis.

* *
*

Cet exposé nous a permis de lier notre pratique quotidienne à des concepts théoriques et de mettre en évidence que la volonté d'amener le patient à acquérir de l'indépendance dans la réalisation de la toilette et de l'habillage est partagée par plusieurs professions de la santé et que, dans un milieu hospitalier, le rôle de l'équipe soignante est complémentaire à celui de l'ergothérapeute. La différence se situe au niveau des approches et des moyens d'intervention.

"Aider le client à acquérir, à maintenir, à développer de l'autonomie dans les activités de tous les jours fait partie du quotidien de l'ergothérapeute, qu'il travaille en milieu communautaire ou en milieu hospitalier, avec des clientèles en santé physique ou en santé mentale et ce, indépendamment du groupe d'âge" (Brousseau & Gilbert, 1992). L'activité toilette et habillage faisant partie des activités de tous les jours dont parlent Brousseau & Gilbert, il nous semble justifié d'affirmer que ce type d'activité relève bien de l'ergothérapie. Cette notion est reprise dans la définition de l'ergothérapie que nous donnons au début de notre exposé : "elle cherche à créer les conditions nécessaires pour une autonomie et une indépendance dans les activités de la vie quotidienne".

Il est bien clair que l'ergothérapie évolue aussi selon le contexte dans lequel elle se pratique. Il existe des lieux de pratique où l'intervention de l'ergothérapie lors de la toilette et l'habillage n'a pas de sens, alors que dans d'autres lieux de pratique, cette intervention s'avère nécessaire et c'est ce que nous avons voulu démontrer par cette présentation. La toilette et l'habillage dépendent donc du contexte professionnel de l'ergothérapie et des pathologies rencontrées.

Le bien-être du patient et l'approche de l'indépendance à travers les besoins fondamentaux de l'Homme correspondent à la philosophie de l'ergothérapie. Il est important que le patient récupère au mieux son indépendance et ses habitudes de vie antérieure ce qui lui permettra de s'approcher ou d'atteindre une qualité de vie optimale.

Par l'analyse de la toilette et de l'habillage et l'atteinte des prérequis nécessaires à cette activité, nous avons montré à quel point les gestes simples sont réalisables grâce au bon fonctionnement des sphères motrices, sensorielles, cognitives et perceptives et qu'une atteinte quelle qu'elles soient peut entraver l'indépendance de l'individu.

BIBLIOGRAPHIE

BROUSSEAU M. et GILBERT D. – *Les activités de la vie quotidienne : au-delà d'une liste de tâche à performer*, in "Revue Québécoise d'Ergothérapie", 1992, 1, 21-24. TEASELL R-W., KALRRA L. – *What's new in stroke rehabilitation. Back to basics*, in "Stroke", 2005, 36: 215. — HENDERSON V. – *Principes fondamentaux des soins infirmiers*, Genève : Conseil international des infirmières, 2003. — KEROUAC S., PEPIN J., DUCHARME F., DUQUETTE A. & MAJOR F. – *La pensée infirmière*, Etudes Vivantes, 1994. — MEYER S. – *Le processus de l'ergothérapie*, Lausanne : Editions EESP, 1990. — ORGANISATION MONDIALE DE LA SANTE – *Classification internationale du fonctionnement, du handicap et de la santé*, 2001.

INSTRUMENT DE MESURE

Guide pour l'ensemble des données uniformes pour la réadaptation médicale (incluant l'instrument MIF), Version 5.0. Buffalo, NY 14214. State University of New York at Buffalo, 1996.

RÉSUMÉ

Cet exposé débute par la définition des concepts de réhabilitation, neuro réhabilitation et le lien avec l'ergothérapie et notre pratique quotidienne. Puis, nous expliquons l'importance de rééduquer l'activité toilette et l'habillage et pourquoi cette prise en charge relève aussi de l'ergothérapie. Nous explorons les similitudes et les différences entre une approche infirmière et une approche ergothérapeutique. Nous terminons par lister les fonctions nécessaires pour réaliser cette activité ainsi que les difficultés rencontrées lors de l'atteinte de ces fonctions.

LE BLESSÉ MÉDULLAIRE : QUELLE SEXUALITÉ ?

J.-C. COLOMBEL*

Si les troubles génito-sexuels accompagnent nombre de maladies neurologiques, il convient de ne pas systématiquement attribuer le trouble sexuel au dysfonctionnement neurogène.

Amarenco G. (2000)

Nous savons que la rééducation du blessé médullaire a pour but principal la réadaptation fonctionnelle dont fait partie, à l'évidence, la fonction sexuelle. Mais cette évidence n'est pas toujours claire ni sereine. Pour les soignants, que leur pratique quotidienne auprès du patient place dans une intimité à ciel ouvert, cette évidence les confronte sans ménagement à leur sexualité personnelle, à leur équilibre affectif et à leurs mécanismes de projection. Dans la famille, où les mécanismes d'identification s'ajoutent à la souffrance, cette intimité angoissante du corps meurtri et dénudé réveille de manière particulièrement ambiguë une problématique de la relation, de la bonne distance et de l'inceste, qui paraissait depuis longtemps résolue. Quant au partenaire du patient, indépendamment des questions qui se poseront un jour des capacités motrices et sexuelles restantes, l'image statique et peu valorisante du handicapé ne conserve pas facilement un attrait érotique en rapport avec ce qu'il pouvait être auparavant.

Du reste, cette gêne et cette difficulté générale aboutissent à des comportements qui ne correspondent en rien à la place de la sexualité pour le handicapé par blessure médullaire. Pourtant, cette place est au moins aussi importante pour lui que pour le sujet ordinaire. En fait, elle est l'une des hantises de tout patient, à partir du moment où il découvre que la blessure de la moelle n'a pas atteint seulement ses capacités motrices et sensitives, mais également ses capacités sexuelles. L'ampleur de cette réalité traumatique dépasse d'ailleurs très largement le bilan lésionnel, puisqu'elle atteint l'individu dans l'image qu'il a de lui-même. Malgré les artifices d'un vocabulaire dramatiquement correct et lui-même handicapé (qui peut bien être une "personne à mobilité réduite" ?), elle fait resurgir non seulement les fantasmes de l'infirmité, mais ceux de la monstruosité, de la tare, ceux qui retirent tout droit à une vie relationnelle normale et à plus forte raison, à toute vie sexuelle. Enfin, comment être suffisamment disponible à cette souffrance que les mots diront si peu ? Comment faire de l'écoute non pas un moyen de prescrire quelque recette, mais l'acte fondateur d'une relation de confiance à maintenir dans son cadre de respect et de dignité, autrement dit dans ce que toute relation thérapeutique devrait s'attacher à reconstruire en priorité ?

Faudra-t-il un jour reconnaître simplement que toute atteinte lésionnelle de la moelle peut déterminer un syndrome de déficit sensitivo-moteur et sexuel ?

---

* Médecin, Centre de rééducation Bouffard Vercelli - 66290 Cerbère

MAIS QU'EST-CE QUE LA SEXUALITÉ ?

D'une façon générale, nous pourrions définir la sexualité par l'ensemble des caractères morphologiques, physiologiques et psychiques déterminés par le sexe. Nous pourrions la définir aussi par l'ensemble des comportements déterminés par l'instinct sexuel. Mais ce ne sont pas des définitions satisfaisantes, parce qu'elles ne parlent pas de la sexualité de l'être humain dans ce qu'elle a de spécifique, très au-delà du capital génétique et de l'instinct.

Bien que toujours rattachée à la fonction reproductrice, c'est-à-dire au triomphe de la vie sur la mort grâce au relais des générations, la sexualité humaine déborde largement la sphère de l'instinct et du besoin. Dans nos civilisations occidentales, après deux millénaires de répression, elle se déploie vers le plaisir, tout en subissant l'empreinte de la Loi et des croyances. D'où l'aspect festif et conflictuel à la fois, transgressif et parfois pervers ou sulfureux, qui est souvent le sien aujourd'hui. La société actuelle recommande et valorise la consommation, la jouissance immédiate et les masques galants de la séduction. Quelle est la place de l'amour par rapport à la sexualité, autrement dit, quelle mise en perspective existe aujourd'hui entre le soma et l'affect ?

Tels sont quelques-uns des mystères et des paradoxes de la sexualité d'aujourd'hui. Mais vouloir en faire une sorte d'inventaire est impossible. Et c'est heureux, car dans ses formes symboliques, elle va toujours à la rencontre de cette part inconnaissable que chaque être préserve en soi, sans y avoir jamais tout à fait accès.

En effet, dans ce qu'elle a d'apparent, la sexualité de l'être humain conserve bien sa finalité biologique, qui l'inscrit dans le temps et donc dans l'histoire. Elle se fonde sur l'instinct de reproduction, qui la fait apparaître comme un besoin. Mais elle pourrait être abordée comme *un territoire identitaire*, définissant la personne par son sexe, avec une image de soi et un aspect culturellement fixés par la société où elle vit. A cet aspect des choses nous pourrions rattacher *sa dimension relationnelle*, qui va de l'intimité avec ou sans autrui, jusqu'à la famille, au groupe et à la société. Mais la sexualité a aussi *une dimension hédonique*, qui fait se croiser en quantités variables le désir, le plaisir, la pudeur et les conflits. De même qu'à l'envers du décor, elle possède *un soubassement fantasmatique* particulièrement riche et dans lequel les pulsions se déploient à travers les images de fusion, d'interdits et de transgression. Enfin, nous devons la rattacher à *sa dimension métaphysique*, celle qui unit encore les croyances et les rituels, la descendance et ses aspects juridiques, comme elle unit l'espace et le temps, et plus encore l'amour et la mort.

L'AUTRE TRAUMATISME

La seule chose dont nous sommes certains et que nous devons affirmer avec force, c'est qu'avant son accident, le blessé médullaire s'est construit, comme tout individu, avec tous ces éléments comme autant de repères fondamentaux pour son existence et son identité. Certains brusquement se dérobent ou ne lui sont plus accessibles. D'où le second traumatisme de la lésion médullaire, et qui est *un traumatisme sexuel*. Ce traumatisme frappe avec d'autant plus de violence qu'il opère en deux temps. Au moment de l'accident, l'urgence des premières interventions le fait passer au second plan, puis sa réalité et sa gravité s'imposent peu à peu, pour se révéler considérables au fil des semaines. Nous savons que, pour certains patients, il peut d'ailleurs passer au premier plan, le handicap sensitivo-moteur étant ressenti de manière moins douloureuse que le handicap sexuel.

Ce traumatisme sexuel s'ajoute aux déficits neurologiques de manière insidieuse mais de plus en plus évidente et surtout après la fin du choc spinal. Il contribue à bloquer le travail de deuil parce qu'il crée une régression fonctionnelle massive et qu'il détruit des évidences identitaires, au point de plonger le blessé médullaire dans une situation très infantile. C'est pour cela que les problèmes de sexualité du blessé médullaire ne pourront jamais être réglés par des solutions purement techniques, telles que la médecine d'aujourd'hui nous en offrirait volontiers. Pas plus chez le blessé médullaire que chez l'individu ordinaire, ce qui est du ressort de la sexologie ne saurait se borner à une approche univoque, dont les intentions et les buts seraient de l'ordre du dépannage ou de la réparation mécanique. La démarche de soin doit tenir compte des multiples composantes d'une sexualité qui ne peut se résumer au sexe, mais qui appartient d'abord au sujet avec son histoire personnelle et les éléments culturels qui l'ont façonné. Et c'est ce qui en fait la complexité et la difficulté, mais aussi la richesse et l'intérêt pour celui qui veut soigner un blessé médullaire.

LES DÉFICITS NEUROLOGIQUES

Pour prendre en compte le mieux possible l'impact du traumatisme, il nous semble nécessaire de tenir compte à la fois des aspects neurologiques et des conséquences psychologiques des lésions médullaires. Nous en connaissons bien l'aspect "mécanique". Il se caractérise par deux types de troubles.

* Selon la hauteur de l'atteinte lésionnelle, on va trouver une paraplégie ou une tétraplégie avec *un syndrome de déficit moteur et sensitif* bien précis. Ce syndrome atteint la partie du corps en aval de la lésion. Or il n'y a pas de sexualité sans mouvement ni sensibilité. En ce qui concerne la moelle, dans les deux sexes, la partie interne des organes génitaux dépend des niveaux D10, D11 et D12, tandis que la partie externe des organes génitaux dépend de S2, S3 et S4. C'est-à-dire que la sensibilité des organes externes disparaît pour des lésions du cône médullaire remontant jusqu'en S2. Par rapport aux vertèbres, le cône médullaire est juste derrière la jonction L1-L2. La sensibilité des organes génitaux internes est absente pour des lésions de niveau D10 et au-dessus. Mais toute lésion au-dessus de D10 a pour conséquence une altération ou une abolition de la sensibilité des organes sexuels internes et externes. Quant à la motricité volontaire des sphincters et du plancher pelvien, elle dépend entièrement de l'intégrité des niveaux S2 à S4, par le nerf honteux interne *(voir infra, note numéro 2)*.

* En outre, il existe *un syndrome fonctionnel*, dont fait partie l'aménorrhée, mais la baisse de la libido chez la femme comme chez l'homme en sont aussi les témoins. Il est probable que la cause de ces anomalies est hormonale et psychogène à la fois, ainsi que nous pouvons le constater dans la plupart des grands traumatismes psychiques ou dans les syndromes dépressifs sévères.

Chez la femme, on sait que la disparition des cycles menstruels peut durer plusieurs mois et qu'elle est rarement inférieure à quatre mois. Pour certaines, ce blocage les renvoie à la période prépubertaire de leur vie. D'autres sont renvoyées plus en arrière dans la petite enfance, en raison des soins d'hygiène dont elles sont dépendantes et qu'elles doivent subir dès le premier jour de la prise en charge. D'autres encore mettent en rapport ce blocage ovarien avec les dégâts de nature trophique provoqués par les lésions neurologiques. Pour elles, l'image dégradée qu'elles ont de leur corps se rapproche du délabrement physiologique de la vieillesse annonciatrice de la mort. La disparition de cette preuve de leur féminité constitue une blessure narcissique profonde, non seulement parce qu'elle leur interdit la jouissance de leur âge réel, mais parce qu'elle est une atteinte à leur identité même.

Quant aux hommes, l'absence d'érections leur fait penser qu'il doit se passer quelque chose de grave ou de très sournois, justement parce que c'est un mal inapparent, mais qui s'accorde implacablement à l'idée d'impuissance. Pire encore, l'angoisse des érections incongrues, par exemple au cours de la toilette ou des sondages comme c'est le cas dans certaines paraplégies spastiques. Elles surgissent à l'improviste et dont ne sait quel réservoir d'animalité inconnue. Elles sont d'autant plus humiliantes qu'elles s'affichent d'une manière totalement impudique, qu'elles ne s'accompagnent d'aucune sensation ni d'aucun désir et qu'elles laissent indifférents le regard et la main gantée des soignants.

Quels qu'en soient les mécanismes et leurs possibles combinaisons, ces déficits fonctionnels participent aux sentiments de dévalorisation narcissique des patients et de castration symbolique, qui alimentent leurs fantasmes de régression et d'indignité.

Ces deux types de troubles apparaissent dans un contexte psychologique très particulier, mais qui va évoluer dans le temps. Du point de vue de la sexualité, on peut y relever tour à tour des implications identitaires, relationnelles, hédoniques ou fantasmatiques. Parfois violentes, parfois douloureuses, elles sont le plus souvent marquées par une coloration d'étrangeté et d'irréalité.

POURQUOI CETTE IRRÉALITÉ ET CETTE ÉTRANGETÉ ?

A la phase initiale, de sidération médullaire, le patient est couché le plus souvent. Ce que nous observons est une grave perte d'autonomie, d'où *sa situation de dépendance*. Mais nous pouvons nous étonner de la soumission presque naturelle dont il fait preuve à l'égard des soins élémentaires qui lui sont donnés. Le patient accepte comme normale la pénétration dans son intimité anatomique, à laquelle la plupart des soignants se livrent avec un air parfaitement professionnel. Les gestes répétés que sont les injections, les prélèvements, les contrôles divers, les manœuvres de prévention contre les escarres, les soins d'hygiène et les évacuations à heures régulières ne paraissent pas le choquer. Nous constatons cet état que nous avons qualifié de régressif, notamment parce que le patient ne se révolte pas contre l'accès répété à son corps et la violation de son territoire de pudeur. La neutralité aseptisée du soignant et sa perfection gestuelle viennent confirmer la “désérogénéisation” des orifices corporels, qui sont revenus à un rôle purement physiologique et passif.

En fait, il existe trois ordres de signes qui, de proche en proche, se relient l'un à l'autre et qui nous permettent de mieux comprendre cette absence de révolte :

* D'une part et d'un point de vue neurologique, les afférences sensitives et proprioceptives sont bloquées au niveau de la lésion médullaire. Elles demeurent par conséquent ignorées du patient : au-dessous de la lésion, le corps ne lui donne plus sa position. Il n'est pas qu'immobile, il reste silencieux et vide. Pour un sujet tétraplégique, il n'a d'existence que visuelle. Pour un paraplégique, toute sensation disparaît à partir d'une région du corps qu'il peut parfaitement repérer lui-même avec ses doigts. Au-dessous, c'est *un corps sans vie*, un corps qui se fait oublier et qu'il ne reconnaît plus comme sien. Nous pouvons même dire qu'il le désinvestit, et qu'il met à distance tout ce qui le concerne.

* D'autre part, dans cette partie privée de motricité et de sensibilité, exactement comme chez les amputés, un corps de substitution va se greffer au point de jonction entre la partie vivante et la partie morte. Pour des raisons que nous ne savons pas expliquer avec suffisamment de pertinence, le patient est persuadé qu'à la place de ce corps sans vie, il dispose d'un autre corps. *Un corps fantôme* certes, ou un fantôme de corps, mais un corps bien vivant puisqu'il bouge et qu'il remplit l'espace au-dessous de la lésion. Il permet à nouveau la jouissance complète d'un intérieur corporel, dans la mesure où il est raccordé à la partie sus-lésionnelle. D'ailleurs, il lui attribue parfois les douleurs et les contractures qui peuvent s'en emparer. En fait, il n'en dispose pas autant qu'il le voudrait, même si ce corps mobile et sensible lui permet de rêver qu'il marche encore et qu'il se déplace à sa guise. Ce corps, qu'il s'approprie et qui devient donc le sien, se place dans des configurations aberrantes, impossibles à tenir. Mais elles s'imposent à l'esprit du patient comme étant un peu ce que l'on aurait autrefois, appelé le fait du prince. Et il s'en accommode d'autant mieux qu'il peut l'habiter à nouveau.

* Enfin, d'un point de vue subjectif, nous connaissons *les réactions de déni* qui sont si habituelles chez les traumatisés médullaires. Pour inquiétantes qu'elles soient, elles n'en sont pas moins la meilleure arme défensive contre la catastrophe qui frappe un sujet en bonne santé jusque-là. A partir du moment où le déni s'installe, l'accident est minimisé et surtout, ses conséquences sont niées. Le blessé médullaire est convaincu du caractère bénin et temporaire de cette histoire, même s'il doit, pour cela, se maintenir dans cette zone irrationnelle que vient occuper toute illusion de l'esprit. Il s'agit peut-être d'une forme de croyance, grâce à laquelle il préserve un avenir acceptable par-dessus une véritable déroute neurologique et psychologique.

Si nous mettons en perspective son corps sans vie, son corps fantôme et sa réaction de déni, nous entrons dans un monde étrange et tout à fait irréel : c'est un monde clos, dont nous avons parfois l'intuition furtive lorsque, au détour d'une phrase, le patient nous paraît n'avoir jamais entendu parler de son état neurologique, ou encore lorsqu'un lapsus révèle la confusion qu'il fait entre membres réels et membres fantômes. Mais c'est un monde dont la logique et les contenus nous sont peu accessibles. Pour nous, la difficulté est de rentrer dans ce monde irréel, car nous sentons qu'il se tient toujours au bord du désespoir qui pourrait survenir s'il venait à disparaître. Et la conscience que nous avons de cette étrangeté douloureuse nous retient peut-être de chercher à mieux le comprendre.

Il nous faut admettre que l'irréalité cultivée n'est pas un luxe, ou une folie, mais une nécessité pour lui. Cette nécessité ne préserve pas le patient du doute, ne serait-ce que parce que la perception de son état s'affronte en permanence à l'illusion qu'il s'est fabriquée. Elle ne le préserve pas non plus de la souffrance, parce que toute souffrance refuse la perte de ce qui n'est plus. Tel est le rôle du deuil et son paradoxe. Le deuil entretient la présence malgré la disparition réelle. Le deuil rend visible ce qui est absent. C'est en cela qu'il s'appuie sur le déni qu'il finit par justifier. Ici, la souffrance du deuil prend la forme symbolique d'un trait d'union entre ce qui vit et ce qui ne vit plus. La part vivante finit par remplacer la partie morte avec ce que nous appelons un corps fantôme, lequel est au moins aussi réel que le corps anatomique. Ainsi peuvent cohabiter et se maintenir dans une parfaite entente, les éléments qui résultent d'une conjugaison hasardeuse mais tenace, entre destruction extériorisée et reconstruction à l'intérieur de soi.

La destruction est placée dans le domaine du concret, du visible, c'est-à-dire de ce qui appartient à l'autre, le soignant en particulier. Il s'empare volontiers de cette défaillance, il s'occupe de cette absurdité du corps dont une partie se situe en territoire extérieur, à laquelle le patient n'a plus accès et vers quoi rien ne l'attire. D'une image, nous pouvons dire qu'inconsciemment le patient se déleste de cette partie absente de ses sens et qu'il la projette au dehors, vers le soignant qui lui est le plus proche et qui la "prend en charge". Le soignant est alors mis dans la place d'un Double, avec toute l'ambiguïté que suppose cette place. Il peut y ressentir le plus grand trouble, s'il perçoit comme une agression cette projection qui le charge de mort parce qu'il se sent visé personnellement. Il peut aussi devenir agressif lui-même, simplement en se mettant hors de portée de ce mouvement, qui n'est en fait qu'une demande d'aide pour limiter la destruction et construire autre chose.

A l'opposé, *la construction* se développe dans l'intimité du domaine intérieur, qui est le domaine du secret, des rêves et des fantasmes. Le secret du patient concerne ce qu'il préserve de plus précieux, et qui ne peut s'échanger que dans la confidence. C'est le secret de ses membres fantômes et de son désir retrouvé. C'est aussi, parfois, la jouissance obscure de douleurs qui redessinent son corps et peuvent même le rendre réhabitable [1]. De même que les douleurs, les rêves sont dans le champ de l'espoir et, comme souvent chez tout sujet normal, leur matière est celle du désir réalisé. Ils le font courir et danser chaque nuit, non sans quelques plaisirs érotiques à l'occasion. Tandis que les fantasmes utilisent la complétude retrouvée pour affleurer au moment des soins, sous la forme d'images de viol ou de pénétration sadique de la part des soignants.

LES APPRENTISSAGES

Ainsi s'établit le partage souterrain entre ce qui est perçu et ce qui est "halluciné". La priorité qu'il donne à ce qui n'est que virtuel démontre amplement que la sexualité n'est pas absente des angoisses et des émotions du patient, même lorsque sa dépendance lui donne en apparence une posture totalement asexuée.

Les choses changent lorsque réapparaît l'automatisme médullaire. C'est un moment de basculement, autant pour le soignant que pour le patient.

* *Quels changements ?* Pour le soignant, la fin du choc spinal change radicalement la technique des soins et son approche du patient. Désormais, il va pouvoir tirer parti de ce que signale la réapparition du réflexe bulbo-anal, puisque d'une façon générale, les sphincters ne vont plus conserver leur tonus permanent, chose qui avait entraîné un syndrome de rétention pure. Il va pouvoir enseigner au patient divers gestes de déclenchement pour la miction et la défécation.

Nous savons que ce n'est pas toujours facile pour lui, à la manière dont on peut dire que l'acquisition d'une technique nouvelle précède forcément un éloignement entre maître et élève. La maîtrise du sondage par le patient lui-même en est un exemple particulièrement démonstratif. Certaines difficultés ne sont pas dues à la maladresse dans l'apprentissage de gestes inconnus, mais à la crainte de perdre ces moments de relation privilégiée dont il s'était jusque-là, très bien accommodé. De manière symétrique, certains soignants ne parviennent pas à développer leurs qualités pédagogiques autant qu'ils le voudraient, parce qu'une autonomie plus grande de leur patient les renvoie à une solitude inscrite dans leur propre histoire.

Pour le patient, qui avait mis un peu de fantasmes dans beaucoup de réalité, c'est le moment où il va commencer à mettre un peu de réalité dans beaucoup de fantasmes. S'il est en mesure de faire sa toilette intime, ses doigts redécouvrent la contraction réflexe des muscles du plancher pelvien. Pour la femme, c'est aussi le moment où les gestes exploratoires font réapparaître la congestion des organes génitaux externes et les sécrétions vaginales réflexes. Pour l'homme, les érections redeviennent possibles dans les mêmes conditions.

* *Quel plaisir ?* Mais si ce corps reprend vie, si l'ingéniosité humaine parvient à tirer parti de l'automatisme de la moelle, que deviennent alors le corps fantôme et le déni ? Pouvons-nous pour autant parler d'une réconciliation du patient avec son corps et d'une reconquête de son statut d'adulte ?

Rien n'est moins assuré. L'expérience montre que le corps fantôme ne disparaît pas pour autant, et qu'il continue à cohabiter avantageusement à côté du corps réel. Cette ténacité de l'illusion confirme que l'apparition des réflexes médullaires n'a pas grand-chose à voir avec l'amputation sensitivo-motrice provoquée par les lésions de la moelle. Quant au déni, même s'il n'est plus aussi absolu que les premières semaines, il n'en maintient pas moins son emprise et sans doute aussi par voie de conséquence, ses effets antidépresseurs.

De la même manière que le changement dans la relation entre soignant et patient offre à chacun des deux un bénéfice qui passe nécessairement par une perte, la découverte des mouvements réflexes des sphincters n'apporte pas que des avantages. Sous ses doigts, un fonctionnement vésical, génital et anal redevient possible [2]. Son corps s'anime, retrouvant dans ce domaine et grâce à un habile compromis, sa soumission à la volonté du sujet. Avec une montre, un doigtier et une sonde, il peut être vidé régulièrement de ses urines et de ses matières fécales. Mais il faut continuer à le maintenir sous la même surveillance, parce qu'il est fragile. Il est guetté par des complications invraisemblables, plus encore dedans que dehors. Toutes ne seront pas évitées, mais s'il en a la capacité, le patient doit consacrer une bonne partie de son emploi du temps à prévoir, à anticiper, à mesurer, à examiner les différents risques, tout en pensant aux erreurs possibles.

* *Le silence du corps :* en outre, c'est un corps insensible, **un** *corps qui persiste à ne rien communiquer* de ce qui se passe en lui. Il se maintient juste au-delà de l'unité corporelle, à l'extérieur de la conscience, loin des sensations, toujours un peu étranger. Son intérieur est toujours rempli de mystères et donc d'images inquiétantes et de fantasmes chargés de menaces. En témoignent quelques rêves angoissants, avec des scènes d'agression ou de dévoration par des animaux sauvages, dont les patients nous parlent avec un étonnement très défensif ("comment suis-je allé chercher tout ça ?").

S'ajoutent à ces mystères et à cette perplexité les sentiments un peu troubles qui proviennent des manœuvres manuelles ou techniques, réalisées pour obtenir le réveil des manifestations réflexes des organes génitaux. Le patient est renvoyé à la phase d'adolescence, celle où le corps se transforme et où les parents n'ont plus accès au domaine physique et psychique, qui devient une zone de secret. C'est un moment où il est aussi *dans l'attente du retour de sa fonction érotique,* totalement éteinte jusque-là. Mais l'obtention d'une érection ou d'une lubrification vaginale ne s'accompagne pas du plaisir espéré. S'il existe une jouissance, il n'y a pas accès. Elle lui demeure interdite : c'est le corps qui la garde pour lui. D'où un mélange douloureux de sentiments de frustration et de culpabilité, où s'affrontent les interdits éducatifs et métaphysiques de la masturbation de l'adolescence, et le combat actuel pour retrouver un statut d'adulte à part entière, tout en étant soumis au pouvoir mystérieux de son corps.

De tels sentiments entraînent souvent le patient vers des attitudes ambiguës d'agressivité ou de séduction à l'égard des soignants, qui se retrouvent soudain placés en position fantasmée de parents ou de partenaires possibles. D'où également le recours au savoir des autres patients, à leurs astuces et à leurs recettes en matière de manœuvres ou de drogues. Alors, les rumeurs circulent, les dernières théories tiennent lieu de découvertes, les spectaculaires émissions télévisées fournissent des brassées de certitudes. Le plus souvent, et comme chez les adolescents, ce sont des conversations plus ou moins codées, à travers lesquelles certains en instruisent d'autres en tant qu'initiateurs ou maîtres secrets comme le sont les gourous. D'autres fois, ce sont des groupes où le retournement de la souffrance en plaisanteries scabreuses tient lieu de fonctionnement cathartique. Pour certains, c'est une forme de réaction contre la proximité inaccessible des soignants des deux sexes, et de révolte contre la prise de possession aseptisée qu'ils ont faite de leur corps. Et les résultats de ces conversations ne font qu'accentuer la désunion entre la partie saine du corps et l'autre partie, sorte de mauvais objet qui détourne un capital de plaisir pour son propre compte. Mais pour chacun, cet étalage public à l'envers de toute pudeur, contribue à disloquer et à déshumaniser les composantes les plus intimes de la sexualité, s'opposant ainsi de manière assez traumatique au travail de deuil et de reconstruction de la cohésion du Moi.

* *L'autre ?* Comment le corps pourrait-il retrouver l'une de ses premières qualités, qui était de procurer du bien-être, n'était-ce que par la satisfaction des besoins externes et internes ? Cette question, qui nous renvoie aux tous premiers temps de l'être humain, ne doit pas être négligée. Elle implique nécessairement l'intervention d'autrui, d'autant qu'elle apparaît ici comme le prolongement naturel de la relation qui s'est établie entre le soignant et le patient, dès le début des soins. En cela, elle nous rappelle que dès le commencement de son existence, l'homme est un être de relation et que de cette relation peut dépendre le plaisir [3].

Mais dans la situation du blessé médullaire, l'autre peut-il être transformé en pourvoyeur de plaisir ? La question doit être posée si le soignant ne sait que faire lorsque, entrant dans la chambre, il est confronté à une scène de masturbation, voire à une demande d'aide sexuelle, ou d'implication personnelle en tant que partenaire. Toutefois, il peut être tenté de régler le problème en parlant de respect, de dignité et de liberté, ce qui est une manière pertinente de le situer dans le domaine philosophique de l'essence de l'être. Il est en effet le premier “autre” en ce qui concerne les soins. Il l'est peut-être aussi en tant qu'adulte idéalisé, ou même désiré. Mais nous sentons bien que cette manière si défensive de répondre ne parle qu'en termes de frontières et de territoires séparés. C'est oublier que le patient est dramatiquement inscrit dans la séparation, et que sa question actuelle va précisément à la recherche de l'autre, réel ou fantasmé, c'est-à-dire à la recherche de la réunion des morceaux perdus.

Cette recherche se situe encore dans la lutte et la négociation qu'il mène pour préserver un petit peu d'espoir, en échangeant un peu de déni contre un peu de rêve. Alors, faut-il se contenter de former les soignants à comprendre leur propre malaise comme révélateur d'une demande authentique d'accepter enfin la réalité du handicap ? Faut-il aménager des espaces d'intimité où, après les conseils du thérapeute, des essais pourront être tentés par le patient avec son partenaire comme dans la vie d'un couple ? Ou bien faut-il, comme dans certains pays, avoir recours à des personnes formées pour être éventuellement des partenaires de réentraînement à la vie sexuelle ? Tout dépend sans doute des définitions que l'on donne à la sexualité, car la perspective dans laquelle se place l'institution de soins n'est jamais que le reflet exact de la société qui l'a produite.

VERS UNE DOUBLE PERSPECTIVE

Toutes ces questions nous démontrent amplement que nous devrions être capables de toujours considérer les solutions techniques comme un moyen et non comme une fin. Leur fin est de permettre qu'un sujet soit en mesure de rétablir avec autrui une relation d'adulte la plus harmonieuse possible. Autrement dit, l'habileté à résoudre les problèmes physiologiques devrait être considérée avec la même admiration que celle que nous éprouvons par exemple pour le musicien qui maîtrise parfaitement l'instrument dont il joue. Mais au-delà de sa virtuosité, et grâce à elle, nous pouvons dire qu'il y a l'émotion qu'il fait passer de même que, dans le domaine de la sexualité, chaque personne peut découvrir un jour la différence qui existe entre le désir et l'amour.

Sur un plan technique en effet, selon les déficits, il sera fait appel à des moyens physiques, chimiques ou chirurgicaux qui vont permettre, pour chaque patient, de reprendre confiance dans ses capacités sexuelles et de restaurer l'image de soi. Mais c'est précisément là que se pose la question de *la qualité de l'intervention du soignant*, lorsqu'il veut recréer les conditions de l'intimité entre partenaires en évitant la robotisation de l'acte sexuel. Les contraintes ne manquent pas, et le patient doit apprendre à se préparer en vidant sa vessie et son rectum. Le soignant doit savoir conseiller le patient sur les positions qui conviendront le mieux et sur la plus grande durée des préliminaires. Il doit l'informer du risque d'hyperréactivité autonome et au besoin lui donner les moyens de le prévenir. Il peut suggérer à la femme paraplégique d'accompagner de la main le sexe de son partenaire pour mieux ressentir l'acte sexuel. Il peut même conseiller aux deux partenaires d'aller à la découverte de zones érogènes qui avaient été secondaires jusque-là. Nous savons que le blessé médullaire est capable d'érotiser certaines zones sus-lésionnelles, et de les incorporer à l'accomplissement de l'acte sexuel. C'est le mystère de la translation du plaisir ressenti grâce à l'éveil d'autres régions, ou parfois même du détournement de certains symptômes d'hyperréactivité vers un éprouvé de plaisir. Nous sommes peut-être tout près des mécanismes de sublimation, lorsque la pulsion sexuelle étant dérivée vers un nouveau but, chacun des partenaires va apprendre à en retirer une nouvelle jouissance.

Mais, ce faisant, le thérapeute doit aussi être conscient des limites qu'il n'a pas à franchir, et qui sont celles de la relation amoureuse dans un couple, quelles qu'en soient les composantes. Et pourtant, la société actuelle privilégie *le culte de l'apparence*, dont elle a fait un paradis artificiel. Les médias illuminent nos rêves avec des êtres magnifiques et séduisants comme des demi-dieux. La puissance de l'homme aux épaules musclées répond admirablement à la silhouette fuselée de la femme idéale aux jambes interminables. Et nous avons là sûrement une source de blessure supplémentaire pour celui qui ne parvient pas à s'accepter ne serait-ce qu'un peu. A ce jeu, l'homme paraplégique n'est pas si désavantagé, dans la mesure où ses épaules seront bientôt celles d'un haltérophile. Qu'importe alors si son image flatteuse est celle d'un géant assis qui veut oublier ses pieds d'argile. Mais le regard que la femme porte sur son corps est tout autre. Si l'unique problème de la femme idéale est son pouvoir de séduction, alors que lui reste-t-il pour séduire ? Est-ce dans ce but qu'elle a tendance à attirer le regard de l'autre sur la moitié supérieure de son corps, en mettant en valeur sa coiffure, le maquillage de son visage et les formes de sa poitrine, tandis que le bas du corps est comme “effacé” par un vêtement couleur de muraille ? Nous avons le sentiment que cette façon de s'habiller n'est pas un masque, mais bien au contraire qu'elle porte sur elle la souffrance qui la coupe en deux, une partie comme un leurre, une partie qui repousse. C'est sans doute pour cela qu'avant toute maîtrise sphinctérienne, l'homme se préoccupe de récupérer sa capacité de "faire l'amour", selon l'expression la plus couramment employée. Tandis que la femme se pose la question de la possibilité d'une grossesse, ce qui est sans doute une manière de placer de l'amour à l'intérieur de soi, mais aussi de ne pas mourir, et parfois aussi de cesser d'être une femme.

* *
*

Il reste pourtant une autre voie, moins brisée que les chemins modernes de la séduction, et qui est celle de l'amour. Un peu d'amour de soi, pour défaire la carapace défensive de la souffrance, un peu d'amour de l'autre, pour que chacun échange non ce qu'il a, mais ce qu'il est. L'amour peut réparer les blessures narcissiques, dénouer les angoisses de séparation, bouleverser les efforts de réorganisation psychosomatique et faire aboutir le travail de deuil. Mais nul ne sait encore en exposer la technique ou en donner le mode d'emploi.

1) Tels sont, chez le blessé médullaire, les paradoxes des douleurs neurogènes. Elles se manifestent dans des régions corporelles qui sont privées de sensibilité. Une fois sur deux, elles peuvent se déclencher et atteindre soudain des paroxysmes fulgurants pour des stimulations non nociceptives (allodynie), ou pour des stimulations nociceptives modérées (hyperpathie). Elles sont épuisantes et destructrices à tous points de vue. Elles ont tendance à isoler le patient. Il n'ose plus bouger, il se replie sur lui-même, il se coupe du monde, comme s'il vivait dans ses douleurs. Et pourtant, si un traitement parvient à les supprimer, le patient est déconcerté : son corps disparaît à nouveau, et il souhaiterait souvent que l'on en laisse réapparaître un peu, en laissant "revenir un peu de douleur" pour mieux ressentir son corps, pour mieux le retrouver. On peut y deviner les rapports complexes qui vont de la douleur au plaisir mais peut-être aussi, sur un plan philosophique, les relations que la douleur peut entretenir avec le sens même de la vie de l'être humain.

2) Si les lésions de la moelle ont détruit les centres dorsaux et lombaires (D10 à L2), aucune réaction réflexe n'est possible. C'est la même chose lorsque les centres sacrés sont atteints (S2 à S4). Pour la femme, un gel de lubrification vulvo-vaginale est nécessaire. Pour l'homme, on a recours aux injections intra caverneuses de vasodilatateurs ou à l'implantation de prothèses intra-péniennes avec, si besoin, l'utilisation d'une sonde d'électrostimulation intra rectale pour obtenir une éjaculation. Lorsque l'atteinte médullaire est au-dessus de D10, il ne peut y avoir que des réponses réflexes, c'est-à-dire en particulier après manœuvres masturbatoires ou vibromassage. Mais lorsque l'atteinte n'est pas complète, certaines réponses réflexes peuvent être ressenties, cependant elles sont toujours très émoussées ou très altérées.

3) Nous pourrions développer l'analogie de situation entre l'incomplétude du nouveau-né et sa nécessaire dépendance à un adulte contenant, avec les rôles multiples du soignant auprès du patient. Pour l'un et pour l'autre, et comme à l'envers du plaisir donné, reçu mais aussi échangé, la solitude signifierait la mort, comme c'était le cas avant les progrès de la prise en charge des blessés médullaires. Par certains côtés particulièrement intimes, cette prise en charge repose sur l'acceptation réciproque d'une relation qui puise précisément ses gestes dans l'histoire de la mère et de l'enfant. Cette histoire comporte surtout la fin de la fusion originelle, par la première séparation d'où va naître le sujet, et par laquelle se constitue aussi l'apprentissage de toute relation à soi-même et à autrui.

4) A titre complémentaire, nous pouvons dire que ce genre de réponse redouble très clairement le clivage entre une partie mécanique et donc non animée, à laquelle serait renvoyé le patient, et une partie vivante, c'est-à-dire dotée d'une âme, que détient le soignant. Dans ce cas, et très inconsciemment, les soins techniques ne sont là que pour certifier l'exclusion et la perte d'humanité d'un blessé médullaire, lorsqu'il est identifié à sa lésion.

Bibliographie

AMARENCO G. – *Troubles vésico-sphinctériens, anorectaux et génito-sexuels. In* "Interprétation des troubles neurologiques", Doin édit., Paris, p. 172 (2000). — COLOMBEL J.-C. – *Syndrome frontal et dépression : leurs territoires communs.* SYNAPSE, 152, pp. 13-20 (1999). — COLOMBEL J.C. – *Sexualité féminine et troubles neurologiques : la place du neuropsychiatre.* Communication aux Journées de Neurologie de Langue Française (Toulouse, 12-15 avril 2006). Publication *in* Revue de Pelvipérinéologie, en cours d'édition (2006). — DARDENNES R. et LECLERC V. – *Évaluation du sentiment de contrôle personnel,* in Psychopathologie quantitative. Masson édit., Paris, p. 226 (1995). — DARROT J. – *Un recours au tiers illimité : l'antipsychiatrie.* in "Le risque de l'étranger : soin psychique et politique". Dunod édit. Paris. P. 80 (1999). — FREUD S. – *Pour introduire le narcissisme.* In "La vie sexuelle", pp 81-105. PUF édit. Paris. édition 1969. P. 94 (1914). — GRAFMAN J. et al – *The affects of lateralized frontal lesions on mood regulation.* BRAIN, 109, pp 1127-1148 (1986). — LURIA A.R. – *Les fonctions corticales supérieures de l'homme.* Principalement. PUF edit. Paris. édition 1978. P. 350-353 (1967). — MARTINOT J.-L., HARDY P. et al. (1990). *Left prefrontal glucose hypometabolism in the depressed state: a confirmation.* American Journal of Psychiatry; 147, pp 1313-1317. — PERRIGOT M. – *Troubles sphinctériens, troubles sexuels.* In "Pratique neurologique", Masson édit. Paris. pp 232-252 (1983). — ROBINSON R.G. et TRAVELLA J.I. – *Neuropsychiatry in mood disorders. In* "Neuropsychiatry. Fogel and Schiffer". edit. Baltimore. pp.287-305 (1996).

PARTENARIAT FAMILLE/PATIENT/INSTITUTION : LES FAMILLES FACE AU HANDICAP EN NEUROLOGIE AIGUË

J.-M. CAIRE*, A. CHALUFOUR**, R. VERGNES ***, F. ROUANET ****

L'ACCUEIL DES PATIENTS HOSPITALISÉS EN NEUROLOGIE AIGUE, CONTEXTE DE L'ÉTUDE

L'incidence annuelle des personnes ayant une hémiplégie par accident vasculaire cérébral est actuellement de 125 000 nouveaux cas et 30 000 cas liés aux récidives. Dans les pays développés, l'hémiplégie est la première cause de handicap et la deuxième cause de détérioration intellectuelle. Au niveau des séquelles fonctionnelles, des études montrent qu'après une année la perte d'autonomie est importante avec 50 à 70 % des hémiplégiques ayant besoin d'une tierce personne [8, 10]. La prise en charge de l'hémiplégique est un objectif majeur de santé publique de la phase aigue dite d'urgence jusqu'à la phase de réinsertion socio-professionnelle. Dans ce contexte, les unités neuro-vasculaires (UNV) ont pour objectifs non seulement d'assurer la prise en charge aiguë du patient (diagnostics, mise en route du traitement spécifique, prévention des complications) mais aussi *"l'articulation entre les soins aigus et soins de suite et de réadaptation et l'organisation de filières d'aval afin d'éviter la saturation des UNV"*. La personne ayant eu un AVC ne peut être considérée comme une individualité séparée mais bien comme intégrée dans un système social, familial. Ainsi les membres de la famille se révèlent dans un espace d'interaction où la conduite des uns influence celle des autres. L'accident vasculaire cérébral va perturber profondément la personne mais aussi modifier tout l'environnement dans lequel elle évoluait ainsi que les rôles de chacun au sein même de la famille. Le réseau de relations va être modifié aussi bien dans les habitudes de vie antérieures que dans la sphère psychologique et affective [15].

Notre étude porte sur l'impact du handicap chez l'hémiplégique dit "massif" sur le système familial dans un contexte de retour à domicile dès la fin de l'hospitalisation en neurologie aigue. Dans un deuxième temps, nous chercherons à évaluer les répercussions du processus réadaptatif en stade précoce sur l'organisation de la sortie et sur la satisfaction de vie des aidants familiaux.

LES RÉACTIONS DE LA FAMILLE FACE À UNE SITUATION DRAMATIQUE

La famille perçoit la gravité de l'accident cérébral par des signes corporels divers et variés, en fonction de la zone concernée et de l'étendue de la lésion.

* Responsable formation IFE Bordeaux, intervenant ergothérapeute CHU - 33076 Bordeaux
** Etudiante troisième année en ergothérapie IFE Bordeaux
*** Cadre de santé service neurologie aigue du Pr Orgogozo, 2e aile 3
**** Praticien Hospitalier service neurologie aigue du Pr Orgogozo

L'apparition d'un déficit de l'hémicorps, d'une aphasie, d'une désorientation, d'une incontinence, d'un trouble de la déglutition remet en cause l'image renvoyée à autrui et amène cette sidération vécue aussi bien par l'usager que par la famille. La maladie de l'être cher nous renvoie à nos propres angoisses de mort. La rupture se produit dans la trajectoire de vie de la personne hémiplégique mais aussi dans la trajectoire familiale. *"Au sein de la cellule familiale. Ces fractures, soudaines et souvent irrémédiables, vont les précipiter dans le vide et l'inanité, les laissant désemparés et condamnés à attendre, repliés sur eux-mêmes, un futur sombre et aléatoire. Supplantés dans les différents rôles qu'ils ne peuvent plus assumer..."* [18].

La perte des repères est massive et les habitudes de vie sont remises en question. Les rôles s'en trouvent bouleversés ainsi que les relations intrafamiliales. Le proche passe d'une position de conjoint, d'enfant, de parent à une position d'aidant. C'est la crise autoréférentielle. Une autre crise peut apparaître, celle hétéroréférentielle où la famille ne pouvant résoudre seule le problème se voit obligée de le déléguer à l'équipe soignante. La gestion de cette deuxième forme de crise peut entraîner des tensions entre la famille et l'équipe soignante. La famille prête souvent au corps médical des compétences et un pouvoir "magique" qui ramènerait l'être aimé à son état antérieur. L'accumulation de contraintes peut entraîner chez la famille une agressivité latente ou exprimée. Ce ressentiment ne fera que grandir si on ne propose pas à l'entourage un espace dans notre démarche de soins pour élaborer ensemble le projet de vie. La famille a la possibilité de ré-élaborer son image du monde en incluant le handicap. Lorsque le déficit de la personne hémiplégique est trop important, l'orientation en Centre de rééducation n'est pas envisageable. Quelles sont alors les perspectives ? Combien de familles demandent angoissées, quel avenir s'ouvre à elles ? Le refus d'orientation en rééducation par l'équipe médicale est un nouvel échec, une mise en évidence du côté irréversible du handicap et du changement imposé qui va s'opérer dans tout le système familial. Le choix se limite soit à revenir à la maison dans des conditions de dépendance maximum, soit à trouver un hébergement souvent définitif (EHPAD, long séjour...). Sans transition, la famille se retrouve plongée dans le processus réadaptatif et dans l'accompagnement vers une réinsertion sociale.

LE PROCESSUS RÉADAPTATIF POUR IMPULSER UN CHANGEMENT

La réadaptation peut s'appuyer sur le modèle du processus de production du handicap (Pr. Fougeyrollas, 1999). Cette classification se fonde sur le modèle du développement humain et permet d'illustrer "la dynamique du processus interactif entre les facteurs personnels (intrinsèques) et les facteurs environnementaux (extrinsèques) déterminant le résultat situationnel de la performance de réalisation des habitudes de vie correspondant à l'âge, au sexe et à l'identité socioculturelle des personnes." [6].Dans ce processus intégratif, la réadaptation a pour but d'assurer à la personne handicapée ainsi qu'à ses proches différentes actions permettant de supprimer, d'atténuer, de surmonter les obstacles générateurs de handicaps. "Elle oeuvre pour rendre tout individu et toute population concernés par une infirmité ou une invalidité le moins handicapé possible dans les situations qu'il rencontre afin que le poids de l'existence ne soit pas plus lourd à porter à cause de cette différence" [9]. Pour accompagner la personne hémiplégique et la famille dans la perspective d'une sortie hospitalière l'élaboration du projet de soin en cohérence avec le projet de vie est le socle du processus réadaptatif. Cette démarche s'accompagne d'un suivi psychologique primordial dans le soutien de la personne hémiplégique mais aussi de la famille en cette période de crise.

Les leviers de la réadaptation sont tout d'abord l'information de l'origine du handicap et des conséquences de celui-ci pour pouvoir anticiper, puis l'évaluation non seulement des capacités de la personne hémiplégique mais aussi des aptitudes de l'entourage familial à gérer les crises et adapter leurs habitudes de vie à cette nouvelle situation et enfin l'environnement humain, physique et matériel. C'est dans le registre du quotidien, du détail au jour le jour que se perçoit la qualité de l'aide apportée.

LE PARTENARIAT AVEC LA FAMILLE, UNE CO-CONSTRUCTION DU PROJET DE SORTIE

La Conférence de la Famille 2006 montre que la famille reste dans l'esprit des Français un espace de solidarité, quelles que soient les configurations familiales. Pour 92 % des personnes interrogées l'entraide familiale est considérée comme importante. Claude Martin, chargé de recherche au CNRS décrit dans l'évolution des relations au sein de la famille un tournant dans les années 90 qui témoigne d'une redécouverte de la famille solidaire. "La famille retrouve un rôle d'élément protecteur contre les difficultés de l'existence et un moyen de lutter contre toutes les formes de précarité et d'accompagner les maladies les plus handicapantes" [14]. 75 % des bénéficiaires de l'APA restent aidés par leurs proches, en moyenne l'investissement horaire par leurs proches est deux fois supérieur à celui des intervenants professionnels. En 2002, une enquête de la DREES (Direction de la Recherche, des Etudes, de l'Evaluation et des Statistiques) souligne que les membres de la famille aidant sont surtout les conjoints et les ascendants. MC Piperini [17] lors d'une conférence "Handicap et Famille" relate une étude en 1996 de JT Newson et R. Schulz qui démontre que les relations familiales sont les rares à perdurer et à pouvoir jouer un rôle de soutien social pour la personne handicapée.

Dans un contexte de politique de santé tournée vers la promotion du maintien à domicile () mais aussi dans une perspective d'économie de la santé, il est important de reconnaître la compétence familiale pour lui permettre de développer chez elle le sentiment de confiance et d'appropriation des ressources disponibles internes et externes à la famille. Nous passons de la notion d'assistance à la notion de co-construction du projet de sortie et du suivi à l'extérieur de l'hôpital. L'objectif est bien "de soutenir la solidarité familiale plutôt que de s'y substituer en assurant une triple mission d'accueil, d'information et de soutien de façon précoce" [20].

LE PROJET DE SORTIE POUR LES HÉMIPLÉGIQUES FORTEMENT DÉPENDANTS ET HYPOTHÈSES DE TRAVAIL

"La complexité des situations et du vécu de chacun nécessite de plus en plus un partenariat fondé sur des visions plurielles" [3] dont fait partie la famille. En neurologie aigue, la préparation à la sortie est organisée dès les premiers jours en équipe (médecins, cadre de santé, équipe de soin, assistante sociale, ergothérapeute et kinésithérapeute) avec la famille et le patient selon ses capacités de participation. L'évaluation multidisciplinaire est la base du processus permettant ainsi l'information de la famille par le médecin et le cadre de santé. Elle se fera sur l'état clinique de la personne, l'analyse des potentiels actuels et de ses besoins et les perspectives d'évolution. Le problème psychologique est pris en compte selon les moyens du service (absence de psychologue). L'évaluation du contexte de vie de la personne est faite à partir des rencontres avec la personne hémiplégique et sa famille. Conjointement à l'équipe de soin, l'ergothérapeute et l'assistante sociale évaluent le contexte psychosocial et les conditions de vie. Les ressources humaines, physiques et matérielles sont identifiées pour élaborer le projet de sortie. Les aides ne peuvent se résumer à la seule dimension technique, l'aide passe aussi par l'identification des partenaires extérieurs qui pourront assurer le suivi au domicile (réseau de soin). Il s'agit alors plus d'un accompagnement organisationnel des personnes ressources. La plupart des retours ont été préparés à partir d'entretiens, sous forme de conseils sur l'aménagement architectural, d'éducation familiale sur les principes de prévention en lien avec la prise en charge des accidents vasculaires cérébraux et le maniement d'aides techniques. Pour certains retours complexes, le service a eu recours aux visites à domicile par un ergothérapeute pour évaluer sur place la faisabilité du retour avec la famille.

Dans le cadre de notre étude, nous avons voulu connaître l'impact du processus réadaptatif dans l'évolution du système familial confronté au handicap. Dans un second temps, nous avons cherché comment les familles se situent par rapport à leurs proches handicapés et le niveau de satisfaction de vie de ces aidants familiaux à distance de l'accident vasculaire.

Nous sommes partis de l'hypothèse générale que pour les patients lourdement handicapés, plus le processus réadaptatif est engagé précocement, plus la famille peut élaborer un projet de vie satisfaisant.

Pour mener l'étude auprès des familles, trois hypothèses opérationnelles ont été formulées :

- Pour l'aidant familial, participer à l'accompagnement au domicile de son proche en perte d'autonomie est un engagement et un bouleversement sur les plans psychologique, social et financier ;
- L'information et l'éducation familiale au stade précoce favorisent l'adaptabilité du système familial et facilitent la prise de décision ;
- La prise en compte précoce du concept de handicap par l'équipe soignante participe à moyen terme à l'augmentation du niveau de satisfaction de l'aidant familial.

LES ÉLÉMENTS MÉTHODOLOGIQUES

Le recueil de données s'est effectué autour de deux modes d'investigations : un entretien auprès des aidants familiaux au moment de la sortie du proche et un entretien accompagné d'une enquête de satisfaction de vie : Outil générique d'évaluation de la qualité de vie subjective (WHOQOL) [13] entre quatre et quatorze mois après la sortie de l'hôpital. Lors de la préparation du retour à domicile, l'entretien semi directif est effectué avec les aidants identifiés comme ressources principales au niveau familial. Nous ciblons l'entretien pour identifier le niveau d'information et de préparation perçu par l'entourage, les soutiens existants et ceux souhaités, les critères qui fondent la qualité de vie aux yeux des aidants, les moyens qu'ils mettent en œuvre pour surmonter les difficultés. L'entretien est passé soit à l'hôpital, soit au domicile lors de la visite de l'ergothérapeute. La personne handicapée n'est pas présente lors de l'entretien pour faciliter la communication avec l'aidant. Le deuxième entretien s'est effectué soit au domicile, soit par téléphone pour étudier l'impact, à distance de l'accident, du handicap dans la trajectoire familiale et l'enquête pour évaluer le niveau de satisfaction de vie de l'aidant.

LES CRITÈRES D'INCLUSION ET D'EXCLUSION

L'entretien est réalisé auprès des familles de personnes étant en situation de handicap et suivant les critères d'inclusion : accident vasculaire cérébral massif ne relevant pas d'une prise en charge en MPR ; bilan fonctionnel Barthel < 15/100 ou MIF < 63/126 ; prévision d'un retour à domicile dès la fin de l'hospitalisation en neurologie aigue ; intégration dans la prise en charge classique de l'intervention de l'ergothérapeute et de l'assistante sociale.

Pour le deuxième entretien : le retour à domicile s'est effectué depuis au moins trois mois ; les familles dont les proches sont décédés entre le moment de la sortie et la date prévue du deuxième entretien n'ont pas été sollicitées.

Au total, 11 familles ont été sollicitées dans le cadre de l'enquête ; 8 visites à domicile ont été faites dans le cadre de la préparation à la sortie hospitalière.

Le temps écoulé en mois entre le premier et le deuxième entretien :

Temps en mois	[4 ; 5]	[7 ; 9]	[+ de 13 mois]
Nombre d'entretiens	3	5	3

CARACTÉRISTIQUES DES PERSONNES ENQUÊTÉES

La situation familiale par rapport à la personne hémiplégique : 9 conjoints (dont 3 hommes) et 2 enfants (fille). La situation professionnelle des aidants familiaux : 8 conjoints sont à la retraite, 1 est en activité professionnelle, les 2 filles travaillent à temps complet.

L'ANALYSE DES RÉSULTATS DE L'ENQUÊTE

Analyse du premier entretien pour la préparation du retour à domicile

- *Le type et la qualité de l'information :* Dans 10 entretiens, les familles soulignent l'importance de la qualité d'information donnée sur l'accident vasculaire, les mécanismes et les conséquences. La connaissance des résultats des examens médicaux est apparue dans 8 entretiens comme un élément de compréhension de la situation. Nous pouvons noter que pour 3 entretiens, l'attente des résultats d'examen est vécue comme pénible, *"il est difficile pour nous d'avoir dû attendre plusieurs jours les résultats de l'IRM, on avait l'impression qu'on nous cachait quelque chose".* Le deuxième élément d'information est le pronostic de récupération. Les familles disent entendre la gravité et la déficience massive du proche (91 % des familles interrogées) cependant elles attendent la perspective d'un séjour de rééducation lors de la consultation à trois mois auprès du médecin de MPR (72 %). Les familles parlent d'un espoir de récupération *"aussi minime soit-elle on espère bien qu'elle va pouvoir progresser, on nous a donné l'espoir sur 2 ans que ça s'améliore"*. Les informations sur les orientations envisageables à la sortie sont mentionnées dans tous les entretiens. Celles concernant les différentes alternatives au retour à domicile (maison de retraite, maison médicalisée, hébergement temporaire) sont présentes dans 7 entretiens et celles concernant les aides humaines, matérielles et financières sont mentionnées dans 9 entretiens. Les relais extérieurs sont mentionnés dans 8 entretiens [principalement soins en libéral (30 %), hospitalisation à domicile (60 %), association suivi au domicile (40 %)].

- *Les incapacités les plus prégnantes pour les familles :* pour 10 familles, la déficience motrice est présentée comme l'obstacle majeur au quotidien avec la mise en avant des difficultés pour les transferts, les déplacements et les problèmes sphinctériens. Les troubles de la déglutition sont évoqués par 4 familles comme source de crainte. Les déficiences cognitives et comportementales représentent une source de difficulté pour 4 familles.

- *La préparation à la sortie hospitalière perçue par la famille :* dans le contexte de la neurologie aigue, cette préparation est vécue par 7 familles comme trop précoce et précipitée. Il apparaît clairement dans 8 entretiens que les familles n'ont pas le temps de "digérer" l'annonce des conséquences de l'accident vasculaire *"que l'on parle déjà du retour"*. *"Tout se bouscule et il faut faire face à tout, même si l'équipe est là, il faut tout gérer en même temps"*. Pour 3 familles, la connaissance des conséquences lourdes de l'accident vasculaire a été un élément moteur de la décision du retour à domicile et a permis de trouver les moyens d'organiser celui-ci. Pour 2 entretiens l'information n'a pas été suffisante avec *"la nécessité de chercher les informations ailleurs"* (). Pour ces deux familles, le soutien existant a été peu conforme aux attentes. Ils décrivent comme une surcharge organisationnelle et psychologique le fait de ne pas se sentir préparé pour aborder sereinement la sortie. 7 familles se sentent soutenues dans les démarches administratives et les recherches de solutions immédiates pour le retour à domicile en faisant référence à toute l'équipe médicale, de soin et de réadaptation. *"Il est important pour nous de se savoir écoutés, l'équipe nous a soutenus pour faciliter les choses, c'est important quand on ne sait plus très bien quoi faire"*. Les entretiens avec les différents acteurs médico-sociaux (y compris les coordinateurs HAD qui se déplacent à l'hôpital avant la sortie) sont perçus comme un élément pratique et sécurisant pour concevoir le retour. La visite à domicile est vécue comme un des moyens permettant d'envisager concrètement les aménagements et l'organisation du quotidien pour 7 familles. A ce stade les aidants sont très demandeurs de solution d'aides financières et administratives. Cette aide est majoritairement fournie à l'hôpital. 10 familles disent avoir débuté les dossiers de demande d'aide à l'hôpital.

- *L'éducation familiale* : cette éducation pour le suivi des actes du quotidien et pour le maniement du matériel spécialisé est présente dans 5 entretiens avec 1 entretien qui souligne l'intérêt d'une présentation au domicile, *"il est important pour moi de voir le matériel à la maison et de l'essayer chez moi. Savoir que le vendeur reviendra la semaine prochaine pour voir si tout va bien est important, je me sentirai plus sûre"*.

- *L'organisation au quotidien et la qualité de vie familiale :* 90 % des aidants familiaux (uniquement les conjoints) voient l'organisation du quotidien en fonction du rythme du proche handicapé et la vision est réduite au jour le jour sans notion de projet. La qualité de vie est très liée à l'état de santé du conjoint avec la crainte de la récidive et de ne pouvoir soutenir le proche handicapé dans le combat (épuisement). Une personne dit clairement ne pas vouloir s'oublier et ne veut pas que la situation soit un frein pour ses projets à venir. Pour cette situation le retour sera organisé en deux temps avec un passage en maison de retraite de façon temporaire. Les deux filles parlent de la difficulté d'organisation du retour vis-à-vis de la gestion de la vie personnelle et familiale. Dans les deux cas, elles accueillent chez elles le parent. Elles parlent toutes les deux du soutien intrafamilial indispensable pour gérer le quotidien et accepter la situation actuelle. Les projets sont fonction de l'état de santé du proche handicapé. Elles entrevoient la possibilité de trouver une autre solution que le domicile si l'état du parent se dégrade (maison de retraite).

- Psychologiquement les 11 familles soulignent la pénibilité de la situation et le stress surajouté de la décision à prendre de façon rapide. *"Quand je vois comment elle était avant, elle jouait encore avec les petits enfants tous les mercredis, elle adorait recevoir, et maintenant plus rien, j'ai mal..."*, *"Tout se précipite, faut tout changer et moi qui suit fragile du cœur..."*.

Analyse du deuxième entretien et synthèse de l'enquête sur la qualité de vie

Sur les 11 entretiens, 4 ont été effectués au domicile de la personne handicapée et 7 par téléphone.

- *Le handicap :* Toutes les personnes interviewées soulignent le fait que même préparées, elles ne s'imaginaient pas le quotidien de cette manière. Ce qui prédomine également 9 fois sur 11, ce sont les problèmes généraux de santé, relatifs aux antécédents (cancers, maladie d'Alzheimer, le diabète) et aux conséquences de l'AVC (incontinence, problèmes d'alimentation, escarres, douleurs...). Les troubles cognitifs sont cités comme un obstacle bien plus usant dans le temps avec une entrave de la communication pour 5 familles. *"Le midi elle est là devant moi mais c'est tout, je peux pas lui parler, je sais pas alors j'attends"*. La compréhension, les troubles mnésiques, attentionnels et les troubles de la vigilance sont évoqués dans 6 entretiens. Le manque d'initiative est aussi présenté par la famille comme un facteur difficilement gérable au quotidien. Les troubles comportementaux, bien que secondaires, sont relevés dans 5 entretiens car ils sont perturbateurs et gênants au quotidien (agressivité, prises de risque, troubles de l'humeur). Les troubles moteurs sont plus sous-entendus comme faisant partie du quotidien et étant relativement bien gérés par la famille et les professionnels.

- *L'organisation au quotidien :* l'investissement du quotidien se fait au rythme du proche handicapé pour toutes les familles interviewées. Pour 54 % des familles, la présence de l'aidant familial est indispensable dans la journée et la nuit. L'inquiétude, la peur d'un nouvel accident marque cette attitude protectrice pour le proche diminué. Les nouvelles contraintes imposées par les charges administratives et les changements d'habitudes sont présentes dans 7 entretiens. Les charges administratives sont en lien avec les dossiers de compensation du handicap. Le changement d'habitudes concerne autant les conjoints hommes qui doivent effectuer des tâches comme la cuisine et le ménage, que les épouses qui doivent s'occuper de la gestion domestique (budget, factures...). La venue périodique de professionnels doit être incluse dans le rythme du quotidien (auxiliaire de vie, aide ménagère, kinésithérapeute...). Lorsque l'on demande une journée type, la référence à la personne handicapée est quasiment permanente pour 10 entretiens et la surcharge organisationnelle est fortement soulignée pour 8 entretiens. Nous pouvons noter que pour les trois entretiens à 4 mois de l'accident vasculaire, la surcharge est très présente dans le discours. Entre 7 et plus de 13 mois, la corrélation avec le temps n'est pas significative. 5 familles parlent d'un changement de mode de vie et d'habitudes qui se sont installées dans le cercle familial. *"On commence à s'habituer, il faut bien, face au handicap, on se fait une raison même si c'est difficile certains jours [...] et puis on retrouve des petits plaisirs, samedi nous avons fêté ses 80 ans"*. 7 aidants familiaux disent avoir eu recours à des organismes dont les références avaient été données lors de l'hospitalisation.

- *Les liens sociaux :* Le lien familial se resserre pour 73 %. Pour deux familles à plus de 13 mois de l'AVC, le rythme des rencontres avec les enfants s'amenuise avec une impression d'isolement plus marquée. *"La vie doit reprendre son cours, c'est comme ça, il faut bien qu'ils vivent aussi"*. Les sorties et les activités de type loisirs sont rares pour 54 % (majoritairement des épouses). Les activités professionnelles permettent de sortir du contexte du handicap et de s'épanouir en dehors du foyer. Les activités de loisirs se limitent à la promenade quotidienne. Les rencontres en dehors de la maison sont aussi en forte diminution pour 72 % des aidants. Celles au domicile sont aussi peu fréquentes excepté pour la famille.

Globalement 7 personnes sur 11 relatent une difficulté à avoir du temps pour eux avec une vie qui se construit autour du handicap.

Analyse de l'évaluation de la satisfaction de vie (WHOQOL)

L'enquête n'a pu être proposée qu'à sept familles. Les modalités d'entretiens téléphoniques ont rendu difficile sa passation. Nous pouvons souligner que cinq aidants ont marqué leur surprise de voir que l'on s'intéressait à leur qualité de vie sans faire d'abord référence au proche handicapé. Pour l'analyse, nous nous baserons sur les quatre dimensions de l'évaluation de la qualité de vie fixées par l'OMS : physique, psychologique, environnementale, relations sociales.

- *Physique :* 5 aidants sur 7 relatent la nécessité d'un traitement de type médicamenteux pour elles-mêmes et pour 3 d'entre eux des douleurs physiques empêchant certaines activités. Les activités quotidiennes et les capacités de travail apportent une satisfaction au quotidien. Les difficultés de sommeil sont présentes pour 6 personnes. La crainte d'un problème est l'élément mis en lien de façon spontanée lors de l'entretien.
- *Psychologique :* à la question "comment trouvez-vous votre qualité de vie ?" 2 sur 7 la trouve bonne mettant en avant que le plus important est que le proche soit à la maison, et 5 ne la trouve ni bonne, ni mauvaise. La réponse à la question relative aux sentiments négatifs (désespoir, anxiété, dépression) est "très souvent" pour 2, "souvent" pour 3 et "parfois" pour 2 personnes interrogées. La question relative à l'activité sexuelle a donné deux types de réponses : soit il n'y avait plus aucune activité sexuelle dans le couple, soit pour les deux enfants, la présence du parent n'a pas perturbée cette activité. Le manque de sécurité est présent pour 6 entretiens.
- *Environnement :* la survenue du handicap dans la famille ne modifie pas la perception de l'environnement immédiat (habitation), ni des commodités de déplacement.
- *Relations sociales :* la relation avec les amis est peu satisfaisante pour 4 personnes avec un lien avec un isolement social important. Les 3 autres personnes s'organisent pour se laisser un espace pour voir les amis et sont plutôt satisfaits.

DISCUSSION

Cette étude nous permet d'avoir un aperçu du vécu des familles face au handicap lourd sans pour autant que les résultats puissent être généralisables. En effet nous ne pouvons affirmer que l'échantillon soit représentatif de la population accueillie en neurologie aigue. Les modalités d'entretien et les indicateurs sont différents entre le premier et le deuxième entretien empêchant un comparatif de changement d'attitude vis-à-vis de la situation de handicap. Enfin, l'enquête de la satisfaction de vie mériterait d'être approfondie tant au niveau du mode de passation que de l'exploitation.

Néanmoins, si nous reprenons la première hypothèse sur l'engagement et le bouleversement provoqué par la survenue du handicap dans la famille, nous pouvons la confirmer sur les plans psychologique et social. En effet le caractère soudain et imprévu de l'installation du déficit amplifie le désarroi et la grande inquiétude du patient et de ses proches durant l'hospitalisation en phase aigue. A ce contexte vient s'ajouter l'incompréhension, la méconnaissance de la pathologie, l'inconnu de l'organisation du soin et de l'avenir. Pour l'entourage le rythme du quotidien et les nécessités tournent autour de la personne handicapée, les aspirations personnelles sont mises au second plan. Serge Ebersold parle du temps des servitudes pour décrire la famille à l'épreuve du handicap [5]. Cette situation projette la famille dans le monde du handicap avec des ruptures sociales principalement au niveau du cercle amical. Les contraintes organisationnelles sont fortement soulignées dans tous les entretiens. L'aspect financier est peu abordé ce qui tendrait à infirmer ce domaine. Cependant nous pouvons faire l'hypothèse que cet aspect est absent du discours des familles par culture (parler de financement reste tabou) ou par logique « sacrificielle » (refus d'aborder des questions sensibles). La perception par la famille des incapacités les plus difficiles à gérer au quotidien se modifie entre la sortie et le temps du domicile. En effet, alors que les troubles moteurs sont les plus marquants au moment de la sortie, les troubles cognitifs et comportementaux semblent être plus épuisants dans le temps.

Pour la deuxième hypothèse, nous pouvons voir l'importance accordée à l'information sur l'origine de l'accident, sur la situation actuelle et sur les perspectives d'avenir. Les entretiens montrent également que les familles sont en demande d'informations dès le début de la prise en charge du patient. La famille va également donner des informations à l'équipe, cela afin de permettre de connaître le contexte socio-familial dans lequel le patient évolue et pouvoir ainsi mieux répondre aux besoins individuels et familiaux. A travers les entretiens nous pouvons voir qu'il y a pour la famille trois types d'information au moins, celles utilisables pour favoriser la compréhension de la situation, celles pour organiser le retour à domicile et enfin celles qui pourront faciliter les relais et la mise en place du réseau pour le maintien à domicile. La prise de décision reste pénible et toujours trop précoce pour la famille. Les logiques hospitalières sont parfois éloignées de celles de la famille. Le but semble bien de mobiliser l'ensemble des ressources susceptibles de favoriser l'engagement de la personne handicapée et de sa famille dans les domaines sociaux, économiques et politiques [5].

Pour la dernière hypothèse, aucun élément de réponse ne permet d'affirmer qu'il existe un lien entre la prise en compte précoce du concept de handicap par l'équipe soignante et le niveau de satisfaction de l'aidant familial dans le quotidien. Dans le processus de soin qui intègre le handicap, la famille est participante. G. Ausloos met l'accent sur l'importance de faire circuler l'information dans le triangle personne handicapée, famille et institution. Cette circularité permet à la famille de faire ses propres hypothèses, d'ouvrir des possibles et de mesurer l'écart entre le réalisable et l'impossible. Ainsi *"les familles ont les compétences nécessaires pour effectuer les changements dont elles ont besoin à condition qu'on leur laisse expérimenter leurs auto-solutions et qu'on active le processus qui les autorise."* [1].

* *
*

Lors de la survenue de l'accident vasculaire cérébral, la personne hémiplégique et sa famille doivent faire face à trois problématiques :

- La problématique individuelle avec le questionnement sur le sens de l'accident (sentiment de culpabilité ou d'incompréhension), le contexte de l'accident, la souffrance et la perte physique, cognitive ou comportementale.
- La problématique quotidienne liée à la perte, les multiples obstacles tout au long de la journée avec un environnement nouveau (la chambre de l'hôpital) et vécu comme hostile.
- La problématique familiale. La famille doit gérer la peur de la perte du membre de la famille lors de l'accident vasculaire, les doutes quant à sa survie et l'annonce d'un futur lié au handicap, à un combat constant.

L'étude réalisée auprès de onze aidants familiaux souligne la pénibilité de la crise et l'incapacité de concevoir un avenir pour la famille. Le handicap du proche devient le "handicap familial". Dans un contexte de retour à domicile dès la fin de l'hospitalisation en neurologie aiguë, le processus réadaptatif précoce accompagne celle-ci dans la recherche de solutions favorisants le maintien au domicile et aide les familles dans la gestion du quotidien. Malgré l'information et l'accompagnement, le retour à domicile et l'accueil du proche handicapé sont toujours une épreuve au jour le jour. L'isolement social s'ajoute la difficulté du monde du handicap au quotidien. Le temps et l'activation du réseau de maintien à domicile peuvent permettre d'intégrer progressivement la notion de handicap dans le système familial et répondre aux besoins de la personne handicapée mais aussi à celui des aidants familiaux. Aujourd'hui, les deux rapports remis à Ph. Bas (Ministre délégué à la sécurité sociale ; aux personnes âgées, aux personnes handicapées et à la famille) dans le cadre de la conférence de la famille de 2006 soulignent l'importance du rôle intrafamilial et des aides pouvant être mise en œuvre pour la famille (matérielle, psychologique, financière, juridique).

Pour les familles comme pour les personnes handicapées cette transformation de la pensée peut nous amener à faire disparaître la notion d'assistance pour une protection sociale et concevoir que le handicap ne soit pas vécu uniquement comme un frein à l'accomplissement.

Bibliographie

[1] AUSLOOS G. – *La compétence des familles, temps, chaos, processus*, Paris, Eres, 1996, 173 p. — [2] - BELIO C. et coll. – *L'ergothérapie dans la construction du projet thérapeutique alliant la famille, le patient et l'institution*, in Expériences en ergothérapie, 10e série, Sauramps Médical, Montpellier, 135-141 (1997). — [3] CHEVANCE J.P. – *Construire et reconstruire ensemble*, 12e journée d'étude APF Formation : la personne handicapée, sa famille, les professionnels : quel partenariat, Paris, 1999, p. 47. — [4] EBERSOLD S. – *Le champ du handicap, ses enjeux et ses mutations : du désavantage à la participation sociale*, in Handicap, avril - septembre 2002, 149-164. — [5] EBERSOLD S. – *Le temps des servitudes*, PUR, Rennes, 2005, 228 p. — [6] FOUGEYROLLAS P., NOREAU L., ST-MICHEL G. – *Révision de la proposition québécoise de classification : Processus de production du Handicap*, RIPPH, Québec, 1996. — [7] GARDOU C. et coll. – *Handicaps, handicapés, le regard interrogé*, Erès, Paris, 1991, 261 p. — [8] GROBOIS B., BRISSOT R., DRUAIS J.-L., LOUVIGNE Y. – *Le devenir de patients hémiplégiques vasculaires hospitalisés au CHR de Rennes en 1974-1975*. Ann Med Phys 1980, 23; 261-267. — [9] HESBEEN W. – *La réadaptation, du concept au soin*, Lamarre, Paris, 1994, 208 p. — [10] ILKINSON P.R., WOLFE C.A., WARBURTON F.G., RUDD A.G., HOWARD R.S., ROOS-RUSSEL R.W., BEECH R.R. – *A long term follow up of stroke patients*, Stroke, 1997, 28, 507-512.

[11] IPSOS – *Enquête pour la délégation interministérielle à la famille*, avril 2006. — [12] LEFEBVRE H. – *Formation interprofessionnelle en intervention, familiale : un cours e-learning*, in Conférence "handicap et famille", Bordeaux, 2005. — [13] LEPLEGE A., REVEILLERE C., ECOSSE E. – *Propriétés psychométriques d'un nouvel instrument d'évaluation de la qualité de vie, le WHOQOL-26,*

à partir d'une population de malades neuro-musculaires (18-85 ans), 11e conférence Européenne de psychologie, 1997, Bordeaux. — [14] MARTIN C. – *La vie familiale : changements et permanences*, 12e journée d'étude APF Formation : la personne handicapée, sa famille, les professionnels : quel partenariat 1999, p. 19. — [15] MAZAUX J.-M., LION J., BARAT M. – *Rééducation des hémiplégies vasculaires de l'adulte*, Masson, Paris, 1995, 200 p. — [16] MOREL-BRACQ M.-C. – *Approche des modèles conceptuels en Ergothérapie*, ANFE, Arcueil, 2005, 176 p. — [17] PIPERINI M.C. – *Famille et handicap à l'hôpital : préoccupation émergente ?* in Conférence "Handicap et famille", Bordeaux, 2006. — [18] RUSZNIEWSKI M. – *Face à la maladie grave - Patients, familles, soignants*, Dunod, Paris, 1995, 206 p. — [19] SUREAU P., DESTAILLATS J.M. – *Patient/Famille/Institution, ou comment l'institution dysfonctionne quand la famille disparaît*, in Expériences en ergothérapie, 10e série, Sauramps Médical, Montpellier, 1997,141-149.

Conférences consensus

Conférence de la famille 2006, rapport et propositions : *La famille, espace de solidarité entre générations* — HAS, Conférence de consensus : *Sortie du monde hospitalier et retour à domicile d'une personne adulte handicapée sur le plan moteur et/ou neuropsychologique*, 2004.

RÉSUMÉ

Nous avons effectué une étude auprès de onze aidants familiaux, vivant au domicile avec leurs proches, victimes d'un accident vasculaire cérébral massif. A travers des entretiens et une enquête de "satisfaction de vie", cet écrit présente les nombreuses contraintes que doit affronter la famille, mais aussi sa capacité au changement qui permet de modifier les habitudes de vie en intégrant le handicap dans le quotidien. Nous tentons d'apporter un éclairage sur l'impact du processus réadaptatif en phase précoce dans la construction, en partenariat avec la famille, du projet de sortie et de suivi du patient.

UN ERGOTHÉRAPEUTE DANS UN RÉSEAU LUXEMBOURGEOIS D'AIDES ET DE SOINS À DOMICILE

C. CAUDMONT*, C. LAFARGE**

LE RÉSEAU D'AIDES ET DE SOINS À DOMICILE HELP DOHEEM VERSUERGT

La croix rouge luxembourgeoise prestait des soins à domicile depuis plus de vingt ans et en 1999, elle s'est associée avec d'autres partenaires (hôpitaux...) pour développer un réseau appelé HELP au sud du Grand Duché du Luxembourg. Le réseau d'aide et de soins à domicile HELP preste dans le cadre de l'Assurance Maladie et de l'assurance dépendance depuis 1999, année de création de cette nouvelle branche de la sécurité sociale. Ce réseau couvre actuellement tout le pays et compte quatre partenaires dont la croix rouge et plus spécifiquement son service d'aide et de soins à domicile : Doheem Versuergt (2002). Aujourd'hui 15 antennes appartenant à Doheem Versuergt sont réparties sur tout le pays.

Le réseau a la volonté de proposer un accompagnement individualisé, en utilisant son propre personnel ou en coordination avec d'autres services.

Le réseau propose comme service : Aides à domicile, Aides ménagères, Soins à domicile, Repas à domicile, Conseils et soutien, Prêt de matériel, Garde à domicile, Téléalarme, Coiffeur/pédicure, Centres de jour, Petits travaux.

LA PLACE DE L'ERGOTHÉRAPEUTE AU SEIN DE DOHEEM-VERSUERGT (FREE-LANCE ET SALARIÉS)

Dès les premiers pas, les actes d'ergothérapie furent prestés par sous-traitance (freelance du réseau). Le 1er ergothérapeute salarié a été engagé auprès de Doheem-Versuergt en décembre 2004. Aujourd'hui, trois ergothérapeutes font partie de l'équipe auprès de Doheem Versuergt et représentent la profession à différents niveaux du réseau, tels que :

- **Groupe projet :** dès le premier engagement, la volonté de la direction était de former une équipe de responsables pluridisciplinaire, appelée groupe projet, pour avoir une vision plus globale des soins. Dans ce groupe, d'autres professions sont représentées comme une infirmière responsable des soins palliatifs, un coordinateur qualité, une psychologue et un kinésithérapeute.
  Le groupe projet s'est donné la mission d'intensifier la collaboration avec les équipes soignantes, le travail en interdisciplinarité et la sensibilisation des soi-

---

* Ergothérapeute - diplômée en neuropsychologie clinique
** Ergothérapeute - Doheem versuergt - Place Dargent L-1413 Luxembourg

gnants aux diverses compétences. Le projet d'un dossier patient interprofessionnel est aussi une des priorités du groupe.

- **Coordination interdisciplinaire** (interprofessionnelle) : chaque antenne de soins est composée d'un infirmier responsable, d'infirmiers, d'aides soignants, d'aides socio-familiales et d'aides ménagères. L'équipe d'ergothérapeutes se partage l'ensemble du territoire et n'est pas rattachée à une antenne précise tout comme le reste de l'équipe interdisciplinaire (kinésithérapeutes, psychologue et infirmière des soins palliatifs). La coordination se fait lors de transmissions à l'antenne et par le dossier du patient.
- **Conseil professionnel** auprès de l'équipe soignante concernant les techniques de manutention afin de prévenir des lombalgies des soignants, pour stimuler le patient aux actes de la vie quotidienne en utilisant ses capacités restantes et ce dans une optique de conservation de son autonomie et aussi pour la description et l'utilisation de matériel propre au réseau.
- **Prise en charge de patients** (ce point sera développé ultérieurement).

LES PRESTATIONS DE L'ERGOTHÉRAPEUTE AU GRAND-DUCHÉ DE LUXEMBOURG

Le 1er ergothérapeute, à travailler au Luxembourg, a commencé en 1973 en pédiatrie. En 1978, une ergothérapeute française fut engagée dans le Centre de rééducation et de réadaptation fonctionnelle à Hamm mais ce n'est qu'un an plus tard que fut engagé un ergothérapeute luxembourgeois dans le même centre. En septembre 1985, les ergothérapeutes du Grand-duché de Luxembourg se sont regroupés dans l'ASBL "Association Luxembourgeoise des Ergothérapeutes Diplômés", A.L.E.D ASBl. L'association regroupait à ce moment quinze ergothérapeutes dont onze exerçaient leur profession. L'ALED travaille sur le projet de nomenclature et a commencé l'élaboration d'une nouvelle brochure sur la profession de l'ergothérapie.

QUEL AVENIR POUR LES ERGOTHÉRAPEUTES AU LUXEMBOURG ?

De nombreux facteurs laissent présager un heureux avenir aux ergothérapeutes : l'orientation des organismes de Santé vers le maintien à domicile ; la perspective de pratique libérale déjà appliquée dans d'autres pays ; la nécessité d'une réadaptation de pointe dans une société moderne ; l'essort de la domotique.

L'Union des Caisses de Maladie : les prestations de l'ergothérapeute ne sont pas encore reprises au sein des nomenclatures acceptées par les Caisses de Maladie. Le projet d'instaurer cette nomenclature est en discussion et c'est un projet auquel travaille l'association.

L'assurance dépendance : depuis 1999, toute personne au Grand-duché de Luxembourg peut bénéficier de l'assurance dépendance après évaluation de son autonomie par une équipe pluridisciplinaire. L'assurance dépendance dépend de la sécurité sociale luxembourgeoise et permet une prise en charge de la personne dans son environnement. Une des raisons de la création de ce système est de favoriser le maintien à domicile.

En effet, "est considérée comme dépendante toute personne qui à cause d'une maladie ou d'un handicap physique, psychique ou mentale, a régulièrement besoin d'aide d'une tierce personne pour les actes essentiels de la vie".

L'assurance dépendante finance les aides et soins des personnes "dépendantes" dans les domaines suivants : aides aux actes essentiels de la vie (hygiène corporelle, nutrition, mobilité) ; aides aux tâches domestiques (entretien courant du logement) ; activités de soutien (accompagnement courses, sortie, garde à domicile, accompagnement individuel de soutien par un psychologue, infirmier psychiatrique, assistante sociale, ergothérapeute, kinésithérapeute, la fréquentation d'un centre de jour spécialisé) ; conseils (aide accordée en début de prise en charge pour une durée limitée par des professionnels dans le but de stimuler l'autonomie) ; produits nécessaires aux aides ; appareils (aides techniques, fauteuils roulants) ; adaptations du logement.

Les personnes dépendantes peuvent obtenir les différentes prestations de l'assurance dépendante soit à leur domicile privé soit, dans un établissement. Elles ne sont pas classées par groupe, comme en France, par la grille AGGIR mais il faut qu'elles aient besoin d'au moins 3,5 heures d'aides par semaine et que leur situation soit stable (minimum 6 mois de durée). Le patient à domicile bénéficiant de l'assurance dépendante peut faire appel à un réseau, à des indépendants ou encore à la famille pour certains actes.

L'assurance dépendance peut être obtenue sur demande et selon la procédure suivante : envoi d'un formulaire de demande à la cellule d'évaluation et d'orientation de l'assurance dépendance avec un rapport médical du médecin traitant ; évaluation de l'état de dépendance afin de déterminer le besoin en aides et soins, et faite par un médecin et une équipe de professionnels de la santé ; établissement d'un plan de prise en charge détaillant le nombre de minutes pour chaque acte.

L'assurance dépendance propose 2 types de prestations en ergothérapie : le conseil et le soutien.

Le conseil : il est possible que la personne dépendante bénéficie de conseil en ergothérapie pour une durée maximale de 4 heures. Les différents types de conseil sont : nutrition, hygiène corporelle, habillage/déshabillage, mobilité, positionnement, transferts, conseils à l'entourage.

Le conseil englobe différentes actions : la proposition (puis éventuellement la mise en œuvre) soit d'aides techniques, soit d'aménagements de l'environnement de la personne dans le but de favoriser l'indépendance de la personne ou de soulager son entourage ou les professionnels qui s'en occupent ; l'évaluation de l'autonomie du patient dans les domaines : physique, environnemental mais aussi cognitif (évaluation neuropsychologique) et l'utilisation de cette évaluation au bénéfice du patient pour une prise en charge individuelle globale ou ciblée ; les actions de prévention globale et spécifique permettant d'éviter les situations à risque et/ou l'aggravation d'une situation (ex, prévention des chutes, de mauvaises utilisations d'aides fonctionnelles, de troubles cognitifs...).

Le soutien : le soutien englobe de nombreux actes dont le plafond horaire s'élève à maximum 12 heures par semaine. Ce temps est réparti entre les différents prestataires après évaluation de la Cellule d'Orientation et d'Evaluation. En fonction des besoins de la personne, le temps passé par un professionnel peut varier.

Le soutien en ergothérapie correspond à une prise en charge ergothérapique classique à long terme : pérenniser l'évaluation et assurer la coordination de la prise en charge de la personne, entre les différents partenaires, pour favoriser l'utilisation des potentiels de la personne et promouvoir son autonomie ; interventions dans son rôle propre auprès du patient.

LE TRAVAIL DE L'ERGOTHÉRAPEUTE AU QUOTIDIEN

Le nombre de patients total (fig. 1) pris en charge en soutien, de mai 2005 à mai 2006, est de 132. Nous travaillons avec une population relativement âgée : 85 % de nos patients pris en charge en ergothérapie sont des personnes âgées de plus de 65 ans, 9 % ont entre 20 et 65 ans et 6 % sont des enfants. Par rapport aux pathologies, malgré 49 % de patients hémiplégiques, on note une grande diversité pour le reste de la population.

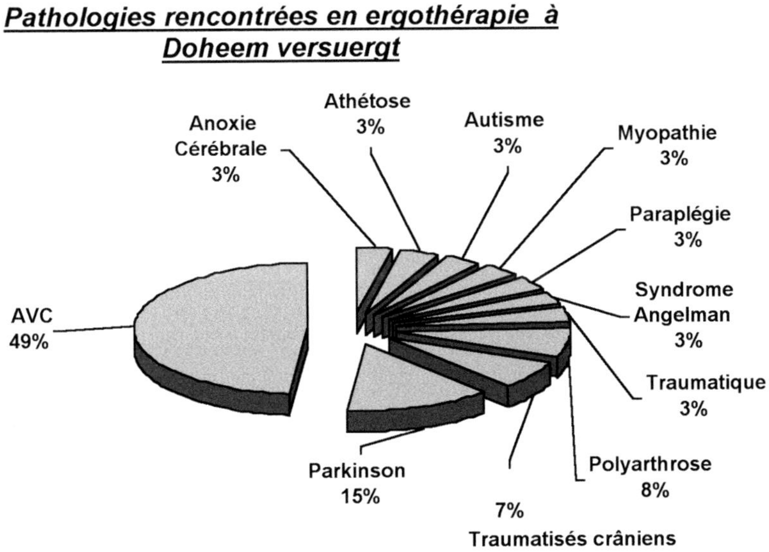

Fig. 1 : *La population rencontrée à domicile - état des lieux*

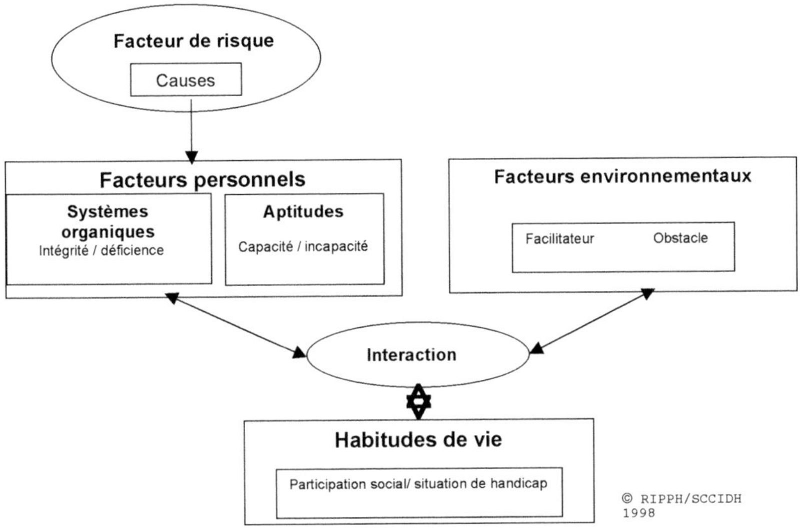

Fig. 2 : *Le Processus de Production du Handicap/modèle explicatif des causes et conséquences des maladies, traumatismes et autres atteintes à l'intégrité ou au développement de la personne (Fougeyrollas et als. 1998).*

Domaines d'actions : La prise en charge du patient se base sur le Processus de Production du Handicap (fig. 2).

Une évaluation globale du patient est faite par l'ergothérapeute en utilisant la SMAF, l'IADL, Tinetti, ERFC ou d'autres bilans plus spécifiques. Puis il rédige un plan thérapeutique basé sur la CIF (La classification internationale du fonctionnement, du handicap et de la santé) et adapté à sa pratique quotidienne au domicile. L'ensemble forme le dossier du patient en ergothérapie.

La prise en charge est centrée sur le patient, l'ergothérapeute estime qu'il se connaît le mieux soi-même, ses problèmes ainsi que ses possibilités. Il peut donc se fixer des projets et les buts de traitement le plus indépendamment possible. Bien sûr, au cas la personne est dans l'impossibilité de définir ses propres besoins, l'ergothérapeute implique les proches et les aidants dans le processus d'évaluation. Elle se base sur une vision holistique ou l'individu est considéré en tant qu'être global (fig. 3).

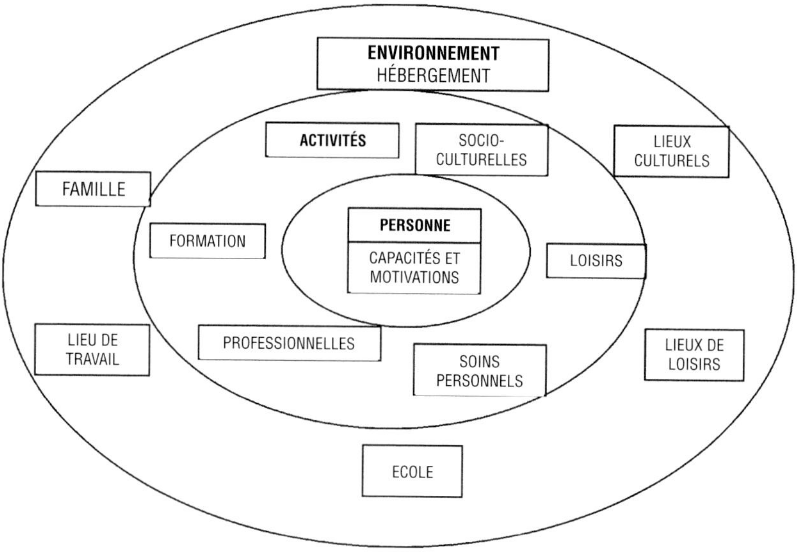

Fig. 3 : *Lignes directrices pour une pratique centrée sur le patient. Editions 1991, CAOT/L'ACE publication 1991.*

La prise en charge regroupe les domaines suivants : A.V.J. ; rééducation cognitive et motrice ; réadaptation (le choix des aides techniques se fait en collaboration directe avec le Service Moyens Accessoires –SMA– afin d'adhérer au mieux aux besoins du patient) ; aménagement environnemental ; accès aux loisirs.

La particularité du travail à domicile : le travail à domicile permet une prise en charge globale et individualisée du patient tout en respectant :

- *Son lieu de vie personnel :* il faut s'adapter en premier lieu aux contraintes et aux limites du logement (par exemple : taille et aménagement de la salle de bain).
- *Ses activités extérieures* car l'environnement du patient ne se limite pas uniquement à son domicile. Il arrive fréquemment que nous nous rendions dans les différentes structures liées au patient (activités scolaires, professionnelles ou occupationnelles...).

- *Son entourage :* les rencontres avec la famille sont plus fréquentes et le suivi est plus régulier. De plus, il est possible de travailler directement avec l'entourage (techniques de transfert, conseils pour les soins...).
- *Le rôle et les spécificités* de chaque intervenant à domicile. La coordination avec les autres professionnels se fait soit par téléphone, soit par rendez-vous fixés au domicile du patient.

Ce type de prise en charge intègre plus adéquatement les projets propres du patient.

L'organisation : mais ce type de prise en charge a lui aussi des limites. La principale est la disparité géographique, ce qui entraîne des difficultés d'organisation des plannings et des temps de trajets conséquents. N'étant pas attaché directement au sein d'une équipe, les informations parviennent plus lentement aux différents intervenants ce qui peut amener un décalage au niveau de la coordination.

La lenteur du système administratif de l'assurance dépendance (un délai de 6 mois) a parfois pour conséquence une inadéquation entre la prescription d'ergothérapie et les besoins actuels du patient (la fréquence des séances, l'adaptation tardive du matériel, les aides techniques fournies ne plus toujours adaptées aux difficultés rencontrées...). Nous essayons de prévenir les prises en charge tardives ; en effet, les responsables infirmiers font appel à nos services dès qu'une détérioration de l'état du patient est remarquée. La prévention constitue une étape élémentaire de l'ergothérapie. Elle consiste à anticiper les phénomènes risquant d'entraîner ou d'aggraver des problèmes de santé. Et donc ainsi de diminuer le risque de perte d'autonomie.

Nous évaluons la situation ensemble et nous rédigeons un rapport destiné à l'assurance dépendance afin de soutenir une demande de prescription d'ergothérapie.

Pour cela, il faut bien entendu que les équipes soient au courant du rôle de l'ergothérapeute à domicile ; de la grande variété du champ d'action et la très importante variabilité de la prise en charge de l'ergothérapeute en fonction des besoins et des capacités du patient.

LES PROJETS

Plateforme info-éducative au sein du réseau Help : ce lieu d'écoute et de rencontre a été inauguré le 16.01.06. Les ergothérapeutes de Doheem versuergt ont participé activement à l'élaboration de ce nouveau projet où les aides techniques ont une place primordiale.

Voici en résumé les grandes lignes de la plateforme :

- Accueillir et écouter le bénéficiaire et son entourage afin de mettre en confiance ;
- Présenter un échantillon représentatif des aides techniques et le matériel de soins disponibles sur le marché luxembourgeois. Cela se fait par l'exposition de matériel mis à disposition par les firmes. Le matériel est renouvelé régulièrement – selon le thème défini – afin que la présentation soit dynamique et donne une idée actualisée du matériel. Au cours de l'année 2006, les thèmes choisis sont la nutri-

tion, la mémoire, les activités de loisirs et de tourisme, les transferts et positionnement ainsi que la peau et les plaies. Outre ce matériel exposé de manière temporaire, d'autres moyens seront exposés de manière permanente, il s'agit de la déficience auditive et visuelle, téléalarme et matériel d'ergothérapie.

- Conseiller le bénéficiaire et son entourage sur les aides techniques, leur utilisation ou encore le matériel de soins. Cela pourrait se faire par l'intervention d'un professionnel (ergothérapeute, infirmier).
- Informer le bénéficiaire, son entourage et les professionnels sur les aides techniques ou le matériel désiré.
- Permettre d'utiliser et de mettre en situation les personnes intéressées. Cela peut être fait à des fins éducatives (formatives) ou simplement informative.

Le projet Hôtel Autonomie - La combinaison optimale entre les soins et les loisirs : ce nouveau projet a été lancé en décembre 2005 par le réseau Help, avec la participation d'ergothérapeutes de Doheem versuergt et l'Horesca (fédération nationale des hôteliers, restaurateurs et cafetiers). Par le biais de ce projet, les partenaires – Horesca (fédération nationale des hôteliers, restaurateurs et cafetiers) et le réseau Help – veulent donner aux personnes dites dépendantes ou à mobilité réduite, la chance de pouvoir à nouveau rêver, de se ressourcer dans des endroits agréables, des endroits du passé tout en redonnant la fierté aux personnes d'être acteur et surtout client et consommateur. La demande est faite par le patient, qui en parle aux soignants. L'ergothérapeute pourra en fonction de la demande prendre contact avec l'hôtelier pour apporter quelques conseils et répondre aux questions pour une meilleure adaptation de l'environnement. A nouveau, la place de l'ergothérapeute est omniprésente dans le déroulement de ce projet, et ce surtout pour stimuler les sorties extérieures et lutter contre l'isolement.

Les cahiers de l'autonomie : en parallèle aux thèmes présentés à la plateforme info-éducative, est publié un bulletin bilingue intitulé "CAHIERS DE L'AUTONOMIE". Destiné en premier lieu au grand public, il est édité à 5000 exemplaires 5 fois par année. Le but est d'informer nos patients sur des thèmes qui sont quotidiens pour eux, de montrer les possibilités et les ressources qui existent au sein du réseau d'aides et de soins

Son contenu de qualité est varié grâce à l'apport de différents professionnels (ergothérapeute, psychologue, infirmiers•) et invités qui donnent leur point de vue sur le thème proposé.

Pour l'ergothérapeute, c'est un outil intéressant pour faire connaître la profession et montrer la diversité de notre prise en charge.

* *
*

Le domicile est un lieu privilégié pour exercer le métier d'ergothérapeute. Le maintien à domicile des personnes dépendantes continue à être un objectif prioritaire de la politique luxembourgeoise. Il revient donc aux ergothérapeutes de démontrer l'importance de leur profession dans ce domaine.

Bibliographie

ALED – *Nomenclature des ergothérapeutes diplômés*, ALED a.s.b.l. — FOUGEYROLLAS P., BERGERON H., CLOUTIER R., COTE J., ST-MICHEL G. – *Classification québécoise: Processus de production du handicap.* RIPPH, Québec (1998). — ORGANISATION MONDIALE DE LA SANTE – *Classification Internationale du fonctionnement, du handicap et de la santé : CIF*, Genève : OMS, 2001

Sources Internet : www.aled.lu ; www.cleiss.fr/docs/regime_luxembourgeois.html
www.info-handicap.lu - www.legilux.lu

RÉSUMÉ

Le fonctionnement du système de santé dans le Grand Duché du Luxembourg est un système différent de celui de la France, l'ergothérapie a sa place dans les réseaux d'aides et de soins à domicile. On y retrouve les différents domaines d'action spécifiques à l'ergothérapie. Ce type de prestations est tout nouveau. Après quelques mois de fonctionnement ä Doheem Versuergt, le travail en interdisciplinarité s'est révélé être essentiel mais difficile avec une équipe non centralisée géographiquement. Certains projets sont en phase de réalisation et nous permettent de développer et faire connaître l'ergothérapie au Grand Duché du Luxembourg

SCLÉROSE LATÉRALE AMYOTROPHIQUE LA PRISE EN CHARGE DES PATIENTS, DONNÉES ACTUELLES EN ERGOTHÉRAPIE

G. COUCI*

Il y a peu de temps encore l'abord des patients porteurs de cette funeste pathologie laissait à désirer. Peut-on le reprocher à quiconque ? Non, car un combat ne se gagne pas sans arme. Tous, soignants, patients, accompagnants, impuissants face à l'inéluctable, n'apportaient ou ne trouvaient réponse à de légitimes interrogations. A une offre de soins peu pertinente venaient s'ajouter, dans tous les domaines, des délais longs, trop longs au regard d'un avenir obéré à court terme.

Listons, sans vouloir être exhaustif les principaux écueils rencontrés. Il y a d'abord l'errance et le retard du diagnostic dont l'annonce est souvent inadaptée. Ensuite, c'est une carence de prise en charge pluridisciplinaire et coordonnée, aggravée d'une méconnaissance certaine de la maladie par les professionnels de santé eux-mêmes. Enfin, il faut ajouter l'absence ou la faiblesse de suivi du malade et d'assistance à ses proches. Une difficulté d'accès aux aides techniques est même ajoutée à ce noir tableau. Voilà pour l'essentiel le triste constat dressé par les parties prenantes dans la maladie de Charcot.

Les choses changent semble-t-il du fait de trois facteurs :
- l'arrivée (1997) du premier et toujours seul médicament ayant montré une faible mais réelle efficacité dans cette maladie. Il s'agit du rilusole, un neuroprotecteur ;
- la volonté des neurologues du GFEMM, Groupe Français d'Etude des Maladies du Motoneurone (Paris 1990) de rationaliser les soins ;
- l'action de l'ARS, Association pour la Recherche sur la Sclérose Latérale Amyotrophique et autres maladies du motoneurone (1985) dans la sensibilisation des pouvoirs publics (ministère de la santé).

Après diverses péripéties, qui n'ont pas lieu d'être évoquées ici, la DHOS, Direction de l'Hospitalisation et de l'Organisation des Soins dans sa circulaire DHOS/O/DGS/SD5D/DGAS n° 2002-229 du 17/04/02 définit les missions des centres de prise en charge des patients SLA et lance un appel d'offres à projets. Ainsi sont identifiés et budgétisés successivement 17 Centres de Référence, adossés à des CHU. Ils se répartissent ainsi à : Angers, Bordeaux, Caen, Clermont-Ferrand, Dijon, Lille, Limoges, Lyon, Marseille, Montpellier, Nancy, Nice, Paris, Saint-Etienne, Strasbourg, Toulouse, Tours. La couverture géographique résultante est bonne à peu d'exceptions près. Les Centres sont coordonnés au plan national dans leurs actions par celui du Pr. V. Meininger à Paris. La première réunion de coordination (Paris 2003) définit les enjeux à venir, ensuite et concrètement le travail est réparti en 12 catégories professionnelles (Limoges 2004). Cela a abouti au cours d'une réunion nationale (Lyon 2005) à l'élaboration : - d'un premier document écrit, standardisant les procédures intra centre en donnant une méthodolo-

* Cadre de santé ergothérapeute, Clinique du Motoneurone centre de référence régionale, Direction Pr. W. Camu, Service de Neurologie - Hôpital Gui de Chauliac – 80, avenue Augustin Fliche - 34295 Montpellier cedex 5

gie de prise en charge du patient. Le texte, basé sur l'expérience de chacun, précise le rôle des médecins, des paramédicaux et des bénévoles de l'ARS ; - un second document en préparation précise les procédures intercentres. C'est le dossier partagé, propriété du patient et véritable outil de transmission de la nature et la chronologie des soins dispensés. Les moyens humains affectés varient quelque peu d'un centre à l'autre. Ces variations portent tant sur la représentativité des différentes professions que sur le pourcentage de temps de travail de chaque individu. Si certaines professions sont systématiquement représentées, d'autres ne le sont que de façon sporadique. Citons : - les médecins (neurologue, pneumologue, médecin de médecine physique et réadaptation, gastro-entérologue, radiologue, nutritionniste, médecins de soins palliatifs, réanimateur) ; - les rééducateurs (ergothérapeute, orthophoniste, masseur- kinésithérapeute, psychomotricien) ; - psychologue, neuropsychologue, infirmière, aide soignant, diététicienne ; assistante sociale, secrétaire, attaché de recherches cliniques. Il faut souligner l'implication directe, au sein même des Centres et y assurant de véritables consultations, des bénévoles de l'ARS. On peut déplorer quelques exceptions aussi locales qu'individuelles.

Les missions dévolues à cette organisation nationale découlent des carences thérapeutiques précédemment constatées. Il s'agit donc : - d'établir un diagnostic précoce et d'accompagner l'annonce de ce diagnostic ; - de mettre en place des soins adaptés, identiques dans tous les Centres, spécifiques à la maladie, multidisciplinaires, durant *toute* la maladie ; - d'agir en concertation avec les acteurs de proximité, médicaux (MT, neurologue) paramédicaux, aidants... en leur transmettant au besoin un savoir-faire spécifique, - d'assurer le maintien à domicile du patient et d'en faciliter la vie quotidienne ; - d'assurer la recherche autant clinique que fondamentale en participant à des PHRC multicentriques et essais thérapeutiques.

Par exemple à Montpellier, le centre gère en recherche génétique : - le réseau national sur les SLA familiales, 2000 (définir les déterminants génétiques de la SLA familiale) ; - la banque nationale d'ADN de malades, 1996 (identifier les gènes responsables des formes familiales) ; - de publier... ; d'enseigner et diffuser le contenu de la prise en charge dans différents secteurs : médical, paramédical, celui des patients et de leur famille et des bénévoles sans oublier le public.

Il faut préciser et louer ici le rôle de l'ARS comme étant un des instigateurs de la mise en place de cette structure. Mais son action se poursuit encore sans relâche en assurant aide matérielle (parc d'aides techniques), morale et administrative aux patients. Elle soutient financièrement la recherche et participe aux définitions des procédures. Elle assure la formation technique des bénévoles des Centres Référents comme ceux de proximité. Son action actuelle permet la mise en place de Tuteurs médico-administratifs chargés d'accélérer la prise en charge sociale urgente des malades. Cela constitue une expérience novatrice et pilote en la matière. Le travail des différents centres est contrôlé d'une part par la coordination nationale donc par le ministère de la santé et d'autre part par l'ARS.

L'originalité de ce traitement, sa force et sa cohérence résident dans son ciblage, une maladie une équipe...

Venons-en à parler d'ergothérapie. On la sait très diverse dans son contenu. Il est donc nécessaire de préciser les choses dans le cadre des centres référents. L'ergothérapeute reprend dans son domaine propre les missions dévolues globalement aux Centres. S'ouvrent à lui les domaines du soin, de la recherche, de l'enseignement et de la publication. Son rôle est d'autant plus exclusivement ergothérapique que d'autres professions sont bien représentées autour de lui. Une équipe formée de médecins, bien sûr, mais aussi de neuropsychologue, assistante sociale, infirmière, orthophoniste et bénévoles constitue un cadre quasi idéal pour ce type de travail. Dans le cas contraire, la tâche s'élargit et se complique pour faire face aux priorités.

Malgré l'aspect très spécialisé des Centres, on ne prend en charge qu'une maladie ou presque, le quotidien de l'ergothérapeute reste très varié. Cela pour deux raisons essentielles : d'abord il est confronté à un patient et à sa maladie, du stade autonomie complète et diagnostic imminent au stade grabataire et transmission du relais à l'équipe de soins palliatifs. Ce cycle peut se dérouler sur un laps de temps très court. Il n'est donc pas rare dans les centres SLA d'assurer un suivi longitudinal complet du malade. Ensuite il est confronté à une grande hétérogénéité clinique au début de la maladie, donnant à chaque cas sa spécificité humaine et thérapeutique. Les troubles cognitifs viennent moduler encore plus le tableau. A la diversité du début s'oppose une situation plus uniforme ultérieurement avec l'avancée des déficits. Mais entre-temps, ce sont presque tous les aspects de la réadaptation que l'on aura mis en jeux.

L'ergothérapeute peut proposer comme soins :

- La rééducation au sens habituel du terme n'existe pas. Le travail actif est nocif dans cette pathologie car : il provoque la fatigue chez quelqu'un de très facilement fatigable ; il aggrave la spasticité ; il bloque le processus de dénervation-réinervation collatérale c'est-à-dire que la réinervation par les unités voisines des unités motrices touchées se fait mal. Il faut noter que l'électrothérapie est contre-indiquée.
- L'appareillage orthétique est utilisé dans la compensation des déficits moteurs soit pour maintenir une aptitude gestuelle, tant aux membres supérieurs qu'aux membres inférieurs, soit pour soutenir une posture défaillante notamment celle de la tête.
- La réadaptation ici trouve toute sa mesure dans une pathologie lourdement et rapidement invalidante. La réadaptation n'est pas faite pour maintenir seulement une autonomie maximale. Elle évite une altération plus précoce en permettant au patient de se ménager en sollicitant moins sa musculature. Elle est une part importante du traitement. Nous sommes ici dans le domaine de l'aide technique. De la plus simple souvent au début aux plus lourdes vers la fin.
- L'éducation n'est pas ici un simple concept mais une réalité. Il faut guider le patient vers une nouvelle approche de son quotidien et de la gestion de son énergie. L'observance de nos conseils est un point fondamental de la thérapeutique.

Le patient n'est pas notre unique préoccupation. L'ergothérapeute accueille aussi la famille ou les accompagnants du malade, si ce dernier le désire. En effet, l'impact de l'atteinte ne se limite pas à une seule personne, tout l'environnement humain est touché à des degrés divers. Une réadaptation lourde, avec tout ce quelle entraîne de bouleversements dans la vie quotidienne, ne peut se mettre en place que dans un cadre familial consensuel. L'entourage a parfois des exigences inadaptées qu'il faut savoir mettre en évidence et juguler. On retrouve ce comportement dans certaines institutions où le maître mot est stimulé pour éviter le glissement. Il nous faut donc faire circuler l'information pertinente et montrer la spécificité de la prise en charge des malades SLA.

Pour des raisons pratiques, l'ergothérapeute attaché à un Centre dont la couverture géographique est large (une région) ne peut assurer, sauf exceptions de voisinage, le suivi à domicile de ses patients. Pour pallier cet inconvénient, il travaille en relais avec les intervenants de proximité, les associations de malades et les indispensables financeurs.

Parallèlement à ces missions directes de soins, le travail de l'ergothérapeute se développe dans les domaines suivants :

- La caractérisation des soins ergothérapiques aux patients SLA. Il faut théoriser l'activité pour faire apparaître sa spécificité. Ce travail, individuel puis collectif, donne lieu à discussions (forum interne) et à des rencontres (Nice 2005, Paris 2006) afin d'aboutir à un référentiel méthodologique consensuel exigé par les autorités de tutelle ;

- L'enseignement auprès des étudiants, des collègues désireux de partager une technicité (tant en France qu'à l'étranger) sans oublier un public souvent impliqué et toujours désireux de s'informer
- Les publications (trop peu nombreuses)
- La recherche, parent pauvre de nos emplois du temps bien remplis

Si 95 % de nos patients sont atteints de SLA, pour être complet, il faut signaler l'existence d'autres maladies du motoneurone chez l'adulte : SLA associée à une démence ; SLP, Sclérose Latérale Primitive (atteinte centrale) ; ASP, Amyotrophie Spinales Progressives (atteinte périphérique) ; Amyotrophies bulbo-spinales progressives (maladie de Kennedy) ; Syndrome post-poliomyélitique tardif. Chacune de ces atteintes a sa spécificité de prise en charge tant en qualité qu'en durée, pour certaines le temps n'est pas vraiment compté !

* *
*

Ce n'est pas un simple travail d'équipe qui nous est confié mais une véritable mission de soins. La technicité professionnelle quel qu'en soit le niveau n'est pas une arme suffisante dans ce combat. L'esprit d'équipe, bonne résistance psychologique, une part d'abnégation et une forte empathie sont les véritables moteurs de notre quotidien.

BIBLIOGRAPHIE

CAMU W., CHEVASSUS-AU-LOUIS N. – *Quand meurent les neurones*, Dunod, Paris, 1°éd., 2003, 246 p. — GUELTON D. – *"Ergothérapie en situation réelle de vie, suivi spécifique des personnes atteintes de SLA"* in "Expériences en Ergothérapie", Sauramps Médical, Montpellier, 1er éd., 2000, 322 p. — LABORATOIRE AVENTIS – CD-ROM – *SLA, Diagnostic et traitement*, Laboratoire Aventis, Paris, 2000. — MEININGER V. (sous la direction de) – *SLA: approche multidisciplinaire*. Tome 1: la clinique et tome 2: la prise en charge, Editions Expressions Santé, Paris, 1er éd, 2002 et 2004. — MINISTERE DE LA SANTE, *Circulaire DHOS/O/DGS/5D/DGAS n° 2002-229 du 17/04/2002* relative à l'organisation des soins pour la prise en charge des patients souffrant de SLA. émanant de la DHOS. — CONFERENCE DE CONSENSUS *"Prise en charge des personnes atteintes de SLA"*, Nice novembre 2005. — PRISE EN CHARGE AU SEIN DES CENTRES SLA – in *Revue Neurologies*, Editions Expressions Santé, Paris, novembre 2005.

Adresses - ARS: Association pour la Recherche sur la Sclérose Latérale Amyotrophique et autres maladies du motoneurone – 75, avenue de la République - 75011 Paris http://www.ars.asso.fr/
- Les Foulards Verts – 6, rue Albert Bausil – 66270 Le Soler. Tel: 04 68 38 09 10 http://www.foulardsverts.asso.fr/

RÉSUMÉ

Dotés de moyens financiers nouveaux les soins dispensés aux patients SLA se structurent de façon nationale coordonnée contrôlée et multidisciplinaire. Les échéances s'en trouvent repoussées certes, mais il y a fort à faire pour les repousser encore plus. La dimension humaine dans ce qu'elle a de pathétique garde une place prépondérante devant ce déploiement de moyens techniques.

ACCOMPAGNEMENT À DOMICILE DE PERSONNES ATTEINTES DE SCLÉROSE LATÉRALE AMYOTROPHIQUE PAR UNE ÉQUIPE MÉDICO-SOCIALE

É. WITTERS*

La Sclérose Latérale Amyotrophique (SLA) ou maladie de Charcot ou encore maladie de Lou Gehrig (et non Charcot-Marie, encore moins Charcot-Marie-Tooth), est une pathologie neurologique dégénérative évolutive caractérisée par une paralysie progressive de tous les muscles locomoteurs, innervés par la corne antérieure de la moelle, ainsi que de tous les muscles innervés par les dernières paires de nerfs crâniens (muscles de la parole, de la déglutition, de la respiration et oculo-moteurs). Les formes ainsi que l'évolution varient d'un patient à l'autre sans règle précise. Elle touche plus de 8000 personnes en France, avec deux hommes pour une femme, en général de 55 à 65 ans. Son incidence est similaire à celle de la Sclérose en Plaques (1,8/100 000 habitants). Le risque de transmission est nul dans la majorité des cas, mais on peut observer une transmission d'origine génétique dans 4 % des patients environ.

Les *possibilités d'accompagnement* des patients atteints de Sclérose Latérale Amyotrophique sont assez réduites. En effet, peu d'équipes spécialisées existent sur le terrain, tant pour la prise en charge en institution de santé (hôpital, centre de rééducation...) que pour l'accompagnement à domicile (SAVS, SAMSAH...). Cependant, les centres de référence SLA développent de plus en plus un accompagnement global dépassant largement les limites cloisonnées des murs de l'enceinte hospitalière. En effet, la SLA ne doit pas induire uniquement une prise en charge thérapeutique hospitalière. Le placement en institution est quasi impossible du fait de la gravité des conséquences de cette maladie et du manque de places d'accueil. C'est pourquoi l'intervention au domicile a tendance à se développer. L'évolutivité de cette dramatique pathologie ainsi que les difficultés d'acceptation de la maladie par les patients et leur entourage imposent un lourd dispositif d'accompagnement en milieu hospitalier et au domicile. Cela impose donc la présence de professionnels qualifiés autour de la personne.

Quelles sont les problématiques particulières liées aux conséquences de cette pathologie ? Premièrement, la rapidité d'évolution des conséquences motrices est assez impressionnante, non seulement pour la personne elle-même, mais aussi pour son entourage personnel, ou encore pour son entourage professionnel. Deuxièmement, du fait du développement des pratiques médicales invasives (trachéotomie, gastrostomie), l'espérance de vie de ces patients s'accroît nettement. Cependant, les atteintes motrices continuent à évoluer malgré tout : alors que l'on pouvait se fier à un mouvement oculaire (voire de paupière) pour permettre l'établissement d'un mode de communication, il semble actuellement que ces possibilités se réduisent elles aussi considérablement, se retrouvant alors dans l'impossi-

* Ergothérapeute, ESVAD APF – 13010 Marseille

bilité de ne pouvoir proposer plus aucune aide technique fiable. Troisièmement, il arrive très fréquemment que les patients refusent d'accepter leur maladie en espérant que la maladie va s'arrêter là, ne plus évoluer. Par conséquent, il est extrêmement difficile de faire accepter l'introduction de matériel (aides techniques, aménagements) ou de personnel (auxiliaires de vie, aides ménagères) lorsque le besoin n'est pas encore identifié par la personne ou son entourage. Ce ne serait pas une problématique si nous avions les possibilités techniques et financières de mettre en place, immédiatement, les aides nécessaires en fonction de l'évolutivité des besoins. En effet, nous sommes parfois confrontés à des rapidités administratives bien en deçà de l'évolution de la maladie. En effet, il est primordial, dans ce type d'accompagnement, d'anticiper les difficultés pour espérer pouvoir les pallier lorsque le besoin s'en fait ressentir. Cet accompagnement est donc comprimé entre la nécessité d'anticipation et le besoin des personnes d'avancer à leur propre rythme dans l'acceptation de la maladie. Quatrièmement, il s'agit d'une maladie rare, peu connue du grand public (malgré son incidence) et mal comprise par les chercheurs. De plus, les traitements sont limités et n'ont comme action que le fait de ralentir - en toute relativité - l'évolutivité de la maladie.

Voilà donc pourquoi il s'agit d'un *accompagnement* tout à fait particulier, semé de difficultés multiples et variées imposant par conséquent une multidisciplinarité, voire une interdisciplinarité, dans l'accompagnement global de ces personnes et de leur entourage.

En premier lieu, l'accompagnement est chapeauté par le *service de neurologie* qui établit le diagnostic, met en place le traitement, évalue l'évolutivité et ajuste le traitement symptomatique progressivement. Ensuite, le *service de Médecine Physique et de Réadaptation* élabore le projet de prise en charge dans l'objectif de permettre de conserver une souplesse articulaire, de stimuler les capacités restantes, de proposer du matériel orthoprothétique de compensation des déficiences (surtout au niveau du positionnement). Ces deux unités permettent aussi un suivi psychologique ponctuel effectué lors des hospitalisations de la personne. C'est alors que vient *le réseau de soins*, véritable articulation entre la prise en charge médicale hospitalière et l'accompagnement au domicile qui est réalisé par le médecin traitant de la personne, les infirmières, les kinésithérapeutes, les orthophonistes, les ergothérapeutes, les orthoprothésistes. Mais tout cet accompagnement ne serait pas complet sans la prise en considération de l'aspect social de la situation de la personne. En effet, les *services sociaux* permettent l'ouverture de droits à des prestations permettant ainsi un accompagnement encore plus développé par l'intervention de tierces personnes.

Le *"réseau SLA PACA"* a pour objectif de coordonner ces interventions auprès des patients à leur domicile et d'assurer un lien dynamique entre la ville et l'hôpital. Il regroupe les secteurs géographiques des deux centres de référence SLA de la Région : Marseille avec le service du Pr. Pouget au CHU de la Timone et Nice avec le service du Pr. Desnuelle au CHU de l'Archet1.

Le rôle d'une *équipe médico-sociale* comme un Service d'Accompagnement à la Vie Sociale (SAVS) ou un Service d'Accompagnement Médico-Social pour Adultes Handicapés (SAMSAH) s'intègre donc parfaitement dans cette dynamique. En effet, de part sa composition, elle offre un éventail tout à fait intéressant de missions permettant d'assurer un accompagnement holistique et écologique. Cette équipe permet un accompagnement à domicile des personnes dans un objectif d'évaluer la situation de la personne, d'en définir des besoins et d'agir en conséquence. En effet, elle peut constituer, grâce à l'intervention de l'Assistante de Service Social, des dossiers de reconnaissance de droits (Sécurité Sociale, Maison

Départementale des Personnes Handicapées, Allocation Personnalisée à l'Autonomie...), de demande d'aides financières (ex-Site pour la Vie Autonome, nouveau Fonds Départemental pour l'Autonomie), tout cela avec des qualités d'écoute. Elle permet en outre un accompagnement dans l'élaboration et la mise en place du projet de vie. L'Ergothérapeute joue donc un rôle pivot au sein de cette équipe par ses compétences en évaluation des situations de handicap, mais encore plus au niveau de l'argumentation des besoins en aides techniques, en aménagement de logement et en aides humaines. Sa vision globale des difficultés, inspirée de modèles conceptuels comme la Classification Internationale du Fonctionnement, du Handicap et de la Santé (CIF) ou le Processus de Production du Handicap (PPH), lui permet de tenir une place privilégiée entre médical et social et s'intègre parfaitement dans ce type d'équipe.

Une personne atteinte de SLA pourra donc bénéficier à la fois de la prise en charge hospitalière, de la prise en charge médicale de ville, des soins infirmiers à domicile, de rééducation fonctionnelle par un kinésithérapeute à domicile, d'un accompagnement médico-social à domicile et d'une assistance par un Service d'Aide à Domicile (auxiliaires de vie). Il n'y a donc pas que la pratique médicale qui peut être invasive, mais aussi l'accompagnement à domicile si le patient n'y est pas suffisamment préparé. D'où l'importance d'une présentation détaillée, par les services médicaux des centres de référence, des possibilités d'accompagnement par les équipes de terrain, et de permettre ainsi à la personne et à son entourage de faire le choix et les démarches pour mettre en place cet accompagnement.

Les *objectifs de l'accompagnement* par l'équipe médico-sociale sont très simples : améliorer le confort au quotidien, permettre une toilette adaptée à la situation actuelle mais aussi future de la personne, favoriser les déplacements intérieurs et extérieurs, permettre de prolonger les possibilités de communication, le tout conformément aux désirs de la personne. Il y a souvent un décalage important entre le désir de la personne ou de son entourage familial, et le besoin évalué par l'ergothérapeute. Il faut donc en permanence faire preuve de souplesse et savoir argumenter le besoin afin d'éviter de répondre à des projets qui, à court terme, ne seraient plus utiles. Les principes de cet accompagnement sont donc l'écoute, le soutien et la patience. Il ne faut pas imposer une solution que l'on trouverait efficiente sans que la personne n'ait fait le travail préalable d'acceptation. Parallèlement, il ne faut pas non plus s'interdire de proposer les solutions qui seraient susceptibles de créer une angoisse, un malaise. Effectivement, le *projet de vie* de ces personnes n'est-il pas un cheminement progressif mais inéluctable vers une mort sans souffrance physique, a priori, mais avec une souffrance psychique évidente ? Par conséquent, il n'est pas possible de proposer pire à la personne. On ne peut que lui proposer des outils en faveur d'un confort relatif à domicile. Il est donc primordial d'être en étroite collaboration avec l'équipe médicale qui aidera à formuler et à présenter les aides nécessaires, en expliquant que ces aides vont dans le sens de l'évolutivité et donc du pronostic de la maladie. Cependant, à un stade avancé de la maladie, la *légitimité d'intervention* de l'équipe médico-sociale est remise en question, car seul un soutien moral et une présence rassurante semblent être attendus par la personne et son entourage. À ce moment précis, l'intervention d'une équipe de soins palliatifs serait plus pertinente. Mais, alors que l'équipe médico-sociale a suivi, accompagné, guidé par moments, la personne pendant une période assez longue (deux à trois ans en moyenne), comment présenter la séparation à la personne ? Par ailleurs, y a-t-il suffisamment d'équipes de soins palliatifs pour permettre un relais facile et rapide ? En fait, c'est lorsque nous arrivons à cette *limite* d'intervention que la personne (ainsi que sa famille) exprime au plus fort le besoin de se sentir entourée, soutenue. Pour des raisons éthiques évidentes, il n'est pas possible d'"abandonner" ces personnes. Mais ce prétexte éthique ne sous-entend-t-il pas tout simplement que nous ne répondons qu'à nos propres angoisses par cet accompagnement humain, compassionnel ? Et ce jusqu'au décès de la personne ? Les *répercussions psychologiques* sur tous les membres de ces équipes qui interviennent, tels des électrons autour d'un atome, ne sont pas anodines et conditionnent à terme les professionnels qui, soit prennent un recul déconcertant ne répondant plus aux besoins de proximité de la personne et de son entourage, se déplaçant vers de la prise en charge plus que vers de l'accompagnement, soit fuient pour ne plus à avoir à supporter les angoisses réfléchies par la situation de ces personnes.

* *
*

L'accompagnement à domicile des personnes atteintes de Sclérose Latérale Amyotrophique est une tâche difficile où l'équipe médico-sociale est confrontée à des délais de mise en place des aides répondant aux besoins qui sont en opposition aux délais d'évolution de la personne dans l'acceptation de sa maladie. L'ergothérapeute arrive tout de même à proposer des solutions adaptées avec la participation non seulement des équipes d'accompagnement complémentaires déjà citées, mais aussi de certains distributeurs de matériel médical qui arrivent à avoir du matériel de démonstration de façon rapide et adaptée au cahier des charges établi par l'ergothérapeute, en accord avec la personne. Peut-être la mise en place des Maisons Départementales des Personnes Handicapées va-t-elle permettre un accompagnement plus fidèle aux réels besoins de ces personnes et réduire les délais administratifs pour le financement de ces aides.

Bibliographie

Haute Autorité en Santé, Conférence de consensus sur la SLA, février 2006.

www.doctissimo.fr ; www.moteurline.apf.asso.fr ; www.ars.fr ; www.sla13.free.fr

LA CAMPTOCORMIE CHEZ LE PATIENT ATTEINT DE SCLÉROSE LATÉRALE AMYOTROPHIQUE

B. LOUBIÈRE*, C. COSSEGAL**, M. DE SÈZE***,
G. LE MASSON****, E. CAMPANA-SALORT*****

La camptocormie, (étymologiquement du grec "kamptein" : je fléchis et « kormos » tronc), est une anomalie posturale caractérisée par une projection vers l'avant du tronc. Elle apparaît en position debout, parfois dès la mise en charge, à la marche et s'accentuant avec la fatigue. La Sclérose Latérale Amyotrophique (SLA) est une maladie neurodégénérative, avec atteinte des motoneurones centraux et périphériques entraînant une amyotrophie rapide et diffuse des muscles squelettiques. Il n'est pas rare que les muscles permettant la tenue du tronc soient atteints engendrant des attitudes camptocormiques. Le retentissement d'un tel symptôme sur la vie quotidienne nous interroge sur l'opportunité de proposer des solutions de compensation temporaire s'adaptant à l'évolutivité de la pathologie et au processus de deuil du patient.

L'intervention de l'ergothérapeute pourrait permettre aux patients atteints de SLA de continuer à marcher avec moins de fatigue et de façon plus fonctionnelle. Nous nous attacherons donc à décrire le mécanisme de la camptocormie, à indiquer les solutions qui ont déjà été proposées dans le cas d'autres pathologies et enfin réfléchir à des solutions adaptées à cette pathologie.

HISTORIQUE

La camptocormie a été décrite pour la première fois en 1915 par deux neurologues français, Souques et Rosanoff, pour désigner un syndrome de conversion hystérique chez les jeunes recrues de la première guerre mondiale, exposées aux éclatements d'obus. Elle est introduite dans la littérature médicale en tant que pathologie organique du sujet âgé par Laroche et al. en 1991. Différentes expressions ont été utilisées pour désigner cette attitude de projection du tronc en avant : "Cyphose lombaire acquise réductible", "myopathie tardive localisée aux muscles spinaux", "bent spine syndrome". Ces termes désignent un même trouble sans préjuger de la cause. La camptocormie correspond davantage à un symptôme pouvant révéler une pathologie générale, les affections neurologiques pouvant s'accompagner d'une telle anomalie posturale (fig. 1) et non comme une entité autonome comme cela était considéré auparavant [9, 4].

---

* Ergothérapeute, Centre SLA Bordeaux, CHU Haut Leveque, 33 Pessac
** Ergothérapeute, Centre SLA Paris, AP-HP La Salpétriere, 75 Paris
*** MCH-PH, - Unité de médecine orthopédique, Service MPR, CHU Pelegrin, 33 Bordeaux
**** Professeur des universités, Neurologue, Centre SLA Bordeaux, CHU Pelegrin, 33 Bordeaux
***** MCH-PH Neurologue, Centre SLA Bordeaux, CHU Haut Leveque – 33 Pessac

Fig. 1 : Principales causes de Camptocormie

Causes	**CPK**	**EMG**	**Eléments d'orientation**
Affections neurologiques Maladie de Parkinson SLA	Normale	 Atteinte corne ant.	Syndrome extrapyramidal Fasciculations, amyotrophie rapide
Myopathies métaboliques Hypothyroïdie Ostéomalacie	↗ ou normale	Normale Myogène	TSH ↙ Hypocalcémie, hypophosphorémie ↗, 250HD3
Myopathies inflammatoires Polymyosite Dermatomyosite	↗	Myogène (syndrome myositique)	Syndrome inflammatoire Infiltrats inflammatoires musculaires à la biopsie, signes cutanés
Myopathie cortisonique	Normale	Myogène tardif	Antécédent de corticothérapie, absence de myalgie
Myopathie paravertébrale primitive tardive	Normale	Myogène ou neurogène	Antécédents familiaux
Myopathie mitochondriale	Normale	Myogène	Prédominance fibres type I + bâtonnets Faiblesse musculaire à l'effort. ↗ rapport lactate/pyruvate à l'effort, *ragged red fibers* à l'histologie musculaire
Myopathie amyloïde	↗	Myogène	Dépôts amyloïdes rouges congo + sur la biopsie.
Myopathie proximale	Normale	Myogène	Transmission autosomique dominante myotonique
Canal lombaire étroit	Normale	(Syndrome myotonique) Neurogène	↗ gamma-GT, cataracte associée Claudication médullaire, scanner rachidien

MÉCANISME DE L'ATTITUDE CAMPTOCORMIQUE

L'origine myogène ou neurogène [4] de l'involution musculaire responsable de la camptocormie demeure controversée. Dans le cas de la Sclérose Latérale Amyotrophique, l'hypothèse retenue est une atteinte des muscles paravertébraux lombaires primitive pouvant être associée à des déficiences des muscles stabilisateurs du bassin. Celle-ci entraîne une rétroversion du bassin induisant une cyphose lombaire (fig. 2a et 2b) [9]. Cette rétroversion pelvienne compensatrice de la délordose, induit une attitude en pseudoflexion de hanche. Sur le plan radiologique, elle correspond à une hyperextension coxo-fémorale retentissant sur l'articulation du genou en flexion. Le tronc tombe en avant quand la compensation de la coxo-fémorale est dépassée. Dans cette attitude, "courbée en avant", la personne, lorsqu'elle se déplace, regarde vers le bas et non vers l'avant. La marche si elle est encore possible est néanmoins compromise, épuisante, avec des risques de chutes majorés.

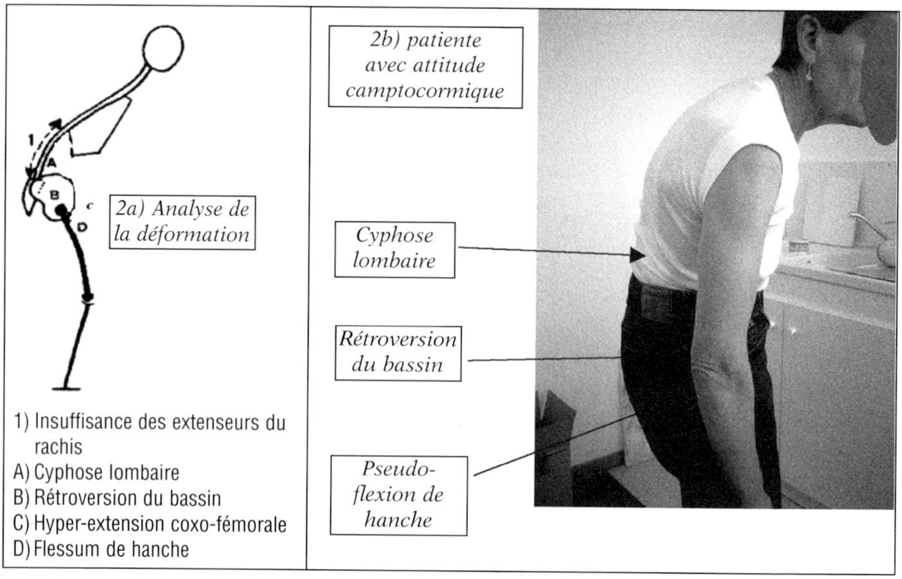

***Fig. 2** : L'attitude camptocormique*

PROBLÉMATIQUE

Dans la SLA, le processus de deuil est altéré car permanent. La personne, mois après mois, fait face à de nouveaux déficits qu'elle ne récupérera pas. Dans cette pathologie, la fatigue est un facteur d'aggravation [3, 11] qu'il convient donc de limiter au maximum. L'ergothérapeute doit donc prendre en compte, dans sa prise en charge, l'acceptabilité de l'aide proposée et la nécessité d'éviter tout surcroît de fatigue lié aux aides. Dans le cas d'une attitude camptocormique, la solution la plus couramment proposée reste l'aide technique pour le déplacement, à savoir le cadre de marche, ou le rolator. Cette aide améliore la posture mais est responsable d'une hyper sollicitation des muscles de la ceinture scapulaire et des bras, source d'épuisement. Il paraît donc opportun de rechercher une aide palliative pour permettre à ces personnes de se déplacer en réduisant au mieux leur cyphose lombaire sans épuisement de leurs capacités.

Solutions Actuelles : la bibliographie concernant la camptocormie et la SLA est pauvre. Dans le cas d 'autres pathologies, notamment la maladie de Parkinson, les solutions reposent sur le principe de renforcement musculaire et de mise en place de corset ou d'orthèse d'extension du rachis dans le but de réduire la cyphose lombaire (fig. 3) : - corset anti cyphose de type Vesinet : il a l'avantage d'être léger et peu contraignant. Il permet une antéversion du bassin. [4] ; - corset cuir : il est basé sur le principe du corset de Vésinet. Il a été utilisé pour augmenter le confort et une meilleure acceptation de l'aide. Si les résultats sont probants, les orientations légales sur l'utilisation de certains types de matériaux dans les orthèses réduisent considérablement son intérêt [7] ; - les corsets ou orthèses anti cyphose de type Jewett [10] avec deux appuis, l'un sternal, l'autre pelvien et un contre appui lombaire. Ce type d'orthèse considère la colonne vertébrale comme un mat. L'appui sternal s'avère très inconfortable, voire douloureux dans le cas des patients présentant un déficit d'extension du rachis ; - les systèmes de rappels dynamiques avec ceinture lombaire, tige dorsale et rappel sur la ceinture scapulaire offrent, *a priori*, une bonne réponse à notre problématique. Néanmoins, la contrainte de la ceinture abdominale associée aux rappels sur la ceinture scapulaire pourrait être inconfortable dans le cas d'atteinte des muscles respiratoires. Ces techniques restent à évaluer ; - utilisation de systèmes d'aides au déplacement de type canne anglaise, rollator.

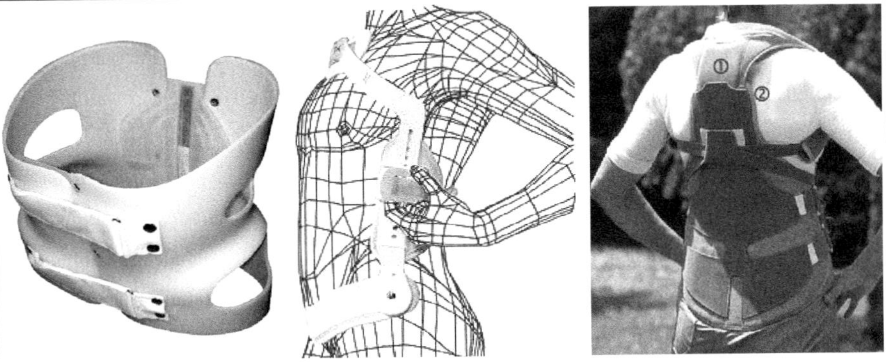

Corset Type VESINET *Orthèse Type JEWETT* *Orthèse de rappel dynamique*

Fig. 3 : Orthèses d'extension du rachis

Contraintes particulières liées à la SLA : l'atteinte des muscles respiratoires dans la SLA, nécessite que l'aide proposée ne réduise pas la capacité des muscles accessoires de la respiration à suppléer le diaphragme. C'est pourquoi il faut éviter les appuis claviculaires et sternaux.

Le confort de ces aides n'est pas avéré même si les corsets proposés offrent des résultats probants dans la réduction de la camptocormie dans d'autres pathologies dans la littérature. De plus leur mise en oeuvre reste contraignante. Dans le cas du corset de type Jewett, il engendre un appui sternal très contraignant et mal supporté par les patients sans extension dynamique possible du tronc. Par ailleurs, le renforcement musculaire est à proscrire dans le cas de la SLA.

Une alternative : les aides au déplacement : les patients atteints de SLA, avec attitude camptocormique et atteinte des membres supérieurs partielle, peuvent utiliser des rolators avec appui ante-brachial ou des cadres de marche. Ce sont les solutions majoritairement utilisées à ce jour (fig. 4). La personne peut par appui sur l'aide à la marche se redresser partiellement en sollicitant les muscles de sa ceinture scapulaire et de ses membres supérieurs qui lui permettent de réduire la cyphose lombaire. Cette technique engendre une fatigue importante. L'aide qui apparaît la plus indiquée en cas de camptocormie est un système d'aide au déplacement avec un appui axillaire. Elle permet de réduire l'hyper sollicitation des membres supérieurs et de "redresser" la personne. Cette aide technique reste néanmoins peu fonctionnelle au domicile. Son encombrement réduit les possibilités fonctionnelles du patient (fig. 4).

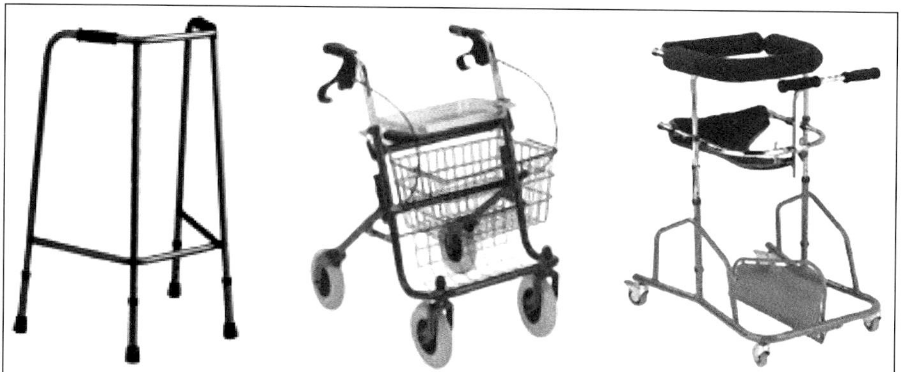

Cadre de Marche *Rollator* *Rollator avec appui Axillaire*

Fig. 4 *: Aides à la marche*

* *
*

Notre objectif est de trouver un système d'orthèse, d'aide technique ou un combiné des deux qui permettrait à la personne atteinte de SLA avec une attitude camptocormique, des atteintes de leurs capacités fonctionnelles faibles, de se déplacer de façon fonctionnelle, sans épuisement de leurs capacités restantes. A ce jour, les pistes de réponse sont peu satisfaisantes. Les corsets sont soit trop contraignants (orthèses de type Jewett), soit difficilement acceptés par les patients (corsets moulés). Les aides au déplacement peuvent augmenter la fatigue ou se révéler non fonctionnelles, ne répondant que partiellement au besoin. Les orientations actuelles, qui devraient être évaluées en collaboration avec les services de médecine orthopédique, sont axées sur des systèmes anti cyphose, moins contraignants que ceux référencés précédemment, pouvant s'associer à une aide adaptée au déplacement.

La camptocormie chez le patient atteint d'une SLA pose des questions sur la faisabilité de la mise en place d'un procédé de compensation de cette déficience. Compte tenu de l'évolutivité de la pathologie, est-il opportun de privilégier le passage au fauteuil prématurément alors que les capacités motrices générales restent bonnes ? La collaboration des centres SLA avec des spécialistes en médecine orthopédique paraît essentielle pour apporter une réponse objective à cette question. C'est pourquoi le centre SLA de Bordeaux se rapproche du service de médecine orthopédique du CHU de Bordeaux pour orienter les patients atteints de SLA avec attitude camptocormique pour répondre à cette problématique.

Une évaluation multicentrique des centres SLA permettrait d'identifier les personnes souffrant de ce symptôme, d'évaluer leur qualité de vie et, en collaboration avec les services d'orthopédie, de proposer des solutions innovantes.

Bibliographie

[1] J.P. BLETON – *La Camptocormie également appelée "Bent Spine Syndrome"* in Kinésithérapie scientifique, septembre 1999, n° 392 p. 57. — [2] CH BREGEON, CL. BAVENT, CH. MASSON, M. AUDRAN, M.C. ROUSSELET, J.C. RENIER – *"Cyphose lombaires réductibles des sujets âgés : 9 observations, diversités étilogiques"* in Le rachis Vieillssant, Edition Masson, 1992, p. 140-145. — [3] CONFERENCE DE CONSENSUS SOUS L'AUTORITE DE L'HAS, *"Prise en charge des personnes atteintes de Sclérose Latéral Amyotrophique"* version longue, avril 2006, 69 p. (téléchargeable sur le site http://www.anaes.fr) — [4] V. DELCEY, E. HACHULLA, U. MICHON-PASTUREL, V. QUEYREL, P.Y. HATRON, N. BOUTRY, V. LEMAITRE, P. VANHILLE, J. SERRATRICE, P. DISDIER, V. JUHAN, B. DEVULDER, A. THEVENON – *"La camptocormie : un signe de myopathie axiale; A propos de 7 observations"*, in Revue de Médecine Interne 2002 ; n° 23, Pages 144-154. — [5] H. EISENMANN, M. BOYOT, C. GUILLET, P. MULOT – *"Effondrement antérieur du rachis sénescent à point de départ lombaire : Traitement par le corset du Vésinet"* in Le rachis Vieillssant, Edition Mason, 1992, p. 155-165. — [6] J-Y. LAZENNEC, M. GORIN, N. CHARLOT, B. ROGER, B. MALET – "Conditions de l'équilibre sagittal du Rachis in Journées du rachis de Paris 2001, Ed Sauramps Médical, 81-96 p. — [7] V. PARDENUS, S. COMPERE, V. TIFFREAU, A. BLANCHARD AND A. TEVENON – *"Appareillage par corset cuir des postures camptocormiques : à proposs de 31 cas"*, in Annales de Réadaptation et de Médecine physique, volume 48, issue 8, November 2005, 603-609 p. — [8] S. PELLIEUX, M. AVIMADGE, B. FOUQUET – *"La camptocormie du sujet âgé"*, in La lettre du Rhumatologue n° 259, février 2000 ; pages 29-34. — [9] PENISSON-BESNIER, P. MENEI, F. DUBAS, C BREGEON – *Démonstration histologique du processus de dénervation des muscles paravertébraux dans un cas de cyphose lombaire réductible (Camptocormie).* Rev Rhum 1994 ; n°61 ; 868-870 p. — [10] M. REVEL et A. MAYOUX-BENHAMOU – *La cyphose acquise réductible du sujet âgé"*, in Le rachis Vieillssant, Edition Masson, 1992, p. 137-140

[11] F. SALACHAS – *"Comment je prends en charge une Sclérose Latérale Amyotrophique"*, Abstract Neurologie n° 56, mars 2006 – 10-14 p. — [12] J.M. VITAL, J. SENEGAS, V. POINTILLART, F. BAHUET, T. SCHAVERBAEKE, M. COQUET – *"Cyphoses Dégénératives Lombaires"* in Le rachis Vieillssant, Edition Mason, 1992, p. 146-154.

louisjean
IMPRIMEUR

59, Av. Émile Didier
05003 Gap Cedex
Tél. 04 92 53 17 00
Dépôt légal : 570
Septembre 2006
Imprimé en France